Optimales Dehnen

Jürgen Freiwald

Optimales Dehnen

Sport – Prävention – Rehabilitation

Jürgen Freiwald

spitta

Spitta Verlag GmbH & Co. KG · Ammonitenstraße 1 · 72336 Balingen · www.spitta.de

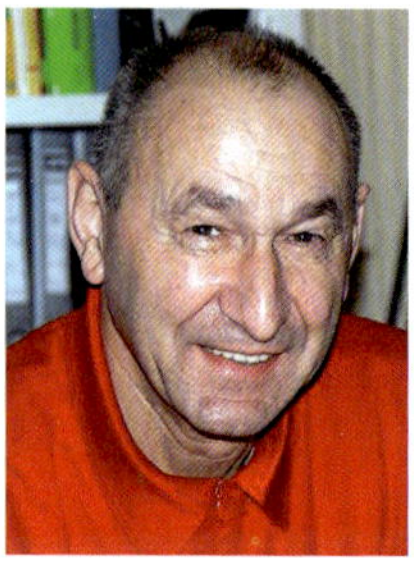

Anschrift des Autors:
Prof. Dr. Jürgen Freiwald
Bergische Universität Wuppertal – University of Wuppertal
Fachbereich G
Gebäude I-14.66
Fuhlrottstraße 10
D-42119 Wuppertal
www.bewegungswissenschaft.uni-wuppertal.de
www.flt.uni-wuppertal.de

Bibliografische Information der Deutschen Bibliothek
Die Deutsche Bibliothek verzeichnet diese Publikation in der Deutschen Nationalbibliografie;
detaillierte bibliografische Daten sind im Internet über http://dnb.ddb.de abrufbar.
ISBN 978-3-941964-18-1

Ammonitenstraße 1, D-72336 Balingen
www.spitta.de
www.sport.spitta.de

Projektleitung und Lektorat: Redaktionsbüro Jürgen Liegibel
Covergestaltung: Johannes Kistner
Satz: MSR Medienservice, Rodgau
Printed in Germany

Forschungszentrum für Leistungsdiagnostik und Trainingsberatung (FLT) der Bergischen Universität Wuppertal

»Wir messen nur dann, wenn aus den Messungen für Trainer, Sportler oder Patient konkrete Handlungsableitungen folgen – wir wollen, dass Sie Ihre Leistungen steigern!« (FLT)

Die Arbeiten zu diesem Buch sind überwiegend am *Forschungszentrum für Leistungsdiagnostik und Trainingsberatung (FLT)* der Bergischen Universität Wuppertal entstanden.

Am FLT werden interdisziplinär sowohl im sportlichen als auch im medizinischen Feld diagnostische Verfahren entwickelt, angeboten und *in die Praxis umgesetzt.* Das FLT betreut sowohl *Freizeit- als auch Hochleistungssportler sowie Mannschaften aller Leistungsklassen, auch Bundesliga- und Nationalmannschaften.*

Die Erfahrungen werden durch *Seminare* und *Symposien* weiter gegeben (Informationen unter www.flt.uni-wuppertal.de).

Das FLT verfügt über eine Ausstattung, die *internationale Anforderungen* erfüllt. Die Arbeiten am Forschungszentrum erfolgen unter Berücksichtigung internationaler Standards.

Die FLT betreut Individual- und Mannschaftssportler aller Leistungsklassen. Ziele der Betreuung sind *Leistungssteigerung in der jeweiligen Sportart, Vermeidung von Verletzungen, Über- und Fehlbelastungen* (Präventionsstrategien) sowie nach Verletzungen die wissenschaftlich begleitete *Reintegration in den Sport* (Rehabilitationsstrategien).

Um diese Ziele zu erreichen, arbeiten wir *im Team mit Spezialisten* (Sportwissenschaftler; Mediziner; Physiotherapeuten; Psychologen).

Die Zusammenarbeit mit Sportlern erfolgt sehr *persönlich* und *diskret.* Viele Verfahren sind von Kostenträgern bezuschusst. Wenn Sie ein persönliches oder wissenschaftliches Interesse an unserer Arbeit haben, bitten wir Sie um Kontaktaufnahme (www.flt.uni-wuppertal.de).

Folgende diagnostische Verfahren werden angeboten (Auswahl)

Sportartspezifische Testbatterien zur Analyse des aktuellen Leistungsvermögens und als Grundlage der Trainingsplanung

Testbatterien für

- Fußballer (Mannschaften)
- Tennisspieler (Mannschaften)
- Rugbyspieler (Mannschaften)

- Feld- und Hallenhockeyspieler (Mannschaften)
- Handballer (Mannschaften)
- Volleyballer (Mannschaften)
- weitere Testbatterien auf Anfrage (www.flt.uni-wuppertal.de).

Testung bei psychologischen und orthopädisch-traumatologischen Fragestellungen

Medizinische-, leistungs- und funktionsdiagnostische Scores; Schmerzmessung; Gesundheits- und Fitnessanalyse; Anthropometrische Diagnostik; sportartspezifische Testverfahren; Labordiagnostik, u.a.

Testung der Ausdauer für Breiten- und Hochleistungssportler

Fahrradergometrie u.a. mit eigenem Fahrrad [Schwellenwertbestimmungen; Zugkrafttestung, Linear- und Schnellkrafttest; Antritttest; max. Trittfrequenzen; Sinustestungen; Wingate Test], Ruderergometrie; Laufbandergometrie [u.a. Stufentestungen; Walking Test; PWC]; Feldtestverfahren; Laktatanalysen; sportartspezifische Testverfahren; u.a.

Testung der Maximalkraft, Kraftausdauer und Schnellkraft

Isokinetik [konzentrisch; exzentrisch; isometrisch]; Isometrie; Krafttestbatterien; Sprungkraftanalysen; Ganganalysen; Rumpfmuskelkraft; sportartspezifische Testverfahren; u.a.

Testung der Koordination und der Reflexe

Einfach- und Wahlreaktionen; dynamisches und statisches Gleichgewicht; sportartspezifische Testverfahren; Kippplattformen; SEMG-Analysen; u.a.

Testung der Schnelligkeit

Testbatterien; Frequenztestungen; Lichtschrankenmessungen; Bodenkontaktzeiten; Richtungswechselsprints; sportartspezifische Testverfahren; u.a.

Testung der Beweglichkeit

Testbatterien; Goniometrie; sportartspezifische Testverfahren; u.a.

Prof. Dr. Jürgen Freiwald M.A.

Leiter des Forschungszentrums für Leistungsdiagnostik und Trainingsberatung (FLT) der Bergischen Universität Wuppertal

Inhalt

Vorwort

Seit vielen Jahren verfügen wir am *Forschungszentrum für Leistungsdiagnostik und Trainingsberatung der Bergischen Universität Wuppertal* über vielfältige theoretische und praktische Erfahrungen mit leistungsdiagnostischen Verfahren und der Umsetzung in Training und Therapie. Resultat dieser jahrelangen Erfahrungen ist das vorliegende Buch.

Dehnungen sind seit langem selbstverständlicher Bestandteil im Sport und in der Therapie. Unzählige Veröffentlichungen weisen auf die Bedeutung des Dehnens für die sportliche Leistungsentwicklung sowie für präventive und rehabilitative Zielsetzungen hin.

In den letzten Jahren hat sich in der Praxis im Bereich des Dehnens viel bewegt. Neuere Forschungsergebnisse haben zum Überdenken von althergebrachten Positionen geführt. Meisterlehren wurden durch wissenschaftliche Erkenntnisse gestützt oder verworfen.

Aus der heutigen Perspektive betrachtet, muss man feststellen, dass im Bereich des Dehnens durch die Diskussionen der letzten Jahre in der Praxis einerseits Verunsicherung herrscht, andererseits viele neue Erkenntnisse der Wissenschaft aufgenommen und umgesetzt wurden.

Trotzdem muss festgehalten werden, dass die Erforschung der theoretischen Grundlagen des Dehnens – und des Beweglichkeitstrainings – noch weit davon entfernt sind, die Bedeutung, Durchführung und Wirksamkeit von dehnenden Maßnahmen vollständig zu erklären.

Das vorliegende Buch soll dabei eine Hilfe sein, denn es gibt einen umfassenden Überblick über die Thematik von Dehnen und Beweglichkeitstraining – das macht es im deutschsprachigen Raum einmalig.

Die aktuellen Grundlagen von Dehnungen werden dargestellt, es liefert *Fakten, Legenden* werden aufgedeckt und *Hinweise für die Praxis* gegeben. Dabei wurde einerseits auf eine wissenschaftlich fundierte aber gleichzeitig auch verständliche Darstellung Wert gelegt. Darüber hinaus war es das Ziel, *Theoretiker und Praktiker* einander näher *zu bringen.*

Das Buch ist nicht nur ein *bequemes* Buch. Mancher Leser wird sich gezwungen sehen, einige lieb gewonnene Gewohnheiten, Begründungen und Erklärungen zu überdenken. Wenn man jedoch bereit ist, sich auf die Thematik unvoreingenommen einzulassen, ist das Buch äußerst informativ und interessant.

Wer absolute Wahrheit und Sicherheit sucht, der wird sie in diesem Buch nicht finden – wer jedoch theoretische Begründung und praktikable Anleitungen sucht, dem soll dieses Buch als Fundgrube dienen.

Bei der Erstellung eines Buches gibt es immer Menschen, die zum Gelingen beigetragen haben und denen Dank gilt. Danken möchte ich in alphabetischer Reihenfolge C. Baumgart, J. Golle, Dr. A. Greiwing, Dr. R. Hofmann, M. Hoppe, C. Jansen, V. Lange-Berlin, C. Lohmann, A. Pelizäus, Dr. S. Pieper, M. Schmidt und R. Thomann für die vielfältige Unterstützung, die zur Erstellung einer solchen Publikation notwendig ist.

Wuppertal, im Frühjahr 2013

Prof. Dr. Jürgen Freiwald M.A.

Einleitung

1

Dehnen ist seit vielen Jahrhunderten bekannt und beliebt. Man rekelt und streckt sich und weiß um die wohltuende Wirkung solcher Übungen. Schon auf *Höhlenzeichnungen* sind Dehnübungen zu sehen. Im *antiken Griechenland* wurden Dehnungen mit der Zielsetzung verwandt, besser zu tanzen und akrobatische Darbietungen auszuführen und im Bereich des militärischen und sportlichen Trainings die Leistungen zu steigern.

Historische Entwicklung

Schon zur damaligen Zeit gab es Hinweise darauf, dass *Dehnungen im medizinischen Bereich zur Gesunderhaltung (Prophylaxe)* und *als Heilmittel in der Therapie* eingesetzt wurden.

Gesunderhaltung und Heilmittel

In Deutschland wurde das Dehnen im Sport mit Beginn der 80er Jahre verstärkt beachtet. Physiotherapeuten und Sportlehrer trugen zur *Integration von Dehnungen in den sportlichen Trainingsprozess* bei.

Nicht nur die Bedeutung des Dehnens für den Sportler wurde betont – auch die bisherige Art und Weise der Durchführung wurde kritisch hinterfragt. Neue *Dehnungstechniken* wurden propagiert. Die seit Jahrzehnten durchgeführten *ballistischen* bzw. *dynamischen Dehnungsformen* (schwingende Bewegungen) wurden als unfunktionell bezeichnet. Sie sollten den Sportler – seine Gelenke und Muskeln – gefährden. *Stretching* hieß nun das Zauberwort – eine Dehnform, die ein langsames und gehaltenes Dehnen vorsieht und während der letzten Jahrzehnte Einzug in Sporthallen, Trainings- und Therapiezentren hielt.

Dehntechniken

Die aufgekommene Diskussion über Sinn und Unsinn verschiedener *Dehnungstechniken* führte zu praktischen Folgerungen.

Das Dehnen, dass in früheren Jahren im Sport nur eine untergeordnete Rolle spielte (Ausnahme: die von maximaler Beweglichkeit abhängigen Sportarten), hielt auf Trainingsplätzen und Wettkampfstätten Einzug. Heutzutage ist ein sportliches Training ohne gezieltes Auf- und Abwärmen mit integriertem Dehnen kaum mehr denkbar.

Wippende Bewegungen waren ab Ende der 80er Jahre out – gehaltene Dehnungen (Stretching) in. International eng mit dieser Entwicklung sind die Namen Sölveborn (1983), Anderson (1980), Evienth & Hamberg (1989);

Wippende Bewegungen

Spring (1981; 1985); Spring et al. (1986) und in Deutschland mit Knebel (1985) verbunden.

Die neuen Techniken wurden mit großem Eifer verbreitet. Fitnesscenter und Volkshochschulen boten ebenso wie die Fortbildungsorganisationen der Sport- und Therapieverbände Stretchingkurse an. Wie bei neuen Tendenzen üblich, wurden für die Wirksamkeit der neuen Dehnungstechniken vereinfachende und für jeden Sportler und Patienten verständliche Begründungsmodelle für die Wirksamkeit der neuen Dehnungstechniken gesucht und gefunden (Knebel, 1985, Knebel, 2005; Spring et al., 1986).

Beispiel – Dehnen von Katzen

Selbst die sich räkelnde Katze musste zur Begründung von Dehnungen herhalten. Sie räkelt und dehnt sich. Physiologische Untersuchungen zeigen, dass die Katze durch Dehnungen ihre Gehirnströme (EEG) verändert. Folge ist die Produktion und Ausschüttung von Neurotransmittern (Botenstoffen).

Das trifft für Menschen nicht zu – daher ist das Dehnen bei Tieren und Menschen nicht vergleichbar. Auch wurde noch kein Pferd beobachtet, dass vor dem Rennen dehnt, ebenso wenig wie die Katze dehnt, die vor dem Nachbarhund wegläuft (Alter, 2004). Auch der Bauer stretcht sich nicht ausgiebig, bevor er vom Heuwagen springt – Schädigungen sind bisher nicht bekannt geworden.

Wer sich den (zu) einfachen Einsichten nicht beugte, war schnell als Laie identifiziert. Forschungsergebnisse, meist im Tierversuch erhoben, wurden zur Stützung der Thesen in Sport und Therapie verfälscht, verallgemeinert und als für den Menschen gültige Prinzipien formuliert.

Forscher und Praktiker

Je länger diese Entwicklung währte, desto mehr differenzierten sich zwei Gruppierungen. Die Gruppe der *Forscher* und die Gruppe der *Anwender*. Die Gruppe der Anwender (Praktiker) unterstellte den Dehnungen – ohne jeweils eigene Forschungen betrieben zu haben oder gar bösartige Absichten zu verfolgen – fast wundersam zu nennende Wirkungen (Anrich, 2003; Knebel, 1985; Knebel, 2005).

Wissenschaftliche Überprüfungen

Parallel stellte die *universitäre Forschung* – in Deutschland ab Anfang der 90er Jahre des letzten Jahrhunderts – zunehmend *objektive Grundlagen* und Überprüfungen von Dehnungstechniken und deren Wirkungen bereit (Hoster 1987; 1994; Hoster & Nepper, 1994; Wiemann, 1991; Wydra et al., 1991). Die Wissenschaftler plädierten aufgrund ihrer Forschungsergebnisse, einen indikationsbezogenen *methodischen Pluralismus* zu verfolgen.

Man sollte Dehnungen und Dehnmethoden nicht generell, sondern nur *unter Berücksichtigung individueller Voraussetzungen und Zielsetzungen in Sport und Therapie* durchführen.

Methodischer Pluralismus

Diese Ergebnisse wurden von einzelnen Personen aus der Gruppe der Anwender (Praktiker) nicht wahrgenommen – sie fanden in ihren eigenen Sichtweisen keinen Platz.

So nahm eine bedenkliche Entwicklung ihren Lauf. Tatsachen wurden durch Meinungen – so genannte *Alltagstheorien* und *Meisterlehren* – ersetzt. Als Folge besitzen viele in der Praxis eingesetzte Dehnmethoden bis zum heutigen Tage de facto keine theoretische Grundlage.

Alltagstheorien und Meisterlehren

Erschwerend kam hinzu, dass die grundlegenden Forschungsergebnisse zum Dehnen fast ausschließlich in englischer Sprache publiziert wurden. Die Artikel waren daher nicht jedermann zugänglich. Leider war es bis vor kurzer Zeit sowohl an sportwissenschaftlichen Fakultäten (Universitäten) unter Studenten als auch an den Physiotherapieschulen unter den Lehrern und Schülern nicht üblich, die internationale (englische) Literatur zu bearbeiten, obwohl nur dort die neuesten und qualitativ hochwertigen Forschungsergebnisse publiziert werden. Diese Verhaltensweisen haben sich – glücklicherweise – in den letzten Jahren geändert.

Zum heutigen Zeitpunkt sind die *neueren Forschungsergebnisse* weitgehend bis in die Praxis durchgedrungen, wobei noch viele Fragen offen geblieben sind. Das betrifft insbesondere die *Umsetzung der Forschungsergebnisse in die Praxis.* Genau an dieser Stelle wollen wir einen Beitrag leisten.

Offene Fragen

2 Dehnen und Beweglichkeit – Definitionen

Vorschau

Nachdem Sie das Kapitel 2 gelesen haben, werden Sie

- die Begriffe, die in Verbindung mit Dehnen und Beweglichkeit verwendet werden, besser einordnen können

Schlüsselwörter

Dehnen; Beweglichkeit; Flexibilität; Bewegungsreichweite; Biegsamkeit; Gelenkigkeit; Mobilisierung und Mobilisation; Hypo- und Hypermobilität; Gelenklaxität

2.1 Begriffliche Klärungen

Zu Beginn des Buches werden Begriffe näher dargestellt, die im Zusammenhang mit Dehnungen verwendet werden. Wenn man sich über Dehnen und Beweglichkeit verständigt, müssen die verwendeten Begriffe eindeutig sein.

2.1.1 Dehnen

Methodische Vorgehensweise

Dehnen ist ein Vorgehen, mit dem vielfältige Trainings- und Therapieziele verfolgt werden (vgl. Kap. 12). Es gibt verschiedene *methodische Vorgehensweisen* (Dehnmethoden, vgl. Kap. 15). Ein besonders bedeutsames Trainings- und Therapieziel ist die Erweiterung der Beweglichkeit.

2.1.2 Beweglichkeit

Verwendete Definition

Beweglichkeit stellt die *maximal mögliche Amplitude in einem Gelenk* dar. Im vorliegenden Buch wird diese Definition durchgängig benutzt.

2.1.3 Flexiblität

Flexibilität wird häufig synonym zum Begriff der Beweglichkeit verwendet, der verwandte Begriff »*Flexibility*« herrscht im angloamerikanischen Sprachraum vor. Dort finden sich unter dem Begriff »*Flexibility*« die folgenden Definitionen (Auswahl aus Alter, 1996, S. 2):

Angloamerikanischer Sprachraum

- „...freedom to move“ (Goldthwait, 1941; Metheny, 1952)
- “...the capacity of a joint to move fluidly through its full range of movement” (Heyward, 1984)
- “... the ability of a person to move a part or parts of the body in a wide range of purposeful movements at the required speed” (Galley & Foster, 1987)
- “...the total achievable excursion (within limits of pain) of a body part through its potential range of motion” (Saal, 1987)
- “... normal joint and tissue range of motion in response to active or to passive stretch” (Halvorson, 1989)
- “... the ability of a muscle to a stretch force” (Kisner & Colby, 1990)
- “... the ability to move a joint through a normal range of motion without undue stress to the musculotendinous unit” (Chandler et al., 1990)

Die unterschiedlichen Definitionen des Begriffes »*Flexibility*« sind wenig hilfreich, da keine Eindeutigkeit gegeben ist. Auch Definitionen, in denen z.B. die »*Flexibility*« als „normales Bewegungsmaß von Gelenken und beteiligten Bindewebsstrukturen definiert wird (vgl. Halvorson, 1989, Chandler et al., 1990) oder als »*Freiheitsgrade sich zu bewegen*« (Goldthwait, 1941; Metheny, 1952), tragen nicht zur Eindeutigkeit bei. An dieser Stelle fehlt die definitorische Präzision. Wenn z.B. von einem normalen Bewegungsmaß gesprochen wird, stellt sich die Frage, wie die *normale Beweglichkeit* definiert ist (vgl. Kap. 11).

2.1.4 Gelenkigkeit

Gelenkigkeit wird häufig synonym zum Begriff der Beweglichkeit benutzt. Im Weiteren wird dieser Begriff nicht verwendet, da er im engeren Sinn auf die anatomische Beschaffenheit der Gelenke abzielt.

2.1.5 Bewegungsreichweite

Summative Beweglichkeit

Der Begriff *Bewegungsreichweite* beschreibt die maximale Reichweite von Bewegungen, die sich aus der Einzelbeweglichkeit vieler Gelenke summativ zusammensetzt. Im *Alltag* kann die *Bewegungsreichweite* z.B. beim Kämmen von Bedeutung sein, im Sport z.B. beim Schmetterschlag im Volleyball. *Die Bewegungsreichweite setzt sich aus der Gelenksamplitude vieler Gelenke zusammen* und ist nicht nur von der Gelenksbeweglichkeit abhängig, sondern auch von der *Kraftentwicklung* der *agonistischen Muskulatur* und von dem *Widerstand* der *antagonistischen Muskulatur* sowie von *Bändern, Kapseln* und anderen Faktoren der Beweglichkeit.

2.1.6 Biegsamkeit

Überschreiten der Elastizitätsgrenze

Biegsamkeit wird, besonders in der älteren sportwissenschaftlichen Literatur, synonym dem Begriff der Beweglichkeit benutzt. Im vorliegenden Buch wird von diesem Begriff Abstand genommen, da der Begriff aus der Physik stammt und dort auf *äußere Formen und Materialeigenschaften* abzielt und in der Orthopädie auf *Knochenbrüchen* nach Überschreiten der Elastizitätsgrenze eines Röhrenknochens durch eine verbiegende Kraft.

2.1.7 Mobilisierung und Mobilisation

Vielfältige Verwendung

Die Begriffe der *Mobilisierung* und der *Mobilisation* werden in der Physiotherapie häufig synonym mit dem Begriff der Gelenksbeweglichkeit verwendet. Aufgrund seiner vielfältigen Bedeutungen – auch außerhalb der Physiotherapie – wird dieser Begriff im Buch nicht verwendet, da er uneindeutig ist, was durch den folgenden Exkurs deutlich belegt wird. Es kommt hinzu, das viele der im Exkurs aufgeführten *Mobilisationstechniken* überwiegend aus Erfahrungen entwickelt wurden und über keine *ausreichende wissenschaftlich abgesicherten Grundlagen* verfügen (Übersichten in Freiwald, 2006a; Gutenbrunner & Weimann, 2004; Stein & Greitemann, 2005).

Exkurs Vielfältige Verwendung des Begriffs Mobilisation

Der Begriff *Mobilisierung* bezeichnet in der *Gesundheitswissenschaft* die Fähigkeit von Patienten, sich unabhängig von äußeren Hilfen selbst zu versorgen.

In der *Physiotherapie* werden Bewegungsübungen und andere (krankengymnastische oder allg.) Maßnahmen mit dem Ziel, Beweglichkeit und Gehfähigkeit eines bettlägerigen Patienten nach längerer Inaktivität, Operation etc. wiederherzustellen als Mobilisation bezeichnet. Zur Mobilisation gehören z.B. Aufrichten aus dem Bett und an die Bettkante setzen; Hilfsgriffe zu Lageveränderungen der Patienten; Unterstützung beim Gehen (Führen des Patienten bzw. Einsatz von Gehhilfen).

In der *Physiotherapie* wird der Begriff der *Mobilisation* ebenfalls zur *Kennzeichnung von therapeutischen Maßnahmen* verwendet, wie z.B. aktive und passive Maßnahmen, um Gelenke nach Ruhigstellungen oder Erkrankungen wieder beweglich zu machen (z.B. durch gewaltsames Beweglichmachen eines Gelenkes unter Narkose).

Weiterhin werden *Mobilisationstechniken* benannt. Darunter fallen Methoden zur Muskelentspannung u. -dehnung, Normalisierung des Muskeltonus, Verbesserung der Beweglichkeit. Als Techniken werden explizit benannt (vgl. Gutenbrunner & Weimann, 2004; „Roche CD Lexikon Medizin," 2003; Stein & Greitemann, 2005):

- *Bewegen unter Traktion* um z.B. (schmerzhafte) Gelenkblockierungen zu beeinflussen
- *Endgradiges anguläres Bewegen* (Rotation) um die anatomische Achse mit maximalem Bewegungsausschlag zur Verlängerung des kollagenen Gewebes bei strukturellen Bewegungseinschränkungen mit Kapselmuster
- *Gleit- und Traktionsmobilisation* (Translationen) zur Verlängerung des kollagenen Gewebes bei strukturellen Bewegungseinschränkungen mit Kapselmuster
- *Weichteilmanipulation und Traktionsmanipulationen* zur Wiederherstellung der normalen Gleitfähigkeit der Sehne in der Sehnenscheide
- *Auslösen von Haut-Muskel-Reflexen nach Brügger* unter Kälte- und Hitzeanwendung und Druck zur Tonussenkung des Antagonisten und Tonusregulation des Agonisten, z.B. bei Kontrakturen

Exkurs

- *Querreiben der Muskulatur in Dehnstellung* quer zum Faserverlauf zur Verbesserung der Durchblutung sowie zur Senkung des Muskeltonus bei schmerzhaft eingeschränkter Beweglichkeit
- *Querfriktionen nach Cyriax* nach Vorbehandlung durch Hitze/Ultraschall/Friktion quer zum Faserverlauf zur Tonussenkung, Schmerzlinderung und Mobilisation von Verklebungen, z.B. bei schmerzhaften Sehnenansatzreizungen
- *Funktionsmassage nach Evjenth & Terrier.* Der zu behandelnde Muskel wird längs zum Faserverlauf gegen die Unterlage gedrückt und nach proximal geschoben sowie in Drehung bewegt. Die Funktionsmassage dient der Tonussenkung, Schmerzlinderung sowie der kontrollierten Stimulation der betroffenen Strukturen, z.B. bei eingeschränkter Beweglichkeit
- *Agonistisch-exzentrische Kontraktionen nach Brügger.* Der Patient geht aktiv an die Beweglichkeitsgrenze, der Therapeut bewegt exzentrisch das Gelenk von der Beweglichkeitsgrenze weg. Anschließend bewegt der Patient das Gelenk durch konzentrische Muskelkontraktion in die eingeschränkte Bewegungsrichtung. Durch diese Technik soll das Bewegungsausmaß, z.B. bei Kontrakturen[1], erweitert werden
- *Postisometrische Relaxationstechniken* mit Anspannung des antagonistischen Muskels am Bewegungsende und folgender Entspannung. Postisometrische Relaxationstechniken dienen der Bewegungserweiterung bei schmerzhaft eingeschränkter Beweglichkeit
- *Sherrington-Technik 1:* Der Anspannung des antagonistischen Muskels folgt am Bewegungsende die Entspannung, folgend wird aktiv oder passiv weiter in die eingeschränkte Richtung bewegt; die Behandlung dient der Bewegungserweiterung bei eingeschränkter Beweglichkeit
- *Sherrington-Technik 2 (Reziproke Hemmung):* Der statischen Anspannung des agonistischen Muskels am Bewegungsende folgt die anschließende Weiterbewegung in die gewünschte Richtung durch nachlassenden Widerstand des Therapeuten; die Technik dient der Bewegungserweiterung durch Tonussenkung[2] der Antagonisten bei eingeschränkter Beweglichkeit

---

1 Kontraktur: unwillkürliche Dauerverkürzung bestimmter Muskeln oder Muskelgruppen. Kontrakturen sind mit einer (dauerhaften) veränderten Gelenkstellung verbunden.

2 Tonus: Zum Begriff des Tonus und zur Differenzierung vgl. Kapitel 8.3.

Exkurs

- *Betontes Arbeiten an der Bewegungsgrenze:* Der Patient geht aktiv an die Grenze seiner Beweglichkeit. Der Therapeut bewegt den Muskel exzentrisch aus dem Bewegungsende heraus, der Patient bewegt mit mehrfachen Wiederholungen aktiv weiter in die gewünschte Richtung. Die Technik dient der Bewegungserweiterung bei schmerzhaft eingeschränkter Beweglichkeit.
- *Manuelles Querdehnen:* Der Muskel wird quer zum Faserverlauf verschoben, der Patient spannt den Muskel folgend gegen manuellen Widerstand an, danach wird der Muskel entspannt und weiter gedehnt. Die Technik dient der Bewegungserweiterung bei eingeschränkter Beweglichkeit an Gelenken, die nicht bewegt werden können oder dürfen.
- *Manuelles Längsdehnen:* Nach Hitzeanwendung wird die Muskulatur über ein oder mehrere Gelenke manuell gedehnt. Die Technik dient der Dehnung der Muskulatur bei verkürzten Muskeln[3] oder als Vorbereitung zum Sport.

2.1.8 Hypo- und Hypermobilität

Eingeschränkte oder erweiterte Beweglichkeit

Die Begriffe *Hypo- und Hypermobilität* werden in erster Linie in der Medizin, Physio- und Sporttherapie benutzt. Sie kennzeichnen eine eingeschränkte (Hypomobilität) oder gegenüber normativen Werten erweiterte Beweglichkeit (Hypermobilität).

Es kann in generalisierte Hypo- und Hypermobilitäten (Veranlagung, z.B. in Akrobatenfamilien) unterschieden werden und in erworbene, bei der Ausübung spezieller Sportarten häufiger auftretende Hypermobilitäten (z.B. Wirbelgleiten bei Turnerinnen) oder an einseitige Bewegungen gebundene Hypo- oder Hypermobilitäten (z.B. Fußgelenksbeweglichkeit bei Ballett-Tänzern).

3 Zum Begriff und dem Substrat von muskulären Verkürzungen vgl. Kap. 4.3

2.1.9 Gelenklaxität

Mangelnde mechanische Stabilität der Gelenke

Der Begriff »Gelenklaxität« wird häufig synonym mit dem Begriff der Hypermobilität bzw. mangelnder mechanischer Stabilität der Gelenke verwendet. Laxitäten der Gelenke können anlagebedingt vorkommen; sie können als generelle Laxität der Gelenke und der umliegenden Bindegewebsstrukturen vorkommen oder erworben sein. Ein typisches Beispiel für erworbene Gelenklaxität sind Bänder am oberen Sprunggelenk, die nach wiederholten Umknicktraumen gelockert sind.

2.2 Zusammenfassung und Konsequenzen

Zusammenfassung

- Im Kapitel wurden die Begriffe, die in Zusammenhang mit Dehnen verwendet werden, dargestellt.
- Deutlich wurde die fehlende Eindeutigkeit der Begriffe und deren Verwendung, was die Kommunikation über Dehnen und Beweglichkeit erschwert.

Konsequenzen

- Um sich über Dehnungen exakt zu verständigen, müssen die verwendeten Begriffe exakt definiert und verwendet werden.

Dehnen und Gelenke

3

Vorschau

Nachdem Sie das Kapitel 3 gelesen haben, werden Sie

- mehr über den Aufbau und die Funktionen von Gelenken wissen
- den Unterschied zwischen echten und unechten Gelenken kennen
- die Bedeutung von Gelenkachsen einschätzen können
- die Bedeutung und die Unterschiede zwischen Rollen, Gleiten sowie angulären und translatorischen Gelenkbewegungen verstehen
- Faktoren kennen, die die Gelenkbeweglichkeit einschränken
- den Unterschied zwischen Gelenkbeweglichkeit und Gelenkreichweite sowie deren Bedeutung für Alltag, Sport und Therapie einschätzen können

Schlüsselwörter

Gelenke; Gelenkachsen; Rollen; Gleiten; anguläre Beweglichkeit; Bandhemmung; Kapselhemmung; Knochenhemmung; Arthrose; Muskulatur; Muskelzelle; Sarkomer; Agonist; Antagonist; Serienelastische Elemente; parallelelastische Elemente; Bindegewebe; Titin; Nebulin; Ruhespannung; Dehnungsspannung; Muskelverkürzung; Muskelverlängerung; Innervation; Denervation; funktionelle Verkürzung; strukturelle Verkürzung; Genetik; Krafttraining; Kontraktionsrückstand

3.1 Aufbau und Funktion der Gelenke

Gelenkig verbundene Knochen

Der Mensch kann sich nur bewegen, weil er über gelenkig verbundene Knochen verfügt, die u.a. durch Muskel- und Schwerkrafteinflüsse gegeneinander beweglich sind. Grundsätzlich werden unechte und echte Gelenke unterschieden.

3.1.1 Unechte Gelenke (Synarthrosen)

Band-, Knorpel- und Knochenhaften

Die unechten Gelenke (Synarthrosen) sind dadurch gekennzeichnet, dass zwischen den Gelenkanteilen ein Füllgewebe aus Binde- und/oder Knorpelgewebe liegt. Man unterscheidet *Bandhaften (Syndesmosen), Knorpelhaften*

(Synchondrosen) und *Knochenhaften (Synostosen)*. Unechte Gelenke lassen nur einen geringen, meist federnden Bewegungsspielraum zu. Für die Thematik des sportlich akzentuierten Dehnens sind die unechten Gelenke von untergeordneter Bedeutung. Unter therapeutischen Gesichtspunkten hingegen besitzen sie eine hohe Bedeutung.

Iliosakralgelenke

So sei z.B. an die Verschiebung der Kreuz-Darmbeingelenke (»Blockierung der Iliosakralgelenke«) erinnert, die große Beschwerden bereiten können.

3.1.2 Echte Gelenke (Diarthrosen)

Die echten Gelenke (Diathrosen) sind dadurch gekennzeichnet, dass die Skelettanteile durch einen Spalt voneinander getrennt sind. Weitere Kennzeichen echter Gelenke sind (vgl. Abb. 3.1):

- zwei Knochenenden, von denen das eine den Gelenkkopf, das andere die dazugehörige Gelenkpfanne bildet
- eine das Gelenk vollständig umschließende Gelenkkapsel
- die visköse Synovialflüssigkeit (Gelenkschmiere)
- mehrere kurze oder lange Verstärkungsbänder

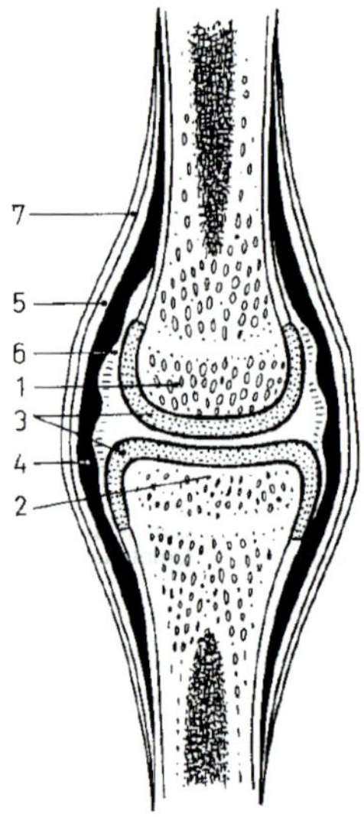

Abb. 3.1: Schematischer Aufbau eines echten Gelenkes (Frontalschnitt). 1 = konvexer Gelenkkopf; 2 = konkave Gelenkpfanne; 3 = hyaliner Gelenkknorpel; 4 = innere Gelenkkapselschicht; 5 = äußere Gelenkkapselschicht; 6 = Gelenkschmiere (Synovialflüssigkeit); 7 = Verstärkungsbänder (Tittel, 2000, S. 44).

3.1.3 Gelenkachsen und Gelenksbewegungen

Freiheitsgrade

Je nach knöchernen Voraussetzungen und bindegewebiger Führung besitzen die Gelenke verschiedene *Freiheitsgrade*. Im Unterschied zur Mechanik besitzen die Gelenke des Menschen keine exakt festgelegte Gelenkachse. Je nach Gelenk ist immer eine mehr oder weniger ausgeprägte *Kombinationsbewegung* von *Rollen* und *Gleiten* zu beobachten.

Rollen und Gleiten

Daher wird bei Gelenkbewegungen in *anguläre* und *translatorische Beweglichkeit* unterscheiden. In der manuellen Medizin bezeichnet man die *anguläre* und *translatorische Beweglichkeit auch als Rollen*[4] und *Gleiten*[5] (Frisch, 2009).

Traktion und Kompression

Hinzu kommen physiologische *Traktions-* und *Kompressionsbewegungen* der Gelenkpartner, wobei die Gelenkpartner voneinander entfernt bzw. einander genähert werden (Abb. 3.2).

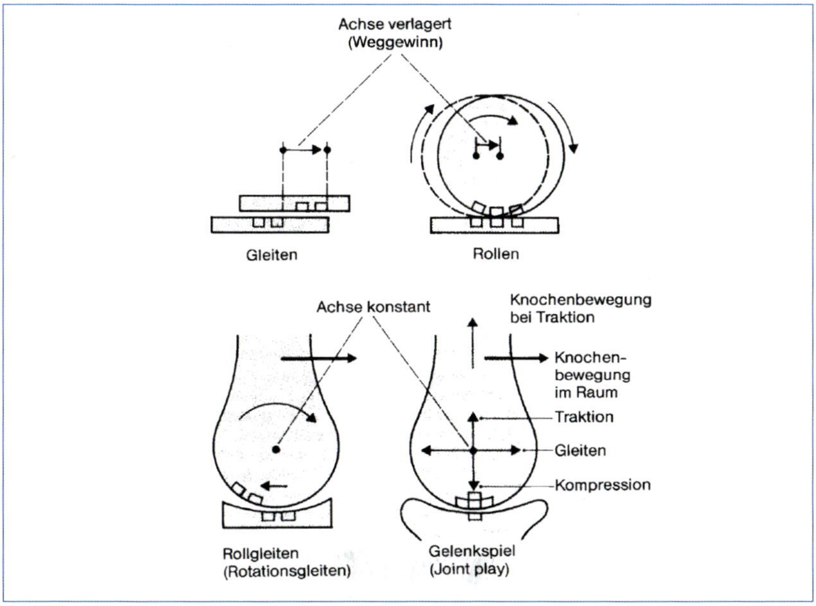

Abb. 3.2: Komponenten der Gelenksbewegungen. Beim Rollen eines Gelenkes nehmen immer andere Punkte der gekrümmten rollenden Fläche mit jeweils anderen Punkten der gegenüberliegenden Gelenkfläche Kontakt auf. Beim Gleiten kommt ein und derselbe Punkt der gleitenden Fläche mit immer neuen Punkten der gegenüberliegenden Fläche in Berührung. Ein physiologisches Gelenkspiel (Joint play) basiert immer auf einer fein abgestimmten Kombination von Roll- und Gleitbewegungen (Frisch, 2009, S. 30).

4 Rollen: Beim Rollen eines Gelenkes nehmen immer andere Punkte der gekrümmten rollenden Fläche mit jeweils anderen Punkten der gegenüberliegenden Gelenkfläche, auf der die Rollbewegung stattfindet, Kontakt auf (verändert nach Fritsch 1996, S. 12).

5 Gleiten: Beim Gleiten kommt ein und derselbe Punkt der gleitenden Fläche mit immer neuen Punkten der gegenüberliegenden Fläche in Berührung (Fritsch, 1996, S. 12).

Merke **Dehnen nach Verletzungen der Gelenke**

In der Therapie nach Verletzungen der Gelenke ist das Wiederherstellen der physiologischen Gelenkbeweglichkeit eine primäre Zielsetzung.

Zuviel Traktions- und Gleitbewegung kommt bei laxen Gelenken durch unzureichende Kapsel-Bandführung vor (z.B. nach einmaligen oder wiederholten Verletzungen).

Zuviel Kompression und Rollen kommt besonders dann vor, wenn die Gelenke »kontrakt« sind, d.h. die Kapsel-Bandgewebe geschrumpft oder vernarbt sind – z.B. nach Operationen. Durch zuviel Kompression sind die Roll- und Gleitbewegungen im Gelenk verändert, meist ist die Rollbewegung verstärkt (vgl. Abb. 3.3).

Zuviel Kompression und Rollen kann auch durch kontrakte Muskulatur entstehen (vgl. Abb. 3.3).

In beiden Fällen können die Störungen der Gelenkmechanik zu Schädigungen der Gelenke, speziell des gelenküberziehenden Knorpels führen. Wenn ein derartiges Problem vorliegt, müssen die Störungen der Gelenkmechanik durch spezielle Behandlungsmethoden (z. B. manuelle Therapie) behandelt werden. Komplexe Dehnungen, wie hier im Buch vorgestellt, haben dann nur begleitenden Charakter.

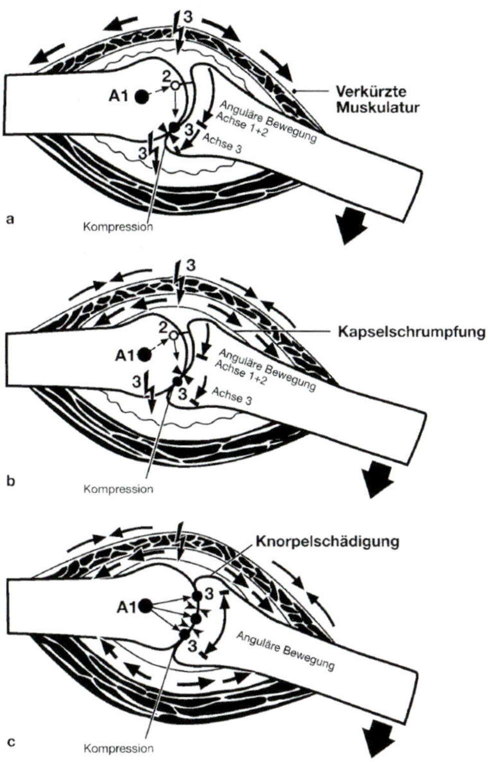

Abb. 3.3: Einschränkungen der Gelenksbeweglichkeit können durch a) pathologisch verkürzte Muskulatur, b) durch Kapselschrumpfung, c) durch Knorpelschädigung bedingt sein. Durch die Schädigungen in den Gelenken und dem Weichteilmantel der Gelenke können sich die Gelenkachsen verändern: A1 = physiologische Achse; 2 = Achse bei Hypomobilität durch Strukturveränderungen im Weichteilmantel des Gelenks; 3 = Blockierungsachse bei Ausfall des Gelenkspiels (»joint-play«) (Frisch 2009, S. 16).

3.1.4 Arthron und Vertebron

In der Medizin (spez. der *manuellen Therapie*), aber auch im sportwissenschaftlichen Bereich haben sich in den letzten Jahren die Begriffe *Arthron* und *Vertebron* etabliert.

Extremitäten- und Wirbelsäulengelenke

Der Begriff Arthron bezieht sich auf die Gelenke der Extremitäten, der Begriff Vertebron auf die Gelenke der Wirbelsäule. Mit diesen Begriffen soll gegenüber früheren Kennzeichnungen (aktiver und passiver Bewegungsapparat) zum Ausdruck gebracht werden, dass alle Strukturen mit dem Gelenk eine Einheit bilden, die an der Gelenkfunktion beteiligt sind. Hierzu gehören neben den Knochen, den Knorpeln, den Kapseln, den Bändern und Sehnen auch die auf das Gelenk einwirkende Muskulatur sowie die Nerven- und Blutversorgung des Gelenkes.

3.2 Begrenzung der angulären Gelenksbeweglichkeit und der Bewegungsreichweite

Anguläre Beweglichkeit

Primäres Ziel von Dehnungen ist, die *anguläre Beweglichkeit* zu erweitern (Abb. 3.3). Unter diesem Aspekt ist zur Planung und Durchführung von dehnenden Maßnahmen die Kenntnis des Gelenkaufbaus von entscheidender Bedeutung, denn die meisten Bewegungen werden beim gesunden Menschen von den Gelenken und den am Gelenkaufbau beteiligten Strukturen (z.B. Kapseln, Bänder) begrenzt. Man unterscheidet daher in:

- *knöcherne Hemmung der Bewegungsamplitude* (z.B. beim Überstrecken des Ellbogengelenks)
- *band- und kapselhafte Hemmung der Bewegungsamplitude* (z.B. bei bestimmten Bewegungen des Knie- oder Schultergelenkes, der Wirbelsäule)
- *muskuläre Hemmung der Bewegungsamplitude* (besonders bei komplexen Bewegungsexkursionen wie den Oberkörper mit gestreckten Kniegelenken nach vorne zu neigen)
- *Nervenhemmung* (besonders bei speziell „konstruierten“ sport- und physiotherapeutischen Übungen oder beim „Lasègue-Test“ (vgl. Kap. 6))

Prognosen von Beweglichkeitstraining

Die Vielfalt der potentiell die Beweglichkeit begrenzenden Faktoren führt zu unterschiedlichen Prognosen von Dehnungen. Während Muskeln und Bindegewebe in unterschiedlichem Maße dehnbar sind, trifft dies z.B. für Bänder oder Knochen nicht zu.

Merke **Begrenzung der Bewegungsamplitude**

Welcher Mechanismus die anguläre Bewegungsamplitude begrenzt, muss im konkreten Einzelfall nachgeprüft werden.

In den wenigsten Fällen begrenzt die Muskulatur die Gelenkamplitude.

Es wäre auch nicht sinnvoll, eine verletzungsanfällige Weichteilstruktur, die zudem zur Begrenzung von Gelenkamplituden nervös angesteuert werden muss, als die Gelenkbeweglichkeit begrenzende Struktur zu nutzen. Hier sind die Knochen, Bänder und Kapseln weit besser als die Muskulatur geeignet (vgl. auch Kap. 5).

Deutlich wird dies z.B. bei Umknicktraumen im oberen Sprunggelenk, bei denen i.Allg. die Kapsel-Bandstrukturen Schaden nehmen – jedoch keine Muskelzerrung entsteht.

Gleiches gilt für das Überschreiten der Gelenkbeweglichkeit an der Wirbelsäule. Hier kommt es typischerweise zu Frakturen und Kapsel-Bandrissen; ebenso wie bei Luxationen der Schulter. Die Muskulatur hingegen erfährt selbst bei diesen extremen (traumatischen) Gelenkexkursionen keine Zerrung.

Als Konsequenz ist zu fordern, dass erst nach Festlegung der die Beweglichkeit begrenzenden Strukturen geeignete Trainings- bzw. Therapiemaßnahmen festgelegt werden können.

Bewegungsreichweite

Ein weiteres Ziel von Dehnungen kann sein, die *Bewegungsreichweite*[6] zu erhöhen. Im Alltag kann die Bewegungsreichweite im Schultergürtel z.B. beim Kämmen von Bedeutung sein, im Sport z.B. beim Schmetterschlag im Volleyball.

Kraft und Beweglichkeit

Die Bewegungsreichweite setzt sich aus der Gelenksamplitude vieler Gelenke zusammen und ist nicht nur von der Gelenksbeweglichkeit abhängig, sondern auch von der Kraftentwicklung der agonistischen Muskulatur und von dem Widerstand der antagonistischen Muskulatur.

6 Bewegungsreichweite: Der Begriff Bewegungsreichweite geht über die Vergrößerung von Gelenkwinkeln oder die Erhöhung der plastischen Verformbarkeit von Geweben hinaus. Er beschreibt die maximale Reichweite von Bewegungen, die sich aus der Einzelbeweglichkeit vieler Gelenke summativ zusammensetzt und weitere Voraussetzungen wie z.B. die Muskelkraft zur Überwindung antagonistischer Widerstände (Muskeln, Bänder, Kapsel, etc.) mit einbezieht.

Merke **Dehnen und Kräftigen**

Nicht nur Dehnungen der Zielmuskulatur, sondern auch die Kräftigung der Gegenspieler (antagonistische Muskulatur) führen zur Verbesserung der Bewegungsreichweite.

3.2.1 Ursachen von Beweglichkeitseinschränkungen

In den folgenden Tabellen 3.1-3.4 sind in einer Übersicht die bedeutsamsten Faktoren aufgelistet, die die Beweglichkeit begrenzen; in Tabelle 3.5 sind Einschränkungen der Beweglichkeit aufgelistet, wie sie bei primär orthopädischen Erkrankungen von Bedeutung sind. Die meisten der in den Tabellen aufgelisteten Faktoren werden in den kommenden Kapiteln näher besprochen.

Beweglichkeitseinschränkung – Neurophysiologische Faktoren

- Mechanische Irritationen der Nozizeptoren der Muskeln, der Gelenkkapsel, der Knochen(haut), der Gefäße und Strukturen des Gelenkbinnenraumes
- Chemische Aktivierung der synovialen und periartikulären Nozizeptoren durch Entzündungsreaktionen und folgende aktiv-muskuläre Einschränkung der Beweglichkeit (selektive Erhöhung des Muskeltonus u.a. durch Aktivierung der Gamma-Motoneurone)
- Ischämie durch Durchblutungsstörungen, Blutsperre während operativer Eingriffe und Sensibilisierung von chemoaktiven Rezeptoren
- Versorgungsstörungen durch schmerzbedingte oder psychovegetativ bedingte Vasokonstriktion
- Direkte Nervenkompression z.B. durch Schwellungen oder knöcherne Anbauten
- Einklemmungen und Verwachsungen von Nervengewebe (`Entrapement´)
- (Pathologisch) gesteigerte nozizeptive Afferenzen bzw. gestörte zentralnervöse Verarbeitung mit in Folge erhöhtem kontraktilen Tonus der Muskulatur (Aktivierung der Gamma-Motoneurone)

Tab. 3.1: Neurophysiologische Faktoren der Beweglichkeitseinschränkung (Auswahl).

- Reaktive Schmerzen, z.B. durch Gelenkverschleiß (z.B. Arthrose)
- Dysregulationen des sympathischen Nervensystems
- Nervös bedingte Einsteifung der Gelenke als Schutzmechanismus z.B. nach Verletzungen oder Operationen durch eine gleichzeitige neuromuskuläre Aktivierung von Agonisten und Antagonisten (`Kokontraktion´)
- Psychische Einflüsse (z.B. `unbeweglich sein´, `sich nicht ausliefern wollen´, `Depressivität´, u.a.)
- Frühzeitige bzw. inadäquate Reflexauslösungen (Psychogene Faktoren; muskuläre und/oder neurologische Erkrankungen)
- Spastizität (verstärkter neuro-muskulärer Widerstand gegen passives Durchbewegen der Gelenke)
- Koordinative Probleme (Gestörter Wechsel von An- und Entspannen der Muskulatur)

Tab. 3.1: Neurophysiologische Faktoren der Beweglichkeitseinschränkung (Auswahl). *(Fortsetzung)*

Beweglichkeitseinschränkungen – Muskuläre und bindegewebige Faktoren

- Verkürzungen der Muskulatur (?), Verkürzung der Sarkomere (?), Verlust von in Serie geschalteten Sarkomere (?)
- Gleitstörungen (Verklebungen) des Muskelgewebes (z.B. Muskelhüllen; `Cross-Links´), des Bindegewebes (z.B. Sehnenscheiden) und des Nervengewebes
- Verdickung der Bindegewebe, meist entzündlich bedingt (Einklemmungen; Stoffwechsel; akute und chronische Fehl- und Überbelastungen)
- Ödeme (Flüssigkeitseinlagerungen)
- Vermehrte Einlagerungen von Bindegewebe in die Muskulatur mit zunehmendem Alter oder als Folge von Immobilisationen
- Massenhemmungen (z.B. Adipositas, Muskelmassenhemmung durch Bodybuilding)
- Intramuskuläre Durchblutungs- und Volumenänderungen (u.a. durch vegetative Einflüsse)

Tab. 3.2: Beweglichkeitseinschränkungen – Muskuläre Faktoren (Auswahl). Die Fragezeichen in Klammern kennzeichnen eine unklare wissenschaftliche Befundlage.

Beweglichkeitseinschränkungen – Bindegewebige, knöcherne und mechanische Faktoren

- Anlagebedingte Voraussetzungen (u.a. Länge, Dicke und Beschaffenheit von Bändern, Sehnen, Bandscheiben, Knochen)
- Erworbene knöcherne Veränderungen (u.a. Randzackenbildung, durch Arthrose bedingtes `Einschleifen´ von Gelenken, u.a.)
- Narbenbildungen (Haut, subkutanes [Binde-] Gewebe, Kapseln, Bänder, Sehnen, sonstige Strukturen)
- Einklemmungen von Menisken, Band-, Kapsel- und Bandscheiben sowie das Gelenk umgebende Weichteilgewebe (z.B. Hoff´ascher Fettkörper)
- Verklebungen (z.B. H-Brückenbildung, Cross-Links, Lipidbrücken)

Tab. 3.3: Beweglichkeitseinschränkungen – Bindegewebige, knöcherne und mechanische Faktoren (Auswahl).

Beweglichkeitseinschränkungen – Sonstige Ursachen

- Venöse und lymphatische Rückflussstörungen und -stauungen
- Gelenkerguss, Kapselschwellungen (z.B. bei Arthrose, nach Verletzungen, u.a.)
- Intra- und interindividuelle pathologische Faktoren (z.B. Muskeldystrophie)
- Nichtgebrauch des vorhandenen Bewegungsmaßes (ROM)
- Schädigung durch extremen Gebrauch (z.B. in bestimmten Sportarten)
- Geschlecht und Rasse
- Schwangerschaft
- Alterseinflüsse
- Hormone (u.a. Relaxin)
- Körpergewicht und –form (z.B. Massenhemmung bei übergewichtigen Personen oder extreme Muskelmasse bei Bodybuildern)
- Medikamente (z.B. Schmerz- und Entzündungshemmer)
- Temperatur (Außentemperatur; Körpertemperatur)
- Aufwärmen und Ermüdung (z.B. durch vorherige Aktivitäten)
- Tageszeit

Tab. 3.4: Beweglichkeitseinschränkungen – Sonstige Ursachen (Auswahl).

3.2.2 Ursachen und Therapie bei Beweglichkeitseinschränkungen

Orthopädische Aspekte

In der folgenden Tabelle sind übersichtsartig die bedeutsamsten Faktoren aufgelistet, die die Beweglichkeit bei *orthopädischen Erkrankungen* begrenzen. Die Tabelle ist dem Buch von Schönle (2004) entnommen und modifiziert worden. Sie ist für weitergehend Interessierte gedacht, die z. B. in der Therapie tätig sind. Sie listet Veränderungen nach Verletzungen oder Erkrankungen von verschiedenen Körpergeweben auf, die zur Einschränkung der Gelenkbeweglichkeit führen können.

Gewebe	Pathologische Veränderung	Genese	Ursache der Bewegungseinschränkung	Therapie
Haut	Narben	Verbrennung, Trauma	Hautkontrakturen	PT, OP, D
	Epidermolysis bullosa	Auto-Immunerkrankung, toxisch, erblich	Verklebungen der Haut	M, PT, OP
Bindegewebe (Faszien)	Hypo- und Hypermobilität sowie entzündliche und sklerosierende Veränderungen	Genetische und epigenetische Genese	Je nach Krankheitsbild (z.B. fibröse Kontrakturen; `Frozen Shoulder´, u.a.)	PT, OP
Bindegewebe	Sklerodermie, Sklerose	Auto-Immunkrankheit	Verhärtung des Bindegewebes	M
	Kollagenosen	Auto-Immunkrankheit	Verhärtung des Bindegewebes	M
	M. Dupuytren	?	Strangförmige Verhärtung	OP
Sehnenscheiden	Ganglion	Überlastung, Rheuma	Druck auf Gelenkspalt, Sehnen	(PT) OP
	Sehnenscheidenentzündung	Überlastung, Rheuma	Schmerz, Verklebung	PT, (OP)
Sehnen	Verklebung	Trauma, Entzündung, Ruhigstellung	Schmerz, Verklebung, fibröse Umwandlung	PT, OP
	Verkalkung	Überlastung	Schmerz, Impingement	PT, OP
	Tendinosis	Über- und Fehllastung	Schmerz	PT
	Schnellender Finger	Überlastung, Rheuma	Mechanische Enge	OP, Schiene
Schleimbeutel	Impingement (Einklemmung)	Degenerativ, diverse Ursachen	Knöcherne Enge	PT, (OP)
	Reizung, nicht bakterielle Entzündung	Chronischer Druck, Trauma, Gicht, Rheuma	Schwellung, Schmerz bei Bewegung der Muskulatur	M, Phys, (OP)

Tab. 3.5: Bei den Therapien entspricht: PT = Physiotherapie, Phys. = Physikalische Therapie, M = Medikamente, OP = Operation, Röntgen = Röntgentiefenbestrahlung. Wenn die Therapie in Klammern gesetzt ist ( ), bedeutet das einen fraglichen Erfolg (verändert nach Schönle, 2004, S. 162f).

Gewebe	Pathologische Veränderung	Genese	Ursache der Bewegungseinschränkung	Therapie
Band	Entzündliche Veränderung	Infektion	Entzündliche Schrumpfung	PT
	Fibröse Umwandlung	Lange Ruhigstellung	Fibröse Versteifung	OP, PT
Muskel	Myopathie	Entzündung, diverse Ursachen	Immobilisierung mit Umbau des Muskel- und Bindegewebes	M, PT
	Abbau der Myofibrillen	Immobilisation	Mechanische Verkürzung Veränderung der Plastizität und Elastizität	PT, (OP)
	Hämatom	Trauma, Antikoagulan-tien-Therapie	Schmerz (Druck auf umliegendes Gewebe) Veränderung der Plastizität und Elastizität	(PT)
	Verkalkung	Trauma, diverse Ursachen	Veränderung der Plastizität und Elastizität	(OP?) (Stoßwelle)
	Periartikuläre Verkalkung	?	Knöcherne Überbrückung	M, Röntgen (Stoßwelle)
	Alter	Bindegewebige Degeneration	Veränderung der Plastizität und Elastizität, Verkürzung (?)	PT, D
	CRPS (M. Sudeck)	Neurovegetative Dysregulation	Weichteil- u. Knochenatrophie	M, PT
	Arthrogryposis multiplex	Genetisch	Muskelfibrosierung Veränderung der Plastizität und Elastizität	PT, (OP), (D?)
Knorpel	Furchen, Risse, Krater	Trauma; Degeneration	Mechanisches Hindernis Neurogene Hemmung	OP
	Freier Gelenkkörper („Gelenkmaus")	Trauma; Degeneration, Osteochondrosis dissecans	Mechanisches Hindernis, Einklemmung Neurogene Hemmung	OP
	Arthrose	Trauma; Degeneration	Schmerz, mechanisches Hindernis Neurogene Hemmung	PT, M, OP, (D)
	Entzündung	Bakterien, Viren, Pilze, Gicht	Schmerz, Gelenkerguss Neurogene Hemmung	M, OP
	Rheuma	Auto-Immunkrankheit	Schmerz, Gelenkdestruktion	M, PT, OP, (D)
Gelenk-kapsel	Verklebung der Reces-sus	Immobilisation	Fehlende Verschieblichkeit	PT, OP
	Fibröse Kontraktur	Langdauernde Immobilisation	Schrumpfung, Verkürzung	PT, OP, (D?)
	Entzündung	Bakterien, Viren, Pilze, Gicht	Schmerz, Schwellung Neurogene Hemmung	M, PT, OP
	Infiltration (Kalk)	Calciumpyrophosphat-Arthropathie	Diffuse Kalkeinlagerungen	M, Röntgen, OP, (D)
	Gelenkerguss	Verschiedene Ursachen	Spannung der Kapsel, Schmerz Neurogene Hemmung	M, Punktion, Kompression, Lagerung
	Bakerzyste	Rheuma, Degeneration Meniskusschaden	Beugehemmung des Knies	M, OP

Tab. 3.5: *Fortsetzung*

Gewebe	Pathologische Veränderung	Genese	Ursache der Bewegungseinschränkung	Therapie
Knochen und Gelenke	Deformation, knöcherne Randwülste, Zystenbildung	Trauma; Arthrose, Gicht, Rheuma	Mechanisches Hindernis, Fehlfunktion, Roll-Gleitstörungen Neurogene Hemmung	PT, M, OP
	Osteomyelitis	Bakterien, Viren, Pilze	Destruktion eines Gelenkes	M, OP
Nerven	Neurinom	Unbekannt	Druck auf Gelenkstrukturen	OP
	Entrapement (z.B. N. obturatorius)	Vielfältige Ursachen	Schmerz, Einklemmungen und Bewegungsein-schränkungen	OP
	Parese	Trauma, Entzündung, u.a.	Lähmung, Immobilisation, Veränderungen der Plastizität und Elastizität	PT, (OP)
Gehirn	Schmerz	Vielfältige Ursachen	Selektiv erhöhter Muskeltonus	PT, M, (D)
	Spastik	Vielfältige Ursachen	Spastische Muskelkontraktur Veränderungen der Plastizität und Elastizität Neurogene Aktivierung	PT, M, (OP)
	Parese	Trauma, Entzündung, Rückenmark- bzw. Gehirnschädigung, u.a.	Lähmung, Immobilisation, Veränderungen der Plastizität und Elastizität	PT, (OP)
Tumor	In Gelenknähe	Vielfältige Ursachen	Druck auf Gelenkstrukturen	(OP)
	Im Gelenk	Vielfältige Ursachen	Druck auf Gelenkstrukturen	(OP)
Fremdkörper	Dorn, Splitter, Geschoß etc.	Verletzung	Entzündung, Schwellung, Schmerz	OP

Tab. 3.5: *Fortsetzung*

3.3 Zusammenfassung und Konsequenzen

Zusammenfassung

- Die verschiedenen *Gelenke, Gelenkachsen* und *Gelenkbewegungen* haben großen Einfluss auf Dehnverfahren.
- Die Beweglichkeit ist in anguläre *Beweglichkeit* und *Bewegungsreichweite* zu unterscheiden.
- Nicht nur die Muskulatur, sondern auch Knochen, Kapseln, Bänder und Nerven sowie weitere Faktoren begrenzen die Beweglichkeit.

Konsequenzen

- Um ein gezieltes Training der *Gelenkbeweglichkeit* zu planen, müssen zunächst die Faktoren analysiert werden, die die Gelenkbeweglichkeit begrenzen.
- Der Trainer und Therapeut muss im Vorfeld entscheiden, *welche Struktur er dehnt* und wie die *Prognosen* bzgl. der Erweiterung der Gelenksamplitude bzw. der Beweglichkeit ist.

4 Dehnen und Muskulatur

Vorschau

Nachdem Sie das Kapitel 4 gelesen haben, werden Sie

- den Aufbau und die Funktion der Muskulatur aus anatomischer und physiologischer Sicht kennen und verstehen
- das Protein Titin und seine besondere Funktion für das Dehnen kennen
- wissen, dass verschiedene Muskeln unterschiedliche Funktionen haben und daher ein unterschiedliches Dehnungsverhalten zeigen
- die Ursachen und die Bedeutung von Muskelverkürzungen und Muskelverlängerungen kennen und verschiedene Sichtweisen aus anatomischer und funktioneller Perspektive beurteilen können
- die Übertragbarkeit von Dehnungsexperimenten vom Tierversuch auf den Menschen einschätzen können
- den Unterschied zwischen langsam und schnell zuckenden Muskelfasern beurteilen können
- die Konzeptionen kennen, die den Annahmen der zur Verkürzung und Abschwächung neigenden Muskulatur zugrunde liegen
- die Bedeutung und den Einfluss von Krafttraining auf die Muskellänge erkennen
- beurteilen können, ob es einen Kontraktionsrückstand der Muskulatur nach vorheriger Anspannung gibt, der folgend die Dehnfähigkeit der Muskulatur beeinflussen soll

Schlüsselwörter

Muskelverkürzung; Muskelverlängerung; Muskellänge; Dehnungsspannung; Sarkomer; Muskelfaser; Bindegewebe; Titin; physiologischer Dehnungsbereich; anguläre Gelenkbeweglichkeit; Innervation; Denervation; funktionelle Muskelverkürzungen; Ruhigstellung; Immobilisation; Gewohnheitshaltungen; Abschwächung; tonische Muskulatur; phasische Muskulatur; Krafttraining; Dehnungswiderstand; subjektive Dehnungstoleranz; Proteinsynthese; Muskelkater; Laktat; Myogelosen; Muskelhartspann; Patienten; Arthrose; reflektorische Beweglichkeitseinschränkungen; Kontraktionsrückstand

Bei *eingeschränkter Beweglichkeit* wird meist in einem Atemzug von *muskulärer Verkürzung* gesprochen. *Muskuläre Verkürzungen* sind für Einschränkungen der Gelenksbeweglichkeit jedoch nur in den seltensten Fällen die Ursache, *meist sind andere Faktoren verantwortlich* (vgl. Kap. 3.2).

Muskelverkürzung

Zum Verstehen muskulär bedingter Beweglichkeitseinschränkungen sind Grundkenntnisse der Anatomie der Muskulatur notwendig. Diese Kenntnisse erlangen auch deshalb besondere Bedeutung, da in den letzten Jahren neue, für das Dehnen *bedeutsame Erkenntnisse* gewonnen wurden.

4.1 Anatomische und physiologische Aspekte

Die Muskulatur besteht sowohl aus *kontraktilen* als auch *bindegewebigen Anteilen*. Der *Bindegewebsanteil* der Muskulatur kann bis zu ca. 30 % ausmachen. Wenn die Muskulatur gedehnt wird, wirkt das Dehnen nicht nur auf die Muskulatur selbst, sondern mehr oder weniger auf alle am Muskelaufbau beteiligten Gewebe. So werden Muskelfasern, Muskel-Sehnenübergänge, Sehnen und sowohl inner- als auch außerhalb der Muskulatur liegende Bindegewebe gedehnt (vgl. Abb. 4.1 bis 4.5).

Kontraktile und bindegewebige Anteile

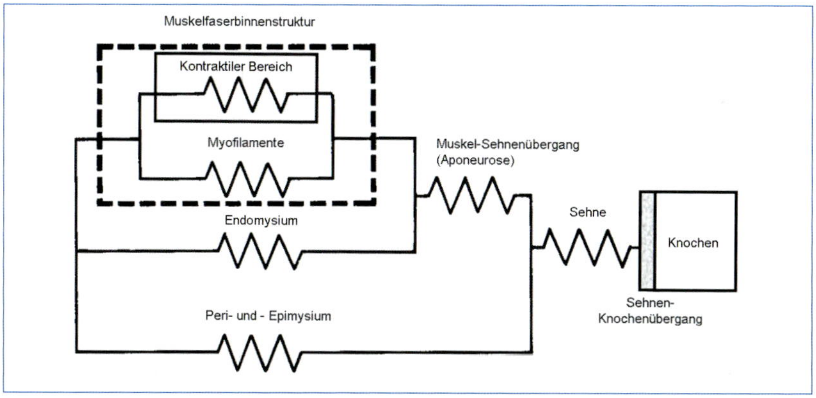

Abb. 4.1: Der Muskel als Modell. Er besteht aus parallelen und in Serie geschalteten Elementen, die über plastische und elastische Verformungseigenschaften verfügen. Der kontraktile Bereich macht nur einen geringen Anteil der Muskulatur aus (verändert nach Freiwald, 2007, aus Huijing, 1994 in Komi, 1994, S. 149).

7 In Anlehnung an Wiemann et al. 1998, S. 111, wird der passive Widerstand eines Muskels gegen eine den Muskel dehnende Kraft als Dehnungsspannung bezeichnet. Der Begriff Dehnungsspannung wird in der Literatur häufig zur Objektivierung von Dehnungskräften verwendet; der Begriff wird vielfach nicht korrekt verwendet. Mit Spannung im physikalischen Sinne wird die Kraft im Inneren eines elastischen Körpers bezeichnet, die gegen die Einwirkung äußerer Kräfte wirkt. Mit den üblichen Messstationen sind jedoch nur die äußeren Kräfte, hingegen nicht die inneren Spannungen zu messen.

Sehnen und Bindegewebshüllen

Zugfestes Bindegewebe (Sehnen) verbindet Ursprung und Ansatz der Muskulatur mit den Knochen. Der straffen *Muskelfaszie* liegt innen eine lockere, bindegewebige Verschiebeschicht an, das so genannte *Epimysium*. Zwischen den einzelnen Muskelfasern liegt lockeres Bindegewebe (*Endomysium*), das das Verschieben der Muskelfaser gegeneinander bei Kontraktion und Dehnung erleichtert. Bündel von Muskelfasern werden durch ein kräftiges Bindegewebe (*Perimysium*) zusammengefasst (vgl. Abb. 4.2).

Bei Dehnungen geraten nicht nur die Sarkomere, sondern auch die Muskel-*Sehnenübergänge* und *Sehnen-Knochenübergänge* unter Dehnungsspannung.

Welchen Beitrag die *äußeren bindegewebigen Hüllen der Muskelfasern zum Dehnungswiderstand* leisten, ist umstritten. Magid & Law zeigten, dass die bindegewebigen Hüllen erst in extremen Dehnungspositionen zum Dehnungswiderstand beitragen, wobei dies nur im Tierversuch gezeigt werden konnte (Magid & Law, 1985). Der Übertrag auf ein intaktes Muskel-Gelenksystem des Menschen ist nicht direkt möglich. Darüber hinaus stellten sie fest, dass sich der Dehnungswiderstand intakter Muskeln, einzelner Muskelfasern und von Muskelfasern, von denen die bindegewebige Hülle entfernt wurden, in physiologischen Dehnungsbereichen nicht unterschieden.

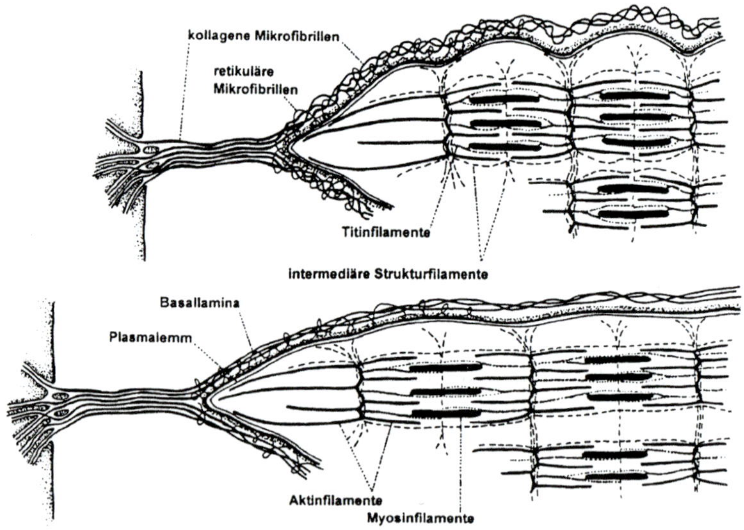

Abb. 4.2: Schematische Darstellung der fibrillären Strukturen der Muskelfaser. Oben: entdehnter Zustand. Unten: gedehnter Zustand (aus Wiemann und Fischer, 1997, S. 428).

Dehnungswiderstand

Bei intakter Muskulatur mit scherengitterartig angeordneter Bindegewebshülle ist daher die äußere Hülle der Muskulatur für den Dehnungswiderstand *in physiologischen Dehnungsbereichen* eher zu vernachlässigen (vgl. Abb. 4.2); andere Autoren hingegen beschreiben einen bedeutsamen Widerstand der Bindegewebshülle (Garfin 1981; Johns & Wright 1962; vgl. auch Kap. 5.1.1. sowie Tabelle 5.1).

Ruhelänge

Wenn ein Muskel von einem Menschen entnommen wird, dann verkürzt er sich um ca. 10 % seiner Länge, die er vorher im Körper (in situ[8]) hatte. Die Länge des isolierten, nicht kontrahierten Muskels wird als *Ruhelänge*[9] bezeichnet. Unterhalb der Ruhelänge verliert der Muskel seine innere mechanische Spannung.

Titinfilamente

Über Jahrzehnte hinweg hatte man verschiedene Strukturen der Muskulatur und Mechanismen, *elektrostatische Kräfte*, als Ursache für die muskuläre Spannung und für die Begrenzung der muskulären Dehnungsfähigkeit »im Verdacht«. Im Laufe der Jahre zeigte sich unter Anwendung neuerer Forschungsmethoden, dass der größte Teil der mechanischen Ruhespannung von den *Titinfilamenten* ausgeht. Weder *Aktin-* noch *Myosinfilamente* werden in der Muskulatur gedehnt, sondern in erster Linie die *Titinfilamente*. Sie besitzen darüber hinaus die Eigenschaft, potentielle *Energie zu speichern* und wieder abzugeben (vgl. Kap. 4.2).

Sarkomere

Der kontraktile Teil der Muskulatur setzt sich aus in Serie geschalteten Sarkomeren zusammen, die durch Z-Scheiben begrenzt werden. Ein einzelnes Sarkomer ist in Abb. 4.3 dargestellt.

Wenn man in das „Innere" der Muskulatur schaut, erkennt man einen äußerst komplexen und differenzierten Aufbau. Auch hier wird deutlich, dass eine Verlängerung der Muskulatur unterschiedliche Strukturen der Muskulatur unter Dehnungsspannung setzen kann (Abb. 4.4).

Während man bis Anfang der 90er Jahre noch dachte, dass der Hauptbeitrag zur Dehnungsspannung aus dem parallel zum kontraktilen Anteil der Muskulatur geschalteten Bindegewebe stamme (»parallelelastische Strukturen«), weiß man mittlerweile, dass der größte Teil des muskulären Dehnungswiderstandes – in physiologischen Dehnungsbereichen – aus dem Dehnungswiderstand der Titinfilamente stammt.

8 in situ: Organe, Körperteile, Gewebe, o.ä. in der natürlichen Lage

9 Ruhelänge: Die Länge des Sarkomers, die vorliegt, wenn keine Querbrücken gebildet werden und keine dehnende Kräfte von außen auf das Sarkomer wirken (vgl. Klee, 2003, S. 10).

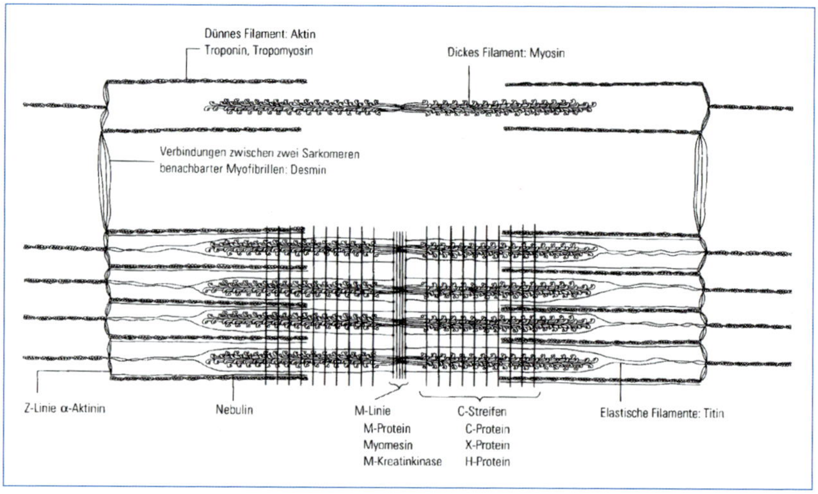

Abb. 4.3: Schematisch dargestelltes Sarkomer. Die dünnen Aktinfilamente und die dicken Myosinfilamente bilden den kontraktilen Apparat im engeren Sinne. Das Titin zieht von der Z-Linie über die M-Linie zur nächsten Z-Linie und ist bei Dehnungen von besonderer Bedeutung (aus Billeter & Hoppeler in Komi, 1994, S. 57).

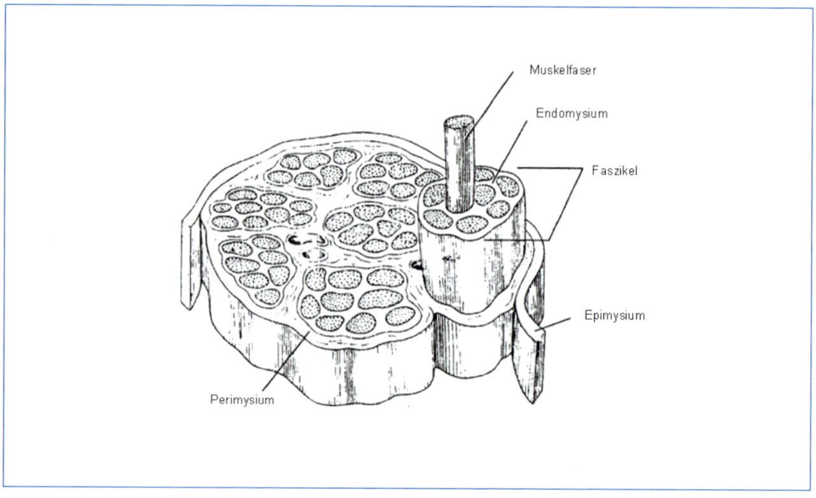

Abb. 4.4: Querschnitt durch den Muskelbauch. Erkennbar ist der hohe Anteil an Bindegewebe; ebenso verlaufen Gefäße und Nerven in der Muskulatur (verändert nach Freiwald, aus Spencer & Mason, 1987, in Alter, 1996, S. 52).

4.2 Die Rolle der Titinfilamente

Die molekularen Eigenschaften der Titinfilamente wurden erst in den letzten Jahren erforscht. Die Titinfilamente liegen in den Sarkomeren und verbinden die M-Linie mit den Z-Scheiben, die die Sarkomere begrenzen; sie verfügen über mechanische Eigenschaften, die einer Feder mit zwei Federraten entsprechen (Wang et al., 1993; vgl. Abb. 4.5).

Die Bedeutung der Titinfilamente fanden Forscher dadurch heraus, indem sie intakte und gehäutete Muskelfasern im Vergleich dehnten. Die Dehnungskurven unterschieden sich nicht zwischen den intakten und den vom umhüllenden Bindegewebe befreiten Muskelfasern. Auch andere mechanische Eigenschaften blieben von der Entfernung des äußeren Bindegewebes unbeeinflusst. Das betraf die Abnahme der Dehnungsspannung unter Dauerdehnung sowie die Rückkehr der Muskelfasern in den Ausgangszustand.

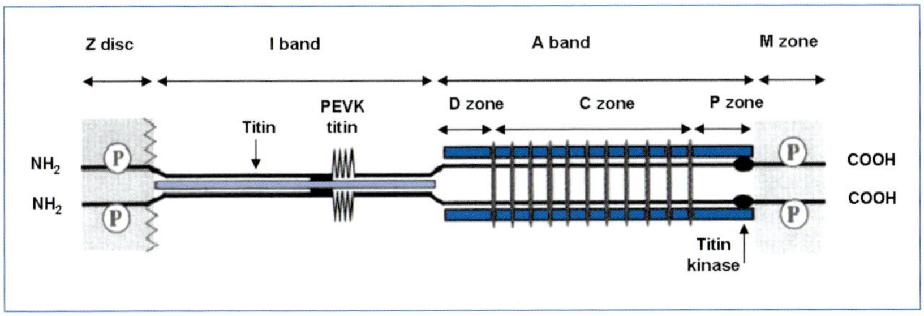

Abb. 4.5: Modell des Titins im Sarkomer der Muskulatur. Das Titin ist schwarz gezeichnet, das Aktin hellbalu und das Myosin dunkelblau. Wenn das Sarkomer der Muskulatur gedehnt wird, spannt sich die PEVK Region wie eine Feder mit zwei Federraten auf und kehrt nach Ende der Dehnung in den Ursprungszustand zurück (nach Labeit & Kolmerer, 1995).

Die Bindegewebe, die die Muskulatur umhüllen, haben auf die Dehnungsspannung erst dann einen Einfluss, wenn der *physiologische Dehnungsbereich*[10] eines Sarkomers, der bis 3,8 µm reicht, überschritten wird (ca. 160 % der Ausgangslänge des Muskels).

Dehnungs-Entdehnungskurven

10 Physiologischer Dehnungsbereich: Ein Muskel – ausgehend von 100 % (= Ruhelänge) – läßt sich bis maximal 160 % dehnen. Bei höheren Dehnungsgraden verliert er dann die Überlappung zwischen Aktin und Myosin. Berechnungen zeigen, dass z.B. der physiologische Dehnungsbereich der hinteren Oberschenkelmuskulatur bis etwa 140 % angenommen werden kann (Wiemann, 1991; 2000).

Physiologischer Dehnungsbereich

In *tierexperimentellen Untersuchungen* werden vielfach Dehnungen durchgeführt, die den physiologischen Dehnungsbereich in vivo[11] weit überschreiten (> 3,8 µm; > 160 % der Ruhelänge). Beim Menschen wären solche Dehnungen gar nicht möglich, ohne dass es zu *Zerreißungen* von Geweben und *Luxationen* der Gelenke kommen würde (vgl. Abb. 4.7).

Yield-Point

Die Dehnungen überschreiten dabei den so genannten »Yield-Point[12]«, bei dessen Überschreitung es zur Zunahme der Hysterese[13] und der Ruhelänge der Sarkomere nach Absetzen der Dehnungen kommt (Dehnungsrückstand, vgl. Abb. 4.5).

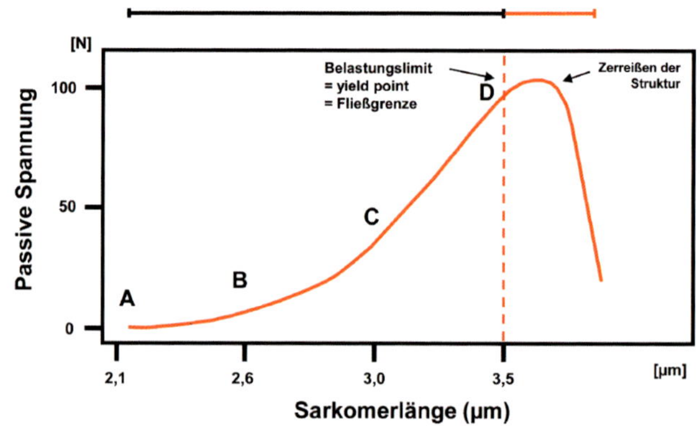

Abb. 4.6: Ruhespannungs-Dehnungskurve eines Muskelsarkomers (Modell, verändert nach Labeit, Kolmerer & Linke 1997, S. 292). Der Yield-Point (Fließgrenze) ist durch ein Abflachen der exponentiellen Kurve gekennzeichnet. Bei Dehnungen im Bereich des Yield-Points kommt es zu irreversiblen Strukturschädigungen der Muskulatur.

Für die Praxis ist folgende Frage von besonderer Bedeutung: *Passen sich Titinfilamente an Dehnungen im Sinne einer (dauerhaften) Verlängerung an?* Die bisherigen Forschungsergebnisse weisen darauf hin, dass sich die Titinfilamente, wenn sie in physiologischen Maßen gedehnt werden (bis ca. 3,5 µm; max. 140 % der Ruhelänge), nach einer Dehnung wieder vollstän-

11 In vivo: (lat.): am Lebendigen, in einem lebendigen Organismus. Gegenteil: in vitro (lat): im (Reagenz-)Glas, d.h. außerhalb des lebenden Organismus (Engst et al. 2002, S. 810).

12 Yield-point: Mit Yield-point wird die Fließgrenze bezeichnet. Sie beschreibt den Punkt der Ruhe-Spannungs-Dehnungskurve, an dem sich der exponentielle Verlauf abflacht. Laut Wang (1993) führen Dehnungen an der Fließgrenze zu irreversiblen Schädigungen des Sarkomers.

13 Hysterese: Mit Hysterese wird in der Physik das Zurückbleiben einer Wirkung hinter der sie verursachenden Kraft bezeichnet. Im Themenzusammenhang bedeutet das, dass nach Dehnungen aufgrund plastischer Verformungen nur eine zeitlich begrenzte und daher reversible Verlängerung des Bindegewebes zurückbleibt.

dig in die Ausgangsposition zurück begeben. Durch Dehnungen verändern die Titinfilamente ihre mechanischen Eigenschaften nicht; die Dehnungskurven von Titinfilamenten sind bei wiederholten Dehnungen identisch[14].

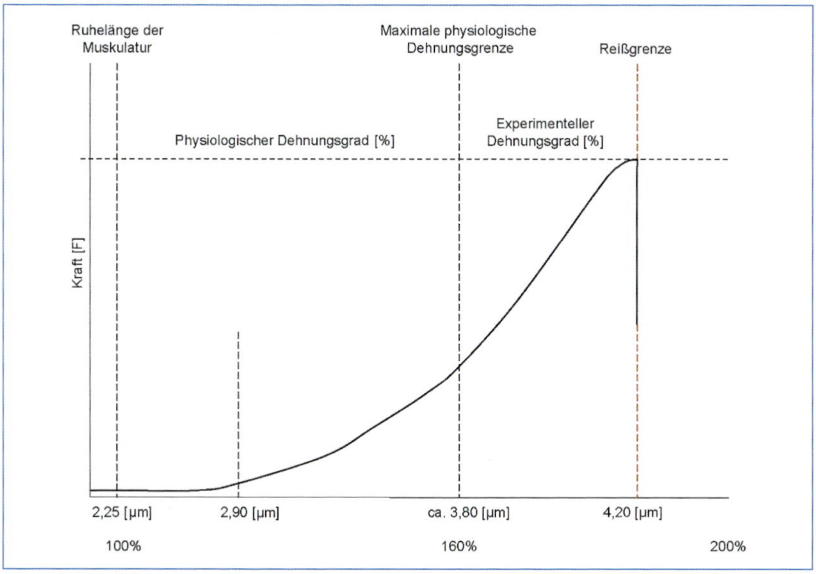

Abb. 4.7: Kraftkurve in Abhängigkeit des Dehnungsgrades der Muskulatur. Der physiologische Dehnungsgrad beschreibt den Bereich der Dehnung, der bei intakten Muskel-Gelenkbeziehungen in vivo möglich ist, der experimentelle Dehnungsgrad beschreibt den Bereich, der nur im Tierexperiment untersucht werden kann oder bei Luxationen der Gelenke bei schweren Traumen auftritt und daher für das sportliche und therapeutische Dehnen irrelevant ist.

Zu beachten ist, dass verschiedene Muskeln über unterschiedliche maximale Sarkomerlängen und über unterschiedliche Ruhespannungs-Dehnungskurven verfügen. Dies erklärt möglicherweise Befunde, dass Dehnungen mit unterschiedlichen Muskelgruppen zu sehr unterschiedlichen Anpassungen führen. Die Zunahme der Beweglichkeit lag bei Experimenten von Hubley et al. (1984) je nach Muskelgruppe zwischen 3 und 14 % der Ausgangswinkel.

Übertragung tierexperimenteller Versuche

Viele, auch falsche, Aussagen zu Dehnungen, resultieren vielfach aus der Problematik, dass Dehnungen, die im Tierexperiment mit präparierten Muskeln (in vitro) durchgeführt wurden, *auf den Menschen (in vivo) übertragen werden.* Durch *Tierexperimente* erhalten wir zwar wichtige Informationen, trotzdem muss man mit dem Übertrag der Erkenntnisse auf den Menschen

14 Wichtig ist an dieser Stelle der Hinweis, dass sich die Titinfilamente mechanisch nicht verformen; das würde recht schnell zur Materialermüdung, z.B. bei Marathonläufen führen. Vielmehr wirken elektrostatische und hydrophobe (Abstoßungs-)Kräfte; ähnlich den abstoßenden Kräften von zwei Magneten. Sie ermüden nicht.

sehr vorsichtig sein. Werden die im Tierversuch gewonnenen Erkenntnisse unkritisch auf den Menschen übertragen, können sie nicht als Begründungsmodelle für Dehnungen und Dehnungstechniken verwendet werden. Dazu gehören aus *Tierexperimenten* abgeleitete Aussagen, die im folgenden Kapitel über Verkürzungen und Verlängerungen der Muskulatur besprochen werden.

4.3 Verkürzungen und Verlängerungen der Muskulatur

In der sportlichen und therapeutischen Praxis wird bei Einschränkungen der Beweglichkeit immer wieder von *Verkürzungen der Muskulatur* gesprochen. Beweglichkeitseinschränkungen sind jedoch – wie in den vorigen Abschnitten besprochen – immer ein komplexes *Zusammenspiel vieler möglicher Ursachen. Strukturelle Verkürzungen* der Muskulatur können dabei ein Faktor unter vielen anderen Faktoren sein.

Funktionelle und strukturelle Muskelverkürzungen

Strukturell fassbare muskuläre Verkürzungen sind – zumindest bei jungen und sportlichen Menschen – als Ursache für Beweglichkeitseinschränkungen *eher die Ausnahme denn die Regel.*

Messen der Muskellänge

Beim lebenden Menschen kann die Muskellänge – wenn überhaupt – nur indirekt über die Gelenksbeweglichkeit erhoben werden. Das ist nicht unproblematisch, da die *anguläre Gelenksbeweglichkeit*[15] von vielen Faktoren abhängt, nicht nur von der Muskellänge. Ein weiteres Problem liegt darin, dass die Gelenksbeweglichkeit subjektiv vom Menschen angegeben wird, er gibt auf Grund seiner Wahrnehmung an, wann seine maximale Beweglichkeit erreicht ist (vgl. 14.3.1 und Abb. 14.15).

Gelenkwinkel und Muskellänge

Im *Tierversuch* ist es hingegen möglich, die tatsächliche Muskellänge exakt zu messen. Nach Dehnungsexperimenten werden die Tiere der Versuchsgruppe getötet und die Anzahl der in Serie geschalteten Sarkomere bestimmt. Beim Menschen ist man hingegen auf Spekulationen angewiesen, da (unzulässigerweise!) die Gelenkbeweglichkeit der Muskellänge gleichgesetzt wird. Ein *Übertrag von Tierversuchen auf Menschen* ist daher äußerst problematisch.

15 Anguläre Gelenksbeweglichkeit: Die maximale Beweglichkeit, die um eine festgelegte Gelenkachse gemessen wird.

4.3.1 Wie verlängern sich Muskeln?

Diese Frage ist weitgehend ungeklärt. Sicher ist, dass die Muskulatur und die Anzahl der in Serie geschalteten Sarkomere sehr stark von der individuellen genetischen Anlage (Erbanlage) abhängig sind.

Es ist noch nicht geklärt, ob und wie der Muskel durch dehnende Maßnahmen im üblichen Rahmen zum Längenwachstum angeregt wird. Neben vielen anderen Fragen sind die folgenden Fragen von besonderer Bedeutung:

Genexpression und Wachstumsfaktoren

- Wie wird die *Genexpression*[16] und die *Messenger RNA (mRNA)*[17] durch Dehnungen beeinflusst?
- Welche Wachstumsfaktoren benötigen die Muskelzellen?

Zurzeit ist der Forschungsstand der, dass die durch Dehnung bedingten mechanischen Einwirkungen die *Muskelzelle* – den *Zellkern* – stimulieren. Über die *Stimulation des Muskelzellkerns* kommt es zur strukturellen Anpassung der Muskelzelle. Es konnte nachgewiesen werden, dass für die Zu- und Abnahme der in Serie geschalteten Sarkomere die *mechanischen Einwirkungen entscheidend* sind.

Denervierung

Die Zu- und Abnahme von in Serie geschalteten Sarkomere finden auch bei gedehnten Muskeln statt, die vorher von der nervösen Versorgung abgetrennt wurden (Denervation). Die mechanischen Einwirkungen durch Dehnungen führen weiterhin zu *chemischen und neurogenen Anpassungen der Muskelzellen.*

Chemische und neurogene Anpassungen

Es bleiben jedoch weiterhin viele Fragen offen:

- Wird durch Dehnungen die genetische Information über längere Zeiträume verändert oder sind die durch Dehnungen bewirkten Anpassungen nur von kurzer Dauer, worauf alle tierexperimentellen Forschungen hinweisen? (vgl. Kap. 4.3.2)
- Wie müssen Dehnungen geplant und angewendet werden, um adäquate Informationen zur dauerhaften Verlängerung der Muskulatur an den Zellkern weiterzuleiten?

Offene Fragen

Alle diese Fragen sind noch zu klären. Bisher konnte beim Menschen und beim Tier mittels üblicher Dehnungsprogramme[18] keine Zunahme der in Serie geschalteten Sarkomere beobachtet bzw. bewiesen werden.

16 Genexpression: Die Biosynthese von RNA und Proteinen aus den genetischen Informationen.

17 mRNA (Messenger RNA): Durch Transkription eines DNA-Abschnitts gebildete, einzelsträngige RNA, die als sogenannte Matrizen-RNA in der Proteinbiosynthese als Informationsvorlage für die Synthese einer spezifischen Polypeptidkette dient (Engst et al., 2002, S. 1055).

18 Übliche Dehnungsprogramme: Als übliche Dehnungsprogramme werden Dehnungen der Hauptmuskelgruppen verstanden, die die jeweiligen Muskeln 3–5 mal bis zu 30 Sekunden dehnen.

Auch die Befunde tierexperimenteller Studien, dass bei langwierigen Dehnungen durch Gipsverbände in gedehnter Muskelposition die Anzahl der in Serie geschalteten Sarkomere zunimmt, kann nicht auf übliche *Dehnungsprogramme* beim Menschen übertragen werden (vgl. Kap. 4.3.2).

Reizdauer

Dazu sind die Dehnungszeiten in den Experimenten gegenüber üblichen Dehnungsprogrammen zu unterschiedlich. Wenn man bedenkt, dass ein Tag aus 86400 Sekunden besteht, und übliche Dehnungsprogramme, selbst wenn sie täglich durchgeführt werden, je gedehnter Muskelgruppe nur einen ca. 30 Sekunden wirkenden Reiz ausmacht, wird die Kürze der Dehnungsreize deutlich.

Tiere und Stoffwechsel

Ein weiteres, vielfach nicht beachtetes Problem liegt darin, dass Tiere (speziell Mäuse, Ratten und Kaninchen) einen mit dem Menschen nicht vergleichbaren Stoffwechsel haben. Die Muskulatur dieser Tiere reagiert auf experimentelle Dehnungsreize deutlich schneller als beim Menschen. Trotz dem *gegenüber Menschen beschleunigten Stoffwechsels* müssen die Tiere tage- und wochenlang in *Zwangspositionen* verbleiben, damit es zu Anpassungen der Muskellänge kommt.

4.3.2 Tierexperimentelle Studien

Wird die Muskulatur im Experiment über mehrere Tage bzw. Wochen in einer verkürzten Muskellänge ruhiggestellt, kommt es zu einer Abnahme der in Serie geschalteten Sarkomere; die Muskellänge ist reduziert. Wird die Muskulatur dagegen in einer verlängerten Position experimentell ruhiggestellt, kommt es zur Zunahme der in Serie geschalteten Sarkomere (vgl. Abb. 4.8).

Zu- und Abnahme von Sarkomeren

Die Umbauprozesse der Muskulatur – ob Zu- oder Abnahme von Sarkomere – finden immer am *Muskelursprung und -ansatz im Bereich der Muskel- und Sehnenübergänge* statt. Es konnte vielfach gezeigt werden, dass nach Ende der Ruhigstellung – ob in verkürzter oder verlängerter Position – die Zu- oder Abnahme der in Serie geschalteten Sarkomere *schnell umkehrbar* ist – auch ohne spezielle Dehnungen.

Immobilisation

Bei Mäusen, die sich nach den Immobilisationsexperimenten wieder frei in den Käfigen bewegen konnten, kam es auch ohne dehnende Maßnahmen wieder zum vollständigen Ausgleich der Anzahl der in Serie geschalteten Sarkomere (vgl. Abb. 4.8).

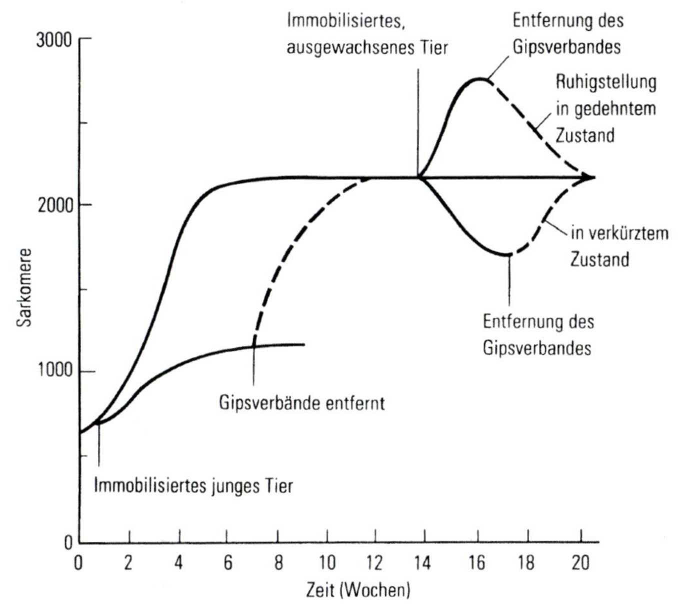

Abb. 4.8: Verlängerung der Muskelfibrillen durch die Addition zusätzlicher Sarkomere im Verlauf des normalen Wachstumsvorgangs am M. soleus der Maus. Die Immobilisierung bei jungen Tieren durch einen Gipsverband bewirkt eine Unterdrückung der Neubildung von Sarkomeren. Wenn der Gipsverband entfernt wird, kommt es innerhalb einer Woche zu einer Normalisierung der Anzahl der Sarkomere. Wenn bei erwachsenen Tieren die Immobilisation in gedehntem Zustand erfolgt, kommt es zu einer Addition von 20 bis 30 % neuer Sarkomere. Wird die Immobilisierung in verkürzter Position durchgeführt, so kommt es zu einem Verlust von 20 % der in Serie geschalteten Sarkomere. Wenn der Muskel durch Entfernung des Gipsverbandes wieder zu seiner normalen Funktion zurückkehrt, normalisiert sich die Anzahl der Sarkomere auch ohne Dehnungen (verändert nach Goldspink, 1994, S. 219).

Die schnelle Rückkehr zur Ausgangslänge nach Aufhebung der Zwangsposition (Anzahl der in Serie geschalteten Sarkomere) – auch ohne dehnende Maßnahmen – deutet darauf hin, dass die Länge der Muskeln und die Anzahl der in Serie geschalteten Sarkomere in erster Linie *genetisch (erblich)* festgelegt sind. Die strukturelle Muskellänge ändert sich nur dann, wenn *außergewöhnliche Umstände* – verkürzte oder verlängerte Muskellänge – über einen *längeren Zeitraum* wirken.

Goldspink et al. (1974) waren sich jedoch nicht sicher, ob für die Anpassungsreaktionen möglicherweise die nervöse Versorgung der Muskeln verantwortlich ist. Sie führten deshalb Experimente durch, in denen *inner-*

vierte[19] und *denervierte Muskeln*[20] in verkürzter und verlängerter Position immobilisiert wurden. Das Ergebnis der Experimente war, dass es keine Unterschiede zwischen den Anpassungsreaktionen innervierter und denervierter Muskulatur gab.

Praktische Bedeutung tierexperimenteller Studien

Für Trainer, Sportler und Therapeuten stellt sich natürlich die Frage, unter welchen Bedingungen es beim Menschen zu strukturellen Verkürzungen der Muskulatur kommen kann.

Zwangs- und Gewohnheitshaltungen

Wenn man mit aller gebotenen Vorsicht die Ergebnisse der Tierversuche auf den Menschen überträgt, dann können für die Entwicklung muskulärer Verkürzungen oder muskulärer Verlängerungen nur länger währende Zwangs- und Gewohnheitshaltungen in Frage kommen.

Verletzungen und Erkrankungen

Dazu können folgende Umstände beitragen:

- Über einen längeren Zeitraum wirkende, z.B. verletzungs- bzw. krankheitsbedingte Ruhigstellung eines Gelenkes, wobei der *Muskelursprung* und *Muskelansatz* genähert werden (z.B. durch eine Gipsbehandlung) oder z.B. durch erkrankungs- oder verletzungsbedingte Schonhaltungen.

Funktionelle und strukturelle Verkürzungen

- Täglich wiederkehrende *Gewohnheits-* und *Zwangshaltungen*, die über Stunden eingenommen werden und über zunächst *funktionelle Beweglichkeitseinschränkungen*[21] in zeitlicher Folge zu *strukturellen Verkürzungen der Muskulatur*[22] führen.

Unter Berücksichtigung der vorher dargestellten Mechanismen stellt sich unweigerlich die Frage, welche Maßnahmen ergriffen werden müssen, um *strukturelle Verkürzungen* zu vermeiden bzw. wieder umzukehren.

19 Innervierte Muskulatur: Muskulatur, die durch intakte Nervenbahnen versorgt ist.

20 Denervierte Muskulatur: Muskeln, die durch einen operativen Eingriff von ihren versorgenden Nervenbahnen getrennt wurden.

21 Funktionelle Beweglichkeitseinschränkung: Die Anzahl der in Serie geschalteten Sarkomere ist nicht reduziert. Der Muskel ist in seiner Länge zwischen Ursprung und Ansatz durch erhöhte Aktivierung der Alpha- und Gamma-Motoneurone verkürzt. Die Überlappung der Aktin-Myosin-Filamente ist vergrößert, die in Serie geschalteten Sarkomere sind verkürzt.

22 Strukturelle Verkürzung der Muskulatur: Die Anzahl der in Serie geschalteten Sarkomere ist reduziert. Der Muskel ist bei normaler Überlappung der Aktin-Myosin-Filamente bei einer Sarkomerlänge von ca. 2,73 – 2,90 mm in seiner Gesamtlänge von Ursprung zu Ansatz verkürzt.

Williams (1990) führte dazu eine interessante Untersuchung durch. Sie immobilisierte Muskeln von Mäusen in verkürzter Position. Einige der in verkürzter Positionierung immobilisierten Mäuse wurden für 15, 30, 60 und 120 Minuten je Tag gedehnt. Es zeigte sich, dass erst mit einer Dauerdehnung von täglich einer halben Stunde die strukturellen Anpassungen (verkürzte Muskulatur) ausgeglichen werden konnten. Demnach müsste der Mensch täglich mindestens eine halbe Stunde »Dauerdehnen«[23].

Experimentelle Immobilisation

Konsequenzen

Gewohnheitshaltungen werden unbewusst eingenommen, z.B. am Arbeitsplatz. Wenn zur täglichen Alltagshaltung, z.B. am Schreibtisch, auch nachts eine eingerollte *Schlafhaltung* (»Häschenhaltung«) bevorzugt wird, ist die Muskulatur auch nachts über Stunden in einer dem *Muskelursprung* und dem *Muskelansatz* genäherten Position. Es sind also Bedingungen vorhanden, die den Verhältnissen nahe kommen, wie sie bei *experimenteller Immobilisation von Gelenken in verkürzter Muskellänge vorkommen.*

Gewohnheitshaltungen

Muskelursprung und -ansatz

Beispiel – Gewohnheitshaltung im Alltag

Bildschirmarbeiter(innen) sitzen häufig mit Rundrücken (Kyphose) und nach vorne gezogenen, einwärts gedrehten Schultern an ihrem Arbeitsplatz. Durch die sitzende Position sind Ursprung und Ansatz der Bauch- und Hüftbeugemuskeln sowie die Schulter- und Brustmuskulatur über Stunden angenähert. Die Körperhaltung kann durch ungeeignete Arbeitsmöbel verstärkt werden.

Beispiel – Zwangshaltungen im Sport

Radrennfahrer und Triathleten im Leistungssportbereich fahren über Stunden hinweg Rad in einer gebeugten Körperhaltung. Mittlerweile ist belegt, dass die Anforderungen in verschiedenen sportlichen Disziplinen zu typischen Veränderungen der Wirbelsäulenform und damit auch der Muskulatur führen (Dalichau, 2001).

23 Es muss nochmals angemerkt werden, dass der Übertrag von tierexperimentellen Befunden (hier: Mäuse) auf den Menschen nicht erlaubt ist, da der Stoffwechsel und damit die strukturellen Anpassungen der Muskulatur bei Mäusen schneller als beim Menschen ablaufen.

Körperhaltung

Um eine *dauerhafte Längenanpassung der Muskulatur* zu bewirken, muss zuerst das Verhalten im Alltag als auch im Sport überprüft, und – falls notwendig bzw. möglich – verändert werden. Hier hilft kein wenige Sekunden dauerndes Dehnen (auch wenn es unterstützend eingesetzt werden kann), sondern nur eine *Veränderung der primär-ursächlichen Faktoren; die Körperhaltung*[24] muss verändert werden.

Genetische Disposition

Weiterhin kann aus den Tierversuchen – mit aller Vorsicht – geschlossen werden, dass unspezifische Bewegungen[25] im Alltag die Anzahl der Sarkomere insofern beeinflussen, dass die genetisch disponierte Zahl erhalten bleibt bzw. wieder erreicht wird.

4.3.3 Verkürzung und Abschwächung von Muskeln

In der Literatur wird immer wieder von Muskeln gesprochen, die tendenziell eher zur *Abschwächung* oder zur *Verkürzung* neigen. Auch im Alltag von Training und Therapie werden Dehnungen immer wieder mit der Beeinflussung von zur *Verkürzung* und zur *Abschwächung* neigenden Muskulatur begründet (vgl. Abb. 4.9 und Abb. 4.10).

Phänomenale Sichtweise

Diese einfache, *phänomenorientierte Sichtweise*[26] ist von Sportlehrern und Therapeuten begierig aufgenommen worden, da sie Unsicherheiten nimmt, Orientierung gibt und handlungsfähig macht. Bei der Beurteilung von Kraft- und Beweglichkeitswerten sollte jedoch keinesfalls eine voreilige Zuordnung zu *Muskelfasertypen* erfolgen. Viele Einflüsse können zu den gleichen Phänomenen *Abschwächung* (= verminderte Kraftentwicklung) oder *Verkürzung*[27](= verminderte Beweglichkeit) führen.

---

24 Um eine »gute Körperhaltung« einzunehmen, muss der Person verdeutlicht werden, was eine individuell angemessene Körperhaltung ist. An dieser Stelle ist auch pädagogische und didaktische Kompetenz gefragt.

25 Unspezifisches Bewegen impliziert keine gezielten Dehnungen. Auch die Mäuse im Experiment haben nach Abnahme der Gipsschienen nicht gedehnt, die normale Muskellänge hat sich auch ohne Dehnungen wieder entwickelt.

26 Phänomenorientierte Sichtweise: Lehre von den Erscheinungen. Problematisch ist eine rein phänomenologische Sichtweise dann, wenn z.B. von einem beobachtbaren Phänomen, z.B. der Einschränkung der Gelenkbeweglichkeit, auf (scheinbar) zugrunde liegende Ursachen (z.B. Muskelverkürzung durch Verkürzung der tonischen Muskelfasern) geschlossen werden. Dieses Vorgehen entspricht einem »deduktivem Schluss«, bei dem vom Allgemeinen unzulässigerweise auf das Besondere geschlossen wird.

27 Problematisch ist die implizite Gleichsetzung von eingeschränkter Beweglichkeit und strukturell verkürzter Muskulatur. Durch Beweglichkeitstests kann nur die Beweglichkeit gemessen werden – die Muskellänge ist nur dann von Bedeutung, wenn sie die Beweglichkeit tatsächlich einschränkt, was nicht immer gegeben ist.

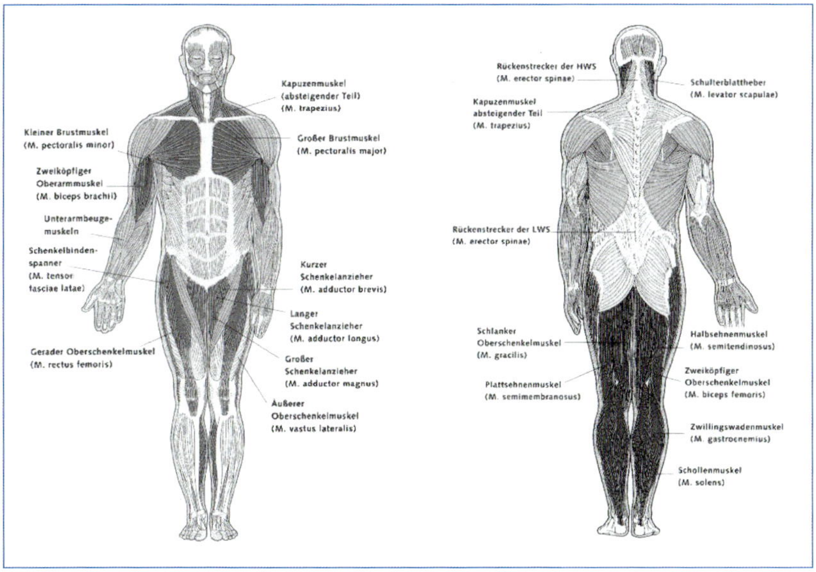

Abb. 4.9: Zur »Verkürzung« neigende, tonische Muskulatur (aus Gehrke, 1999, S. 42 und S. 43).

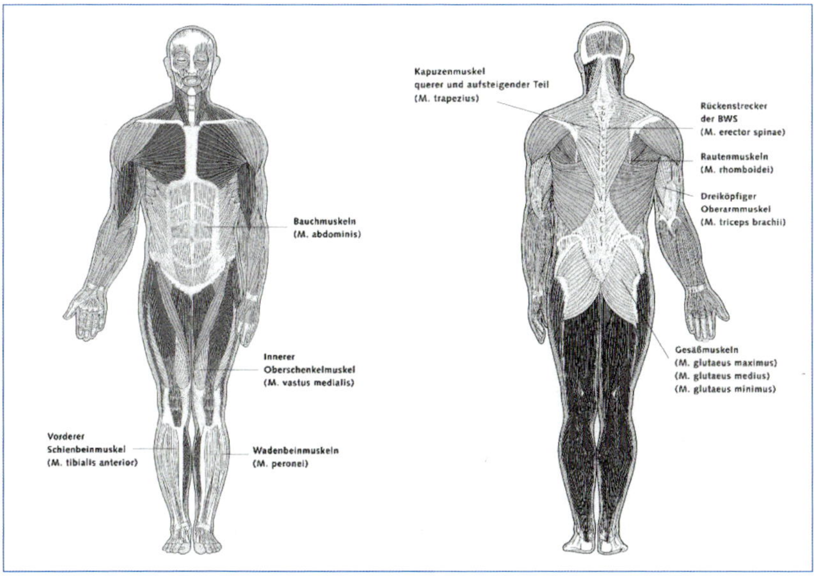

Abb. 4.10: Zur »Abschwächung« neigende, phasische Muskulatur (aus Gehrke, 1999, S. 44 und S. 45).

Muskelfasertypen

Sowohl aus *anatomischer* als auch aus *funktioneller Sicht* gibt es mit dem Schluss aus einer vermeintlichen Faserstruktur auf ein bestimmtes funktionelles Verhalten große Schwierigkeiten. Für keinen Muskel kann eine eindeutige funktionelle Zuordnung in eine überwiegend haltende bzw. bewegende Funktion (»Haltungs- und Bewegungsmuskeln«) geleistet werden, zumal eine Differenzierung der Muskulatur in Halte- und Bewegungsmuskulatur unmöglich ist. Muskelzellen werden entweder überschwellig aktiviert und kontrahieren – oder eben nicht (»Alles-oder-Nichts-Gesetz«).

Tonische, langsam zuckende Muskeln *(ST-Fasern = slow twitch fibres)* werden als Muskeln angesehen, die in erster Linie zur *Verkürzung*[28] neigen. Phasische Muskeln mit einem hohen Anteil an schnell zuckenden Fasern *(FT-Fasern = fast twitch fibres)*, die eher schnellkräftige Eigenschaften haben, sollen verstärkt zur Abschwächung[29] neigen. Schaut man sich jedoch die Charakterisierung der ST- und FT-Fasern aus anatomischer Sicht an, dann fällt auf, dass derartige Aussagen nicht haltbar sind (vgl. Tab. 4.1).

Anatomische und physiologische Aspekte – schnell- und langsam zuckende Muskulatur

Muskelbiopsien

Die Entnahme und gezielte Untersuchung von Muskelgewebe (Muskelbiopsien) zeigt, dass so genannte *tonische Muskeln*, die eher eine Tendenz zur »Verkürzung« haben sollen, über einen hohen Anteil an *schnell zuckenden Muskelfasern (FT)* verfügen und so genannte *phasische Muskeln*, die zur Abschwächung neigen sollen, über einen hohen Anteil an *langsam zuckenden Fasern (ST)*.

Muskelfaserverteilung

Offensichtlich gibt es durch genetische Anlage und durch spezifische Trainingsmaßnahmen bedingt große Varianzen der Faserverteilungen. Ein weiterer Faktor ist die Entnahmestelle der Muskelprobe. Johnson (1973) untersuchte die Faserzusammensetzung verschiedener Muskeln. Gerade der M. rectus femoris, der als zweigelenkiger Kniestrecker und Hüftbeuger in der Praxis als zur *Verkürzung neigend* beschrieben wird, hat einen sehr hohen Anteil an schnell zuckenden Fasern (FT).

Verkürzung und Abschwächung

Der besonders nach Knieverletzungen zur Abschwächung neigende *M. vastus medialis* hat eher einen höheren Anteil an langsam zuckenden Fasern und müsste daher eher zur Verkürzung als zur Abschwächung neigen (ST, vgl. Tab. 4.1).

28 Verkürzung der Muskulatur: Als Verkürzung der Muskulatur wird eine Abnahme der in Serie geschalteten Sarkomere bezeichnet.

29 Abschwächung: Eine Abschwächung der Muskulatur ist dann gegeben, wenn die Muskulatur im Rahmen von Maximalkrafttestungen geringere Kraftwerte produziert.

An dieser Stelle wird deutlich, dass in der Praxis immer wiederkehrende Phänomene existieren, und dass offensichtlich einige Muskeln typischerweise eher dazu tendieren, Bewegungen durch funktionelle oder strukturelle Anpassungen zu begrenzen und andere Muskeln dazu neigen, eher abzuschwächen. Die Beobachtungen der Praxis können jedoch nicht auf die Muskelfaserzusammensetzung zurückgeführt werden, sondern es muss andere Ursachen für die genannten Phänomene geben.

	Durchschnitt % ST Fasern	**Durchschnitt % FT Fasern**
M. rectus femoris Äußerer Anteil – oberflächliche Entnahmestelle	29,5 %	70,5 %
M. vastus medialis tiefe Entnahmestelle	61,5 %	38,5 %

Tab. 4.1: Anteile an ST-Fasern (ST = Slow twitch, langsam zuckende, tonische Muskelfasern) und FT-Fasern (FT = Fast twitch, schnellzuckende, phasische Muskelfasern) in ausgewählten Muskeln mit verschiedener Lokalisation der Entnahmestelle. Die Werte wurden an sechs Leichen erhoben (Johnson et al., 1973, S. 116).

Funktionelle Aspekte – Abschwächung und Verkürzung von Muskeln

Auch aus funktioneller Sicht zeigen sich Widersprüche, die eine vereinfachende Zuordnung von Muskeln in *abschwächende und verkürzende Muskeln* verbieten.

Bauchmuskulatur

Beispielsweise werden die Bauchmuskeln in der Literatur als zur Abschwächung neigend beschrieben. Diese Muskelgruppe ist bei ca. 25 % der Menschen, bei denen das Kräftelot des Oberkörpers (in der sagittalen Ebene) hinter dem Becken liegt, jedoch eine *die Körperhaltung unterstützende Muskelgruppe.*

Bei älteren Menschen kann man immer wieder »Verkürzungen« der Bauchmuskulatur erkennen. Besonders betroffen sind Menschen mit *kyphosierenden Wirbelsäulenerkrankungen*[30], die durch die Erkrankung und die damit verbundene Veränderung der Haltung den Ursprung und Ansatz der Muskulatur dauerhaft annähern.

Bei Sportlern, die unter Rückenbeschwerden leiden, können je nach Ursache der Beschwerden nicht nur muskuläre Verspannungen entstehen; in vielen Fällen werden auch abgeschwächte Bauch- oder Rückenmuskeln gemessen.

---

30 Kyphose: »rückenwärts« gerichtete Krümmung der Wirbelsäule (»Buckel«). Ursache können Rachitis, Osteoporose, Scheuermann-Krankheit und angeborene Fehlbildungen sein.

Hüftbeugemuskulatur

Als weiteres Beispiel für die Haltlosigkeit der – zu einfachen – Annahmen sei an dieser Stelle der zweigelenkige Hüftbeuger und Kniegelenkstrecker genannt (M. rectus femoris). Den Trainern und Therapeuten ist aus der Praxis die (phänomologische) Tendenz der Hüftbeuger zur »*Verkürzung*« bekannt. Die *Faserzusammensetzung* des an der Hüftbeugung beteiligten M. rectus femoris zeigt jedoch, dass er einer der *schnellkräftigsten Muskeln* des Menschen mit hohem FT-Anteil ist. Ganz im Gegensatz zu den Erfahrungen im Alltag müsste er tendenziell eher abschwächen als verkürzen.

An diesen wenigen Beispielen wird deutlich, dass vielen Aussagen zum »gesetzhaften Auftreten« von »muskulären Verkürzungen« häufig etwas Sagenhaftes, jedoch nicht immer konkret Nachvollziehbares anhaftet. Der vorherrschende Fasertyp eines Muskels eignet sich nicht zur Erklärung der in der sportlichen und therapeutischen Praxis beobachteten Phänomene.

Praktische Empfehlungen

Dehnen und Kräftigen

In der Praxis besteht die Empfehlung, tonische Muskeln zu dehnen und phasische Muskeln zu kräftigen. Auch die Haltung mit vorgebeugtem Becken soll mit einem einfachen Kräftigungs- und Dehnungsprogramm verbessert werden (vgl. Abb. 4.11). Obwohl sich diese Ansichten seit Anfang der 80er Jahre in der Praxis etabliert haben (Spring, 1981; Knebel, 1985), ist zu bemerken, dass selbst die Protagonisten einer solchen Vorgehensweise keine eigenen Untersuchungen zu dieser Thematik durchgeführt haben, und die Auffassungen nur auf persönlichen Überzeugungen fußen, die meist vehement vertreten werden.

Die wenigen Untersuchungen, die sich mit dieser Thematik befassen, kommen zu uneinheitlichen Befunden. Sicher ist, dass z.B. die Beckenkippung, die immer wieder mit Rückenschmerzen in Verbindung gebracht wird, keinen nachweisbaren Einfluss auf Rückenschmerzen hat.

Psychische Dispositionen

Wenn Veränderungen der Haltung vorliegen, dann sind die Ursachen vielschichtig. So können neben genetischen Einflüssen auch individuelle, psychische Dispositionen Einfluss aufdie Körperhaltung haben. Schon in der Umgangssprache wird dieser Aspekt deutlich (»Lass den Kopf nicht hängen«, »Nackenschlag«, »Liegt was im Magen«, »Steifer Typ«, etc.).

Einflussfaktoren

Weitere Ursachen für Veränderungen der Muskelfunktionen können Verletzungen, lokale und systemische Erkrankungen (z.B. Rheuma) sein (vgl. Kap. 12).

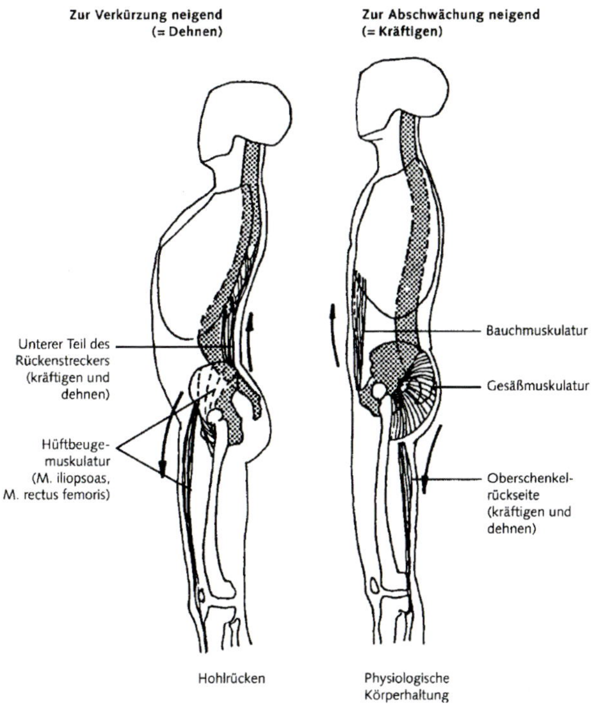

Abb. 4.11: Veränderte Wirbelsäulen-Becken-Statik infolge "muskulärer Dysbalancen" und einfache Handlungsanweisungen, die empirisch nicht haltbar sind (nach Knebel, 1987, aus Boeck-Behrens & Buskies, 2000, S. 14).

4.3.4 Krafttraining und Muskelverkürzung

Einerseits argumentieren Therapeuten, Trainer und Sportler häufig, dass Krafttraining die Muskulatur verkürze, andererseits zeigen Beobachtungen und Messungen kraftorientierter Sportarten, dass man problemlos gleichzeitig sowohl über eine *hohe Beweglichkeit* als auch über *hohe Kraftleistungen* verfügen kann.

Gewichtheber und Turner

Sowohl *Gewichtheber* als auch *Turner* sind aufgrund der Anforderungen im Training und Wettkampf sehr beweglich. Der Grund für die ausgeprägte Beweglichkeit liegt in den speziellen Trainingsabläufen. In beiden Sportarten werden in extremen Gelenkwinkeln hohe Kraftleistungen gefordert.

Bodybuilding und Muskelmasse

Wissenschaftliche Untersuchungen können nicht bestätigen, dass Krafttraining die Beweglichkeit einschränkt. Denkbar sind nur Einschränkungen, die aufgrund hoher Muskelmasse zur mechanischer Hemmung führen (Barlow et al., 2002). Bei Bodybuildern ist des Öfteren die Innenrotation am Schultergelenk eingeschränkt. Die Ursachen hierfür werden kontrovers diskutiert, vielfach kommt es durch einseitige Trainingsbelastungen zu Schädigungen (Übersichten in Alter, 2004; Engelhardt, 2006).

Im Normalfall trifft das Gegenteil zu: Gezieltes Krafttraining, über die gesamte *Bewegungsreichweite* der Gelenke durchgeführt, führt zu einer verbesserten Beweglichkeit (Übersicht in Prentice, 2001).

Erstaunlich ist, dass sich in der Praxis schon so lange die Auffassung hält, dass Krafttraining die Beweglichkeit einschränke. Schon in den 50er und 60er Jahren haben Untersucher nachweisen können, dass Krafttraining die Beweglichkeit nicht einschränkt – im Gegenteil – sogar erhöht. Das trifft nicht nur auf jüngere Sportler zu. Fatouros et al. (2002) konnten nachweisen, dass Krafttraining bei älteren Personen (65 – 78 Jahre) nicht nur zu Kraft- sondern auch zu bedeutsamen Beweglichkeitsgewinnen führt. Auch neuere Untersuchungen zeigen durchgängig den positiven Einfluss von Krafttraining auf die Beweglichkeit (Übersicht in Alter, 2004).

Einfluss von Krafttraining auf die Gelenksamplitude

Ein weiteres Argument für die positive Wirkung von Krafttraining auf die *Vergrößerung der Gelenksamplitude* ist die Tatsache, dass gerade die Dehnmethoden, die mit aktiver Muskelkraft arbeiten (z.B. PNF-Methoden), zur Verbesserung der *Bewegungsreichweite* besonders geeignet sind (vgl. Kap. 15.5).

Untersuchungen zeigen, dass Dehnen, das zusätzlich zu einem 13-wöchigen isometrischen Krafttraining durchgeführt wurde, auf die *viskoelastischen Eigenschaften der Muskulatur* keinen Einfluss hat – weder auf die Kraft- noch auf die Beweglichkeitswerte (Klinge et al., 1997).

Kombinationstraining

Im Gegenteil: Künnenmeyer & Schmidtbleicher (1997) zeigten, dass Sportler, die neben einem statischen Dehntraining parallel ein Krafttraining durchführten, die Beweglichkeit am besten entwickelten. Sie führen die verbesserten Beweglichkeitswerte in Kombination mit Krafttraining auf den Umstand zurück, dass Krafttraining eine höhere Umbaurate der Muskulatur (Proteinsynthese) bewirkt und somit nicht nur die Kraft, sondern auch die Beweglichkeit verbessert. Als Konsequenz der Untersuchung scheint es demnach sinnvoll, z. B. im Fitnessbereich das Kraft- und Beweglichkeitstraining zu kombinieren.

Umbaurate der Muskulatur

Vorläufig kann daher festgehalten werden, dass
- Krafttraining keinen negativen, sondern eher einen positiven Einfluss auf die Entwicklung der Beweglichkeit hat
- Dehnen – parallel zum Krafttraining durchgeführt – die Bewegungsreichweite stärker als Dehnungen ohne begleitendes Krafttraining erweitert

Dehnungswiderstand

Dehnungswiderstand

Ein weiterer bedeutsamer Aspekt nach kurz-, mittel- und langfristigen Dehnungen ist die Entwicklung des Dehnungswiderstandes[31]. Eine weitere Frage ist die Frage nach den mittel- und langfristigen Veränderungen des maximalen Dehnungswiderstandes. Durch *kurzfristig wiederholte Dehnungen* erhöht sich der *Dehnungswiderstand* dadurch, dass die dehnenden Personen eine *höhere* Dehnungsspannung tolerieren (vgl. Kap. 14.3.1). Durch *mittel- und langfristige Dehnungen* kommt es – neben der Erhöhung der subjektiven Dehnungstoleranz[32] – zur typischen Anpassung biologischer Gewebe auf chronische Zugspannungen. Durch wiederholtes, über Wochen und Monate durchgeführtes Dehnen wird das (Binde-)Gewebe kräftiger und damit steifer (erhöhte Stiffness) und der Dehnungswiderstand wird höher (Jäger et al., 2003).

Methodisch falsch durchgeführtes Krafttraining

Krafttrainingsmethodik

Es stellt sich die Frage, woher die Vorurteile gegenüber einem Krafttraining kommen. Es soll nicht verschwiegen werden, dass es auch plausible Gründe dafür gibt, dass Krafttraining problematisch sein kann. Krafttraining kann zu *Einschränkungen der Beweglichkeit* führen. Die Hauptursache für Beweglichkeitseinschränkungen ist jedoch ein *methodisch falsch durchgeführtes Krafttraining*.

An Krafttraining passt sich die stoffwechselaktive Muskulatur innerhalb von Tagen und Wochen durch Erhöhung der *Proteinbiosynthese*[33] an.

31 Dehnungswiderstand: Die maximale mechanische Spannung, die der Dehnung entgegenwirkt.

32 Dehnungstoleranz: Die maximale mechanische Spannung, die von dehnenden Personen subjektiv toleriert wird. Die Dehnungsgrenze ist daher eine psychologische Konstruktion und abhängig von subjektiver Schmerztoleranz.

33 Proteinbiosynthese: Aufbau von Proteinen, die in Muskel- und anderen Geweben vorkommen.

Sehnen und Sehnen-Knochen-übergänge

Die Kräfte übertragenden Strukturen (Sehnen) und die typischen Schwachstellen wie Muskel-Sehnenübergänge und Sehnen-Knochenübergänge benötigen aufgrund ihres langsameren Stoffwechsels jedoch Monate bis Jahre, um sich an Krafttrainingsreize strukturell anzupassen (Jozsa & Kannus, 1997).

Umfangs- und Intensitätssteigerung

Wird der Umfang und die Intensität von Krafttraining zu schnell gesteigert, wird einseitig und nicht abwechslungsreich trainiert oder werden Mittel zur unphysiologisch schnellen Steigerung der Muskelkraft genommen (Doping), kommt es zu typischen Fehl- und Überlastungsreaktionen an den Übergängen zwischen Kräfte übertragenden Sehnen und Knochen sowie zwischen Sehnen und Muskeln.

Muskelkater

Bei zu schneller Steigerung des Krafttrainings kann es kurzfristig zu *Muskelkater* kommen. Die Muskelspindelaktivität ist erhöht. Die Muskulatur fühlt sich steif und schmerzhaft an.

Laktat

Ständig wiederholtes Anhäufen von Laktat in der Muskulatur begünstigt die Bildung von *Myogelosen* und *Muskelhartspann*; es kann durch eine Erhöhung der Alpha- und Gamma-Motoneuronaktivität zu *funktionellenVerkürzungen* kommen.

Muskelhartspan und Myogelosen

Zu den funktionellen Veränderungen ist die *verstärkte Aktivierung der beugenden, innenrotierenden und adduzierenden Muskulatur* der Gelenke zu zählen (z.B. Arm- und Beinbizeps, Schulter- und Brustmuskulatur, Hüftbeugemuskulatur). Aus biomechanischer Sicht werden durch das Einnehmen einer mittleren Gelenkwinkelstellung das betroffene Gelenk, *die Muskeln und die Kräfte übertragenden Strukturen entlastet.*

Fehl- und Überbelastungen

Bei dauerhafter *Fehl- und Überbelastung* können die Kräfte übertragenden Muskel-Sehnenübergänge und die Sehnen-Knochenübergänge mit *Entzündung* und *Schmerz* reagieren; es kommt zu *funktionellen Anpassungen* und *zu strukturellen Veränderungen* der Muskulatur, der *Muskel-Sehnenübergänge* und der *Sehnen-Knochenübergänge*. Das Problem liegt demnach nicht in der Anwendung von Krafttraining, sondern entsteht dann, wenn Krafttraining falsch durchgeführt wird und keine Rücksicht auf den aktuellen Zustand des Trainierenden nimmt.

Beispiel: Bodybuilding im Anfängerbereich

Ein Sportler nimmt ein Bodybuildingtraining auf. Aus kosmetischen Gründen werden bevorzugt die Brustmuskulatur und der Bizeps am Oberarm gekräftigt. Um sein Trainingsziel zu erreichen, führt der Sportler von Beginn an einseitige Bewegungen mit hoher Last durch. Nach wenigen Wochen sind sowohl die Muskeln sowie die Sehnen-Muskelübergänge überlastet. Aufgrund der Überlastung, die subjektiv nicht zwangsläufig als Schmerz wahrgenommen werden muss, nimmt der Sportler eine funktionell verkürzte Position ein. Der Arm wird im Ellbogengelenk leicht gebeugt, die Schultern nach vorne gezogen und leicht nach innen rotiert, um Ursprung und Ansatz der Muskulatur zu nähern und dadurch die Spannung zu reduzieren. Dauert diese Fehlhaltung längere Zeit (Wochen und Monate) an, kann aus der funktionellen Fehlhaltung eine dauerhafte, strukturell bedingte Beweglichkeitseinschränkung resultieren.

Beispiel: Rehabilitatives Training nach einer Knieoperation

Nach Knietrauma und operativer Versorgung soll die das Kniegelenk streckende Muskulatur auftrainiert werden. Dies geschieht im therapeutischen Bereich durch Übungen in Rückenlage und im Stand, z.B. unter Einsatz eines Seilzuges. Das Bewegungsmuster wird dreidimensional gewählt und soll alltägliche Bewegungen simulieren. Durch die forcierten Übungen mit vielfach wiederholten Hüftbeugungen gegen Widerstand (z.B. PNF-Übungen[34]) wirken bisher ungewohnte Belastungen auf die Hüftbeuge- und Adduktorenmuskulatur. Die Erfahrungen zeigen, dass es während rehabilitativer Phasen nach Knieverletzungen vielfach zu entzündlichen und schmerzhaften Überlastungsreaktionen im Hüftbeuger- und Hüftanzieherbereich kommt. Als physiologische Reaktion beugt der Patient die Hüfte leicht und zieht das Bein zum Körper heran.

Merke

Methodisch richtig durchgeführtes Krafttraining unter Berücksichtigung trainingswissenschaftlicher Prinzipien führt zu keiner Verkürzung der Muskulatur.

34 PNF: Abkürzung für propriozeptive neuromuskuläre Fazilitation. PNF ist eine physiotherapeutische Technik, die auf Erkenntnissen der Neurophysiologie beruht.

Missverhältnis Belastung – Belastbarkeit

Bei der Entwicklung von *funktionellen Beweglichkeitseinschränkungen* liegt meist ein *Missverhältnis zwischen individueller Belastbarkeit und der Trainingsbelastung* vor. Meist werden Intensitäten und Umfänge zu schnell gesteigert. Unter dieser Perspektive sind für Einschränkungen der Beweglichkeit nicht das Krafttraining verantwortlich, sondern der das Training planende und überwachende Trainer, Therapeut oder Sportler.

Kontraktionsrückstand durch Krafttraining

In Verbindung mit Dehnungen wird in Trainer-, Sportler- und Therapeutenkreisen immer wieder auf Verkürzungen der Muskulatur durch *Kontraktionsrückstände* verwiesen.

Verkürzungsrückstand

Es wird angenommen, dass die Muskulatur nach vorangegangenen Kontraktionen (z.B. durch Krafttraining) nicht mehr in ihre Ausgangslänge zurückkehrt; *Kontraktionsrückstände* sollen für Muskelverkürzungen verantwortlich sein. Aufgrund dieser Annahmen werden prophylaktische Dehnungen empfohlen (Knebel, 1985). Solche Überlegungen werden auf Tierexperimente (in vitro) von Ramsey & Street (1940) und von Banus & Zetlin (1938) gestützt. Dordel (1975) führte diese Annahmen in den sportwissenschaftlichen Bereich ein. Leider hat er übersehen, dass Banus & Zetlin (1938) ebenso wie Ramsey & Street (1940) zu einem späteren Zeitpunkt ihre Ergebnisse aufgrund methodischer Probleme *widerriefen*. Mit anderen Worten: *Es gibt nach vorangegangenen Muskelkontraktionen keinen Verkürzungsrückstand.*

4.3.5 Funktionelle und strukturelle Beweglichkeitseinschränkungen bei Patienten

Schmerz, Entzündung und Muskelfunktion

In der Medizin ist es eine alltägliche Erfahrung, dass um ein entzündlich verändertes, schmerzhaftes Gelenk Muskeln verstärkt anspannen und andere Muskeln abschwächen. Bei *Erkrankungen der Hüftgelenke* sind meist die *Hüftbeugemuskeln*, die *Außenrotatoren* und die *Adduktoren* schwer dehnbar, da ansonsten Schmerzen ausgelöst werden. Man sollte in solchen Fällen von einer *funktionellen Einschränkungen der Beweglichkeit*[35] sprechen.

35 Vielfach werden funktionelle Einschränkungen der Beweglichkeit auch als reflektorische Einschränkungen der Beweglichkeit bezeichnet (Berg, v.d. 2001, S. 17).

Funktionelle Einschränkungen der Beweglichkeit sind vielfach mit *strukturellen Einschränkungen der Beweglichkeit*[36] kombiniert oder führen, wenn sie über lange Zeiträume bestehen (Wochen, Monate oder Jahre), zur *strukturell verfestigten Beweglichkeitseinschränkung* (vgl. Beispiel).

Beispiel: Künstliches Hüftgelenk

Wenn bei älteren Patienten ein künstliches Hüftgelenk eingesetzt wird, sind bei erfolgreicher Operation immer zwei Aspekte augenfällig:

1. Meist kommt es sofort nach der Operation zur spontanen Schmerzbefreiung (-linderung)
2. Innerhalb weniger Tage nach der Operation kommt es zu einer deutlichen Verbesserung der Beweglichkeit

Durch die Abnutzung des Hüftgelenkes (Arthrose) und die begleitende Entzündung des Hüftgelenkes hat die Beweglichkeit über Jahre hinweg abgenommen. Das zu ersetzende Hüftgelenk ist präoperativ eingeschliffen; die Kapsel-Bandstrukturen um das Gelenk sind durch die Arthrose entzündlich verändert, verdickt und verkürzt. Sie werden während der Operation zum Teil entfernt.

Die Gelenkflüssigkeit ist in ihrer Zusammensetzung entzündlich verändert. Die chemischen Informationen werden durch die freien Nervenendigungen aufgenommen und wirken auf die das Gelenk umgebende Muskulatur im Sinne einer reflektorischen Verspannung (vgl. Kap. 6). Es kommt zunächst zur funktionellen, später zur strukturellen Einschränkung der Beweglichkeit.

Wir konnten zeigen, dass mit Einsetzen einer Hüftprothese innerhalb kurzer Zeiträume (10 Tage) eine hoch signifikante Verbesserung der Hüftgelenksbeweglichkeit erreicht wird. Die Beweglichkeit der operierten Hüfte übersteigt beim älteren Menschen schon nach wenigen Tagen die Beweglichkeit der nicht geschädigten Hüfte (vgl. Tab. 4.2).

36 Strukturelle Bewegungseinschränkungen: Umformungen des Bindegewebes, die strukturell fassbar sind und mechanisch die Beweglichkeit einschränken, z.B. durch die individuelle Anatomie, durch die Bildung von Cross-Links im Bindegewebe (vgl. Cross-Links) oder den entzündlichen Umbau von Gelenken und funktional verbundene Strukturen (Kapseln; Bänder).

Hüftflexion [°]				
	d.	**n. d.**		
Kontrollgruppe				
MW	136,0	136,2		
sd	9,0	9,1		
p	n.s.			
	Präoperativ		**Postoperativ**	
	op.	**n. op.**	**op.**	**n. op.**
Zementierte Gruppe				
MW	87,9	115,0	109,1	112,6
sd	19,0	14,4	12,7	12,5
p	< 0,01		n.s.	
Nicht zementierte Gruppe				
MW	91,5	118,5	111,5	121,5
sd	22,2	15,3	9,7	12,3
p	< 0,01		< 0,05	

Tab. 4.2: Beugefähigkeit im Hüftgelenk (Hüftgelenkflexion) vor und sieben Tage nach der Operation von Patienten, die ein künstliches Hüftgelenk erhalten haben. Einer Gruppe wurden die Prothesen mittels Zement fixiert, einer weiteren Gruppe wurde die Prothese ohne Zement fixiert (d=dominantes Bein; n.d.= nicht dominantes Bein; op.= operiertes Bein; n.op.= nicht operiertes Bein; MW= Mittelwert; p = Signifikanz; sd = Standartabweichung (Starker, Freiwald & Fröhling 2000, S. 75).

Es ist unwahrscheinlich, dass die vor der Operation messbare Einschränkung der Beweglichkeit ausschließlich auf eine strukturelle Verkürzung der Muskulatur zurückzuführen war, denn die Muskulatur bleibt von diesem Eingriff (weitgehend) unberührt. Im Gegenteil: durch die Operation erfolgt eine Verlängerung zwischen Ursprung und Ansatz der Muskulatur um ca. 1 cm. Durch diese Verlängerung der Muskulatur müsste die Beweglichkeit zusätzlich eingeschränkt sein. Wenn die Muskulatur vor der Operation tatsächlich strukturell verkürzt gewesen wäre, dann ist es unmöglich, dass sich ihre Dehnfähigkeit nach nur sieben Tagen entscheidend verbessert hat und neue Sarkomere angelagert werden. Für die verbesserte Beweglichkeit spielen offensichtlich das entfernte, entzündlich veränderte Kapsel-Bandgewebe und andere funktionelle Faktoren wie z.B. die *Schmerzbefreiung* eine weit größere Rolle als eine *strukturelle Verkürzung der Muskulatur* (vgl. Kap. 6.5.1).

4.4 Zusammenfassung und Konsequenzen

Zusammenfassung

- Krafttraining macht die Muskulatur nicht kurz.
- Krafttraining mit einseitiger Beanspruchung und zu schneller Steigerung von Umfang und Intensität kann zur verstärkten Muskelspannung und zu Insertionstendinosen bzw. funktionellen Verkürzungen/Beweglichkeitseinschränkungen führen.
- Übersäuerung der Muskulatur (forciertes Kraftausdauertraining) erhöht kurzzeitig die Muskelspindelaktivität und kann zur (reversiblen) funktionellen Verkürzung der Muskulatur führen.
- Muskeln, die durch Aktivierung schmerzhafte Regionen und Gelenke entlasten, werden verstärkt aktiviert (Hypertonus).
- Muskeln, die bei Aktivierung hoch beanspruchte Regionen belasten und Schmerzen auslösen, werden kurzfristig weniger aktiviert (Hypotonus) und schwächen auf Dauer ab (strukturelle Atrophie).

Konsequenzen

- Krafttraining muss sorgfältig und anhand der individuellen Belastbarkeit geplant werden.
- Das Krafttraining sollte die systematische Variation der Trainingsmittel berücksichtigen (Nutzung verschiedener Geräte; verschiedene Übungen für gleiche Muskelgruppen einsetzen).
- Krafttraining darf in Umfang und insbesondere Intensität nur langsam gesteigert werden.
- Während und nach Krafttraining müssen ausreichende Regenerationszeiten eingeplant werden.
- Einseitige Krafttrainingsbelastungen müssen – insbesondere beim Anfänger – vermieden werden.
- Bei Über- und Fehlbelastungssymptomen muss die Belastung sofort reduziert werden.
- Bei Einschränkungen der Beweglichkeit in Verbindung mit Krafttraining müssen die Ursachen im Einzelfall exakt erhoben werden – meist ist der Umfang und die Intensität des Krafttrainings zu schnell gesteigert worden oder es werden ungeeignete Übungen eingesetzt, die zu Über- und Fehlbelastungen führen.
- Das Krafttraining sollte so geplant werden, dass die Muskulatur nicht ständig übersäuert wird.
- Dehnende und kräftigende Übungen können mit Gewinn kombiniert werden.

5 Dehnen und Bindegewebe

Vorschau

Nachdem Sie das Kapitel 5 gelesen haben, wissen Sie mehr über

- die Unterschiede von plastischer und elastischer Verformung von Muskulatur und Bindegewebe
- den Einfluss von Nerven, Blut- und Lymphgefäßen auf Dehnungen
- den Einfluss von Muskelfaszien auf Dehnungen sowie deren funktionelle Bedeutung
- die Aufgabe der Sehnen bei der Dämpfung der Kraftübertragung und wie sie sich unter Dehnung verformen
- die Beziehungen zwischen Krafteinwirkungen und Verformungen von Bindegewebe, sowohl im physiologischen Dehnungsbereich als auch darüber hinaus
- den Aufbau und die Funktionen von Kapselgewebe
- Kapselgewebe, dass Gelenke umschließt, stabilisiert und die Gelenkbeweglichkeit begrenzen kann
- die ernährende Funktion von Kapselgewebe für den gelenküberziehenden Knorpel
- den Aufbau und Funktion der Gelenkbänder, die Gelenke führen und in vielen Gelenken die Bewegungsausschläge begrenzen
- den Aufbau und die die Funktion des gelenküberziehenden Knorpels, der mechanischen Druck verteilt und über keine Nerven- und Lymphgefäße verfügt
- den gelenküberziehenden Knorpel, der durch ungeeignete Übungen geschädigt werden kann
- die Funktionen des Faserknorpels, der die Bandscheiben bildet und der zu seiner Ernährung auf Bewegung angewiesen ist
- den Einfluss des Alterns auf das Bindegewebe, dass durch Alterung u.a. seinen Wassergehaltund dadurch die mechanischen Eigenschaften ändert
- die Heilungstendenzen von Bindegewebe nach Verletzungen und Schädigungen sowie über den beteiligten Entzündungsstoffwechsel
- die Bildung von Querbrücken im Bindegewebe (»Cross-Links«), die Einfluss auf die Dehnfähigkeit des Gewebes haben
- den positiven wie negativen Einfluss der Ernährung auf das Bindegewebe, besonders in Phasen hoher sportlicher Belastung, bei Schädigungen und nach Verletzungen

Schlüsselwörter

Elastizität; Plastizität; Faszien; myofasziale Spannungen; myofasziale Techniken; Sehnen; Sehnenscheiden; Yield-point; Gelenkkapsel; Bänder; Knorpel; hyaliner Knorpel; faseriger Knorpel; Alter; Fibrozyten; Regeneration; Ernährung; Entzündung; Cross Links

Funktion des Bindegewebes

Bindegewebe hat im menschlichen Organismus die unterschiedlichsten Funktionen. Es verbindet Gewebe, *stützt* und *schützt* durch knöchernes Bindegewebe *innere Organe* und das *Gehirn*, bildet *Zellen*, die in der *Immunabwehr* von großer Bedeutung sind und hat *Ernährungs- und Transportfunktionen*. Im Folgenden sollen jedoch nur die Bindegewebstypen besprochen werden, die für die Thematik des Dehnens von Bedeutung sind. Die *Sehnen, Bänder, Faszien* und *Kapseln* sind Bindegewebe, deren Zusammensetzung und mechanische Eigenschaften von der jeweiligen Funktion abhängig sind. Auf die Bildung und Qualität des Bindegewebes haben viele Faktoren Einfluss, in erster Linie die *genetischen Anlagen*, das *Geschlecht*, das *Alter*, der *Trainings- und Ernährungszustand* sowie weitere Faktoren.

5.1 Dehnen und Bindegewebe des quergestreiften Skelettmuskels

Serielles Bindegewebe

Das *muskuläre Bindegewebe* ist parallel und seriell zur Muskulatur angeordnet (vgl. Abb. 4.1.-4.4). Zum seriellen Bindegewebe gehören die *Muskel-Sehnenübergänge,* die *Sehnen-Knochenübergänge* sowie die *Sehnen*. Das parallel und seriell zum Muskelgewebe angeordnete Bindegewebe verfügt über *elastische*[37] und *plastische*[38] Eigenschaften. Die *Differenzierung zwischen plastischen und elastischen Gewebseigenschaften* ist deshalb notwendig, weil die Begriffe in Bezug auf Dehnungen vielfach falsch verwendet werden.

Paralleles Bindegewebe

Aufgrund neuerer Erkenntnisse müssen – unter mechanischen Gesichtspunkten – zum parallelen Bindegewebe der Muskulatur auch das Nervengewebe sowie die Blut- und Lymphgefäße gezählt werden, da sie unter

37 Ein Material wird dann als elastisch bezeichnet, wenn es nach mechanischer Belastung bei der Entlastung zu keiner Formveränderung kommt; das Material also in seine ursprüngliche Form zurückkehrt.

38 Ein Material wird dann als plastisch bezeichnet, wenn es nach mechanischer Belastung (z.B. Dehnung) nicht mehr oder nicht sofort in den ursprünglichen Formzustand zurückkehrt.

bestimmten Bedingungen zum Dehnungswiderstand beitragen können, was aus der Abb. 4.4 und den Abb. 6.2 – 6.4 deutlich wird.

Muskelhüllen

Jede Muskelfaser wird außen von einer dünnen und sehr dehnfähigen bindegewebigen Schicht, das so genannte *Sarkolemm,* umgeben. Skelettmuskelfasern werden durch *lockeres Bindegewebe (Endomysium)* zu primären und viele Muskelfasern zu sekundären Muskelbündeln zusammengefasst. Alle Bündel zusammen ergeben den eigentlichen Muskel, der durch eine *Muskelfaszie* umgeben ist. Damit die Muskelfasern innerhalb einer Muskelfaszie möglichst reibungslos gleiten können, sind die Muskelfaszien von innen mit lockerem Bindegewebe ausgekleidet (Tittel, 2000).

Bindegewebe und Begrenzung der Beweglichkeit

Für den Praktiker ist es wichtig zu wissen, dass die Bindegewebe, die die Muskulatur umhüllen, *unter normalen Umständen die Beweglichkeit nicht begrenzen.* Ausgenommen davon sind (entzündliche) Erkrankungen des Bindegewebes oder der Muskulatur, die an dieser Stelle nicht thematisiert werden sollen. Von Bedeutung ist ebenfalls, dass durch Dehnungen der Muskulatur auch Nerven und Gefäße komprimiert werden (vgl. Abb. 6.3). So können auch *Dehnschmerzen* entstehen, die durch das Drücken und Ziehen an sensiblen Nerven oder durch Kompression der nervös versorgten Blutgefäße mit *reaktiver Minderdurchblutung* (Ischämie) im Muskel ausgelöst werden (vgl. Kap. 7). Folge der durch Dehnung bedingten *Kompression der Gewebe* können daher *Sauerstoffdefizite* und *Anreicherungen saurer bzw. entzündlicher Stoffwechselprodukte* in Muskulatur, Nerven- und Bindegewebe sein.

5.1.1 Dehnen und Bindegewebsfaszien

Bindegewebsfaszien

Die Funktionen der *Bindegewebsfaszien,* die die Muskelfasern umhüllen bestehen darin, ein strukturiertes *Gerüst für die Muskelfasern, Nerven und Blutgefäße* zu bieten. Es gibt auch Bindegewebsfaszien, die außerhalb der Muskulatur vorkommen (z.B. Fascia lata, vgl. Abb. 5.1).

Tractus iliotibialis

Eine weitere Funktion besteht sowohl in der Kräfteübertragung innerer Kräfte als auch in der Verteilung von Kräften, die von außen einwirken. Die Verstärkungen innerhalb der Fascia lata des Tractus iliotibialis wirkt als Zuggurtung. Durch diese biologische Konstruktion werden die Biegebeanspruchungen des Oberschenkelknochens in der *Frontalebene*[39] herabgesetzt (vgl. Abb. 5.1).

39 Frontalebene: Betrachtungsebene, bei der man von vorne auf den Körper blickt.

Fibrillen durch die GAG abgestoßen. Dieser Mechanismus ist für den Sehnen-Muskel- (distal) und Muskel-Sehnen-Übergang (proximal) ideal. *Kräfte werden weich und schonend auf das Skelettsystem übertragen.* Die Sehne verändert auch nach wiederholter Krafteinwirkung nicht ihre (strukturelle) Länge; es kommt nur kurzfristig und reversibel zu einer funktionellen Längenveränderung.

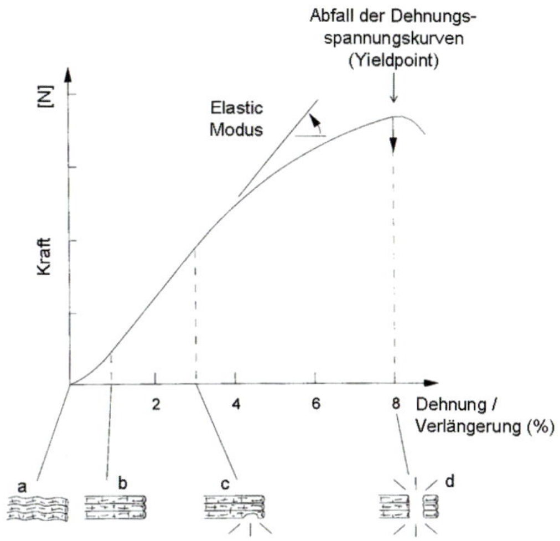

Abb. 5.4: Beziehung zwischen Kraft und Verformung bei Sehnenmaterial; a = Straffen der Kollagenfasern, b-c = Linearer Kraft-Längenbereich, c = erste Einrisse, d = Zeriss der kompletten Sehne (Josza & Kannus, 1997, S. 101).

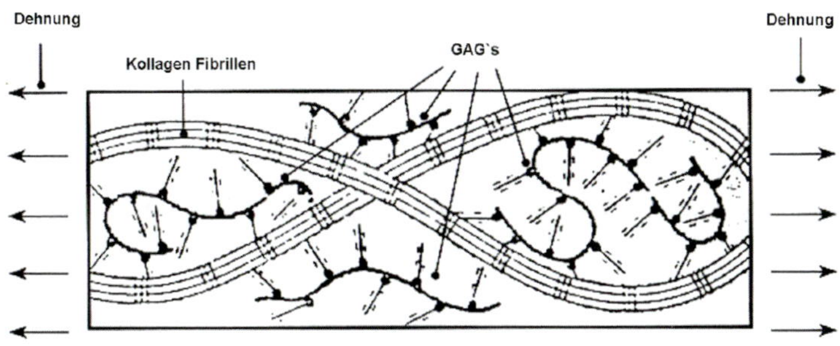

Abb. 5.5: Die Verformung von Sehnengewebe unter Zugbeanspruchung und die Funktion der GAG. Wenn die Sehne gedehnt wird, halten die GAG die kollagenen Fibrillen durch elektrische Abstoßung auf Distanz (vgl. Alter, 1996, S. 44; aus Meyers, Armstrong und Mow, 1984).

Merke

In manchen Publikationen zum Dehnen wird darauf abgehoben, Sehnen zu dehnen. Beim gesunden Menschen ist eine Dehnung der Sehnen – besser: plastische Verformung – durch übliche Dehnungsmaßnahmen nur in geringem Maße möglich.

Wäre es möglich, Sehnengewebe durch konsequente Dehnung für kurze oder längere Zeiträume zu straffen (dauerhafter Verlust der welligen Anordnung der kollagenen Fibrillen) oder gar zu verlängern, würde das Gewebe seine physiologisch Fähigkeiten, hohe Impulsspitzen abzupuffern verlieren. Durch eine plastische Verformung würden auch die für den Dehnungs-Verkürzungs-Zyklus wichtigen elastischen Eigenschaften verloren gehen.

Neben der Tatsache, dass dadurch die Muskel-Sehnen-Knochenübergänge hohen Impulsspitzen ausgesetzt wären, wäre aller Wahrscheinlichkeit nach die neuromuskuläre Kontrolle beeinträchtigt (Koordination). Bei kurzfristigen Veränderungen der Sehnenlänge in der Peripherie durch Dehnen müsste das neuromuskuläre System mit ständig sich verändernden Längen- und Steifigkeitsparametern operieren.

Weiterhin sei erwähnt, dass sich durch übermäßige Dehnungen Verletzungen der Sehnen und entzündliche Prozesse bilden können. Es käme zu veränderten Reizschwellen der Rezeptoren in den Geweben und koordinative Veränderungen wären die Folge.

5.1.3 Dehnen und Kapselgewebe

Gelenkstoffwechsel

Echte Gelenke (Diarthrosen) sind von einer *Kapsel* umgeben. Durch die *Gelenkkapsel* wird das Gelenk abgeschlossen; es entsteht ein Raum, in dem ein relativ *autonomer Gelenkstoffwechsel* ablaufen kann.

Innere und äußere Kapselschicht

Die Gelenkkapsel besteht aus zwei Schichten – einer äußeren *(Stratum fibrosum)* und einer inneren *(Stratum synoviale)*. Die innere Schicht produziert und absorbiert Gelenkflüssigkeit *(Synovia)*, die definierte visköse und elastische Eigenschaften hat.

Die äußere Schicht (Stratum fibrosum) besteht überwiegend aus straffem kollagenen Bindegewebe mit einem geringen Anteil an elastischen Fasern. und erfüllt daher überwiegend mechanische Funktionen. Sie führt und stabilisiert Gelenke. Vielfach sind Kapseln und Bänder ineinander verwoben, wie z.B. am Hüftgelenk.

Kapseln und Bänder übernehmen auch Aufgaben der *Körperhaltung*, besonders im Bereich der Wirbelsäule. Durch Dehnungswiderstände wird die Muskulatur entlastet und *Energie* eingespart.

Kapseln und Funktionen

Kapseln *führen und hemmen gemeinsam mit Bandstrukturen* Gelenkbewegungen. Sie tragen – je nach Lokalisation – zu einem nicht unerheblichen Teil zum Dehnungswiderstand bei, insbesondere in mittleren Gelenkwinkeln (vgl. Tab. 5.1).

Struktur	**Widerstand**
Gelenkkapsel	47 %
Muskulatur (Faszien)	41 %
Sehnen	10 %
Haut	2 %

Tab. 5.1: Beiträge der Weichteile zum Dehnungswiderstand des Metakarpophalangealgelenk (Fingergrundgelenk) in mittleren Gelenkwinkeln beim Menschen (vgl. Johns & Wright 1962).

5.1.4 Dehnen und Bandgewebe

Bänder und Funktionen

Bänder verbinden Knochen und garantieren die Stabilität der Gelenke, indem sie deren *Bewegungen führen und begrenzen*. Die Bänder sind entsprechend ihren funktionellen Anforderungen aufgebaut. So besteht z.B. das vordere Kreuzband im Kniegelenk aus verschiedenen Faserbündeln, die in jeweils unterschiedlichen Kniegelenkspositionen mehr oder weniger gespannt sind.

Führung und Begrenzung von Bewegung

In fast jeder Stellung des Kniegelenkes sind einige Fasern gespannt und übernehmen *Funktionen der Gelenkführung*. Auch die Begrenzung der maximalen Gelenksamplitude wird meist von Bändern übernommen.

Bänder sind ähnlich wie Sehnen aufgebaut. Sie haben jedoch eine weniger eindimensionale Ausrichtung der kollagenen Fasern, da die Richtungen der Zugbelastungen vielfältiger sind.

Unterschiede Sehnen und Bänder

Während Sehnengewebe einen weitgehend identischen Aufbau haben und über weitgehend identische Gewebseigenschaften verfügen, unterscheidet sich das Bandgewebe je nach Lokalisation und Funktion. Bandgewebe ist elastischer als Sehnengewebe. Es gibt z.B. an der Wirbelsäule ganz spezielle Bänder (Lig. flavum; Lig. nuchae), die über eine besonders ausgeprägte Elastizität verfügen. In diesen Bändern ist der *Anteil an elastischem Bindegewebe* besonders hoch.

Bei der Betrachtung der Wirbelsäule im sagittalen Schnitt wird dem Betrachter deutlich, dass die Bänder (und Kapseln) sowie weitere Gelenkbestandteile (u.a. die Zwischenwirbelscheiben) immer in der Gesamtheit betrachtet werden müssen. Dehnungen können daher nicht nur auf muskuläre Dehnungswiderstände zurückgeführt werden (vgl. Abb. 5.6 – 5.9 und Tab. 5.1).

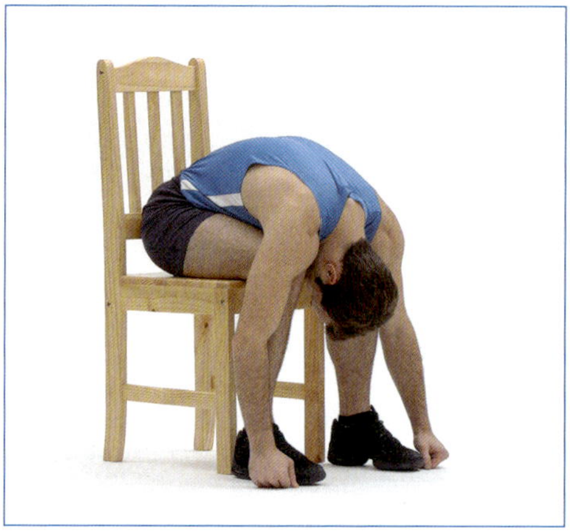

Abb. 5.6: Typische Dehnstellung (»Droschkenkutschersitz«). Mit dieser Stellung sind Muskeln nicht zu dehnen – die Wirbelsäule »hängt« inaktiv in den Kapseln und Bändern, was wir auch durch elektromyographische Messungen zeigen konnten.

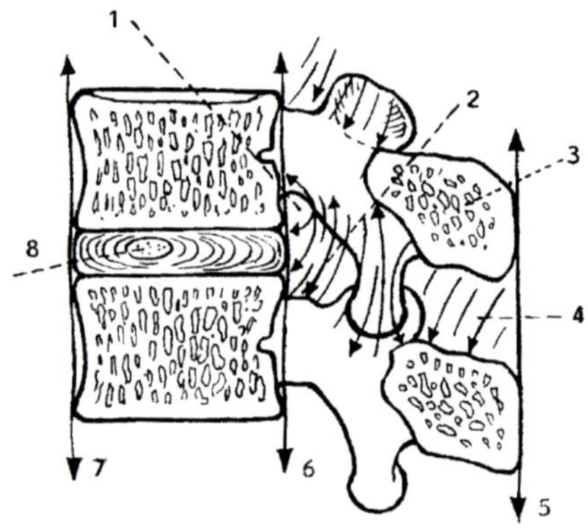

Abb. 5.7: Sagittalschnitt durch zwei Wirbel. Deutlich wird, das sowohl eine Vor-, Rück-, Seitwärtsneigung oder die Rumpfrotation immer von einem An- und Entspannen von Band- und Kapselgewebe begleitet ist und auch knöcherne Voraussetzungen von Bedeutung sind. 1 = Zwischenwirbelloch (Foramen intervertebrale); 2 = Zwischenbogenband (Lig. interarcuale); 3 = Dornfortsatz (Proc. spinosus); 4 = Zwischendornband (Lig. interspinale); 5 = Dornspitzenband; 6 = hinteres Längsband (Lig. longitudinale posterius); 7 = vorderes Längsband (Lig. longitudinale anterius); 8 = gallertartiger Kern der Zwischenwirbelscheibe (Nucleus pulposus disci intervertebralis) (Tittel, 2000, S. 84).

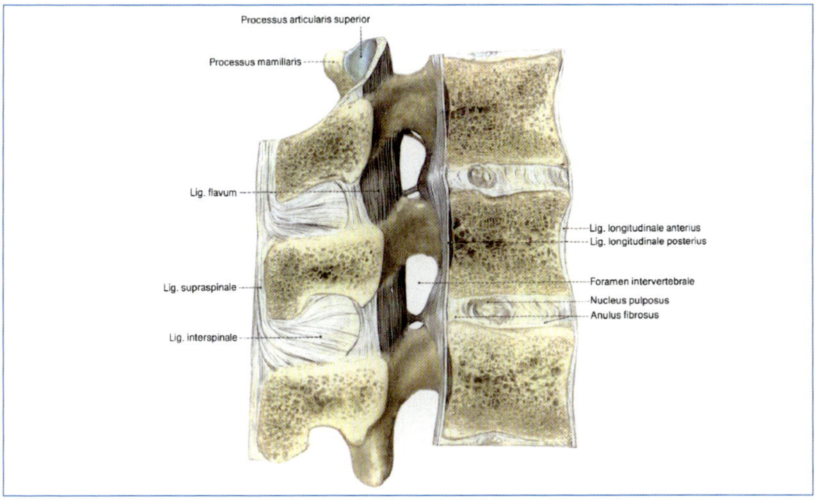

Abb. 5.8: Median-Sagittalschnitt durch die drei oberen Lendenwirbel mit Bandapparat und Zwischenwirbelscheiben. Ansicht der linken Hälfte von medial. Anhand der Abbildung wird deutlich, dass schon geringe Bewegungen der Lendenwirbel zur Zugspannung in Kapseln und Bändern führen (Tillmann & Töndury, 1987, S. 214).

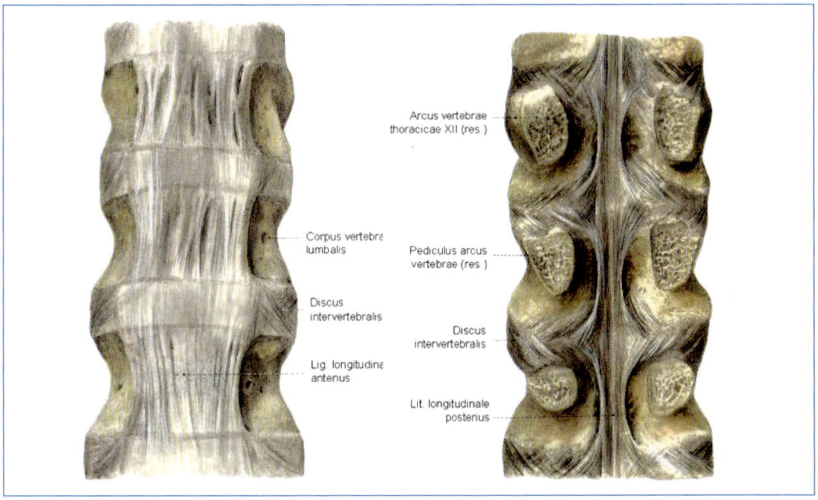

Abb. 5.9: Links: Darstellung des vorderen Längsbandes im Bereich der Lendenwirbelsäule. Rechts: Darstellung des hinteren Längsbandes im Übergangsbereich zwischen Brust- und Lendenwirbelsäule. Auch anhand dieser Abbildung wird deutlich, dass sowohl eine Vor-, Rück-, Seitwärtsneigung oder eine Rumpfrotation immer von einem An- und Entspannen von Band- und Kapselgewebe begleitet ist und ebenso knöcherne Voraussetzungen von Bedeutung sind (Tillmann & Töndury, 1987, S. 210).

Beispiel Hüftgelenk

Auch am Hüftgelenk wird die *wechselnde Abhängigkeit von Muskeln, Bändern und Kapseln* deutlich (vgl. Abb. 5.10).

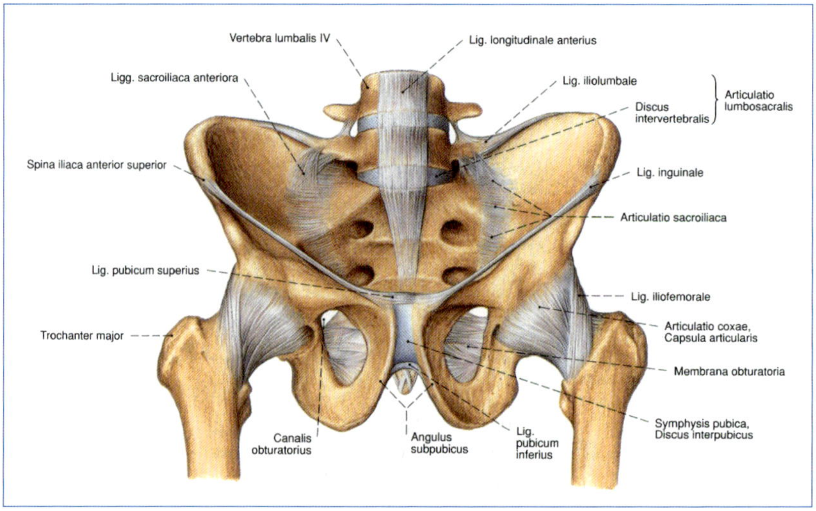

Abb. 5.10: Bedeutung des Kapsel-Band-Apparates bei Dehnungen. So ist z.B. in Abduktion der Beine der obere Anteil des Iliofemoralbands locker, während der untere Anteil gespannt ist. In Außenrotation und Abduktion der Beine sind hingegen alle Kapsel-Band-Strukturen im Hüftgelenk gespannt (Tillmann & Töndury, 1987, S. 210).

Die individuellen, anatomisch-morphologischen Voraussetzungen sind nicht nur für gesunde Personen bedeutsam. Bei Personen mit *degenerativen Hüftgelenkserkrankungen* und *entzündlichen Prozessen (Arthrose)* kommt es zur Veränderung aller am Gelenkaufbau beteiligten Strukturen. Der gelenküberziehende Knorpel verändert sich ebenso wie die Kapseln und Bänder, und damit deren Struktur und Dehnfähigkeit der Bindegewebe. Bei Patienten mit Arthrose sind z.B. die Hüftgelenksbeugung und die Hüftgelenksinnendrehung besonders eingeschränkt.

Dehnungen von Bändern

Im Normalfall, besonders beim gesunden Sportler, *sollten Bänder aufgrund ihrer Funktion nicht gedehnt werden.* Es gibt jedoch Konstellationen, in denen es sinnvoll sein kann, Bänder- und Kapselgewebe zu dehnen. Eine solche Situation besteht bei *Arthrosen* im frühen Stadium. Hier versucht man durch Dehnungen sowohl die Beweglichkeit zu erhalten als auch die Fläche der Innenhaut der Gelenkkapsel, die die Synovialflüssigkeit (»Gelenkschmiere«) produziert. Eine andere Situation ist nach *Verletzungen* und *Operationen* gegeben. Wird in solchen Situationen die ursprüngliche Beweglichkeit nicht wieder hergestellt, kann es zu *dauerhaften Einschränkungen der Gelenksbeweglichkeit* kommen. In solchen Fällen werden neben den üblichen Dehntechniken auch spezielle Dehntechniken aus der therapeutischen Praxis angewendet, die jedoch eine spezielle Ausbildung erfordern.

Exkurs **Soll man Bänder und Kapseln dehnen?**

Da endgradige Bewegungen vielfach von Bändern begrenzt werden, stellt sich die Frage, ob Bänder durch wiederholte Dehnungen verformbarer werden, ob Verformungen von Bändern von Dauer sind und welche Auswirkungen Dehnungen der Bänder auf deren Funktion haben.

Für den Praktiker stellt sich auch die Frage, ob überhaupt Gewebe gedehnt werden soll, dass zur Führung und zur endgradigen Sicherung von Gelenken gedacht ist. Wird das Bandgewebe durch wiederholtes Dehnen gelockert, kommt es gar zu Gelenksinstabilität?

Wenn Bandmaterial gedehnt werden soll, stellt sich ebenfalls die Frage, wie lange gedehnt werden soll und in welchen Positionen?

Die Dehnpositionen müssen in jedem Fall so gewählt werden, dass die Führungs- und Sicherungsfunktionen des Band- und Kapselgewebes der Gelenke nicht negativ verändert werden. Folge der Auslockerung sind erhöhte mechanische Freiheitsgrade, die vom Nerv-Muskelsystem kontrolliert werden müssen. Dies erhöht die Anforderung an das koordinative Vermögen, das gerade gegen Ende sportlicher Trainings- und Wettkampfprozesse durch periphere und/oder zentrale Ermüdungsprozesse nachlässt. Möglicherweise sind mit solchen Überlegungen auch die Beobachtungen zu begründen, das unter Ermüdung – auch Materialermüdung – gegen Wettkampfende eine erhöhte Verletzungsquote auftritt (vgl. Kap. 13.3 und Abb. 13.5 und 13.6).

5.2 Dehnen und Knorpelgewebe

Dehnungen wirken auch auf das Knorpelgewebe. Grundsätzlich werden drei Knorpeltypen unterschieden: Knorpeltypen

1. Hyaliner Knorpel
2. Elastischer Knorpel
3. Faseriger Knorpel

Im Folgenden wird nur auf den hyalinen und den faserigen Knorpel eingegangen.

5.2.1 Hyaliner Knorpel

Wassergehalt

Der bläulich-glasige, *hyaline Knorpel* ist der Überzug der Gelenkflächen. Er ist sehr wasserreich (70–75 % Wassergehalt) und dadurch äußerst *elastisch*.

Blut-, Lymph- und Nervenversorgung

Im Erwachsenenalter ist der die Gelenke überziehende hyaline Knorpel *blut-, lymphgefäß- und nervenlos*. Der Stoffaustausch erfolgt primär über die Diffusion von Nährstoffen aus der *Synovialflüssigkeit* und durch unter dem Knorpel gelegene Areale im Knorpel-Knochenübergang. Um diesen Stoffwechsel zu aktivieren muss sich der Mensch bewegen. Für die Gelenkfunktion ist die Intaktheit des gelenküberziehenden Knorpels von entscheidender Bedeutung, zumal bei Schädigungen des Gelenkknorpels das *Regenerationspotential* beim erwachsenen Menschen nur sehr gering ist.

Regenerationspotential

Schädigungen des Knorpels können sowohl mechanisch wie z.B. durch *Über- und Fehlbelastungen* oder – meist in Kombination mit mechanischer Fehl- und Überbelastung – *chemisch durch die Veränderung der Zusammensetzung der Gelenkflüssigkeit* (z.B. bei Entzündungen) verursacht werden. Dehnungen dürfen daher keinesfalls zu Schädigungen des gelenküberziehenden Knorpels führen. Besondere Gefahren können von Dehnungsübungen ausgehen, die den Gelenkknorpel mechanisch schädigen bzw. die Versorgung des Gelenkknorpels mit Nährstoffen beeinträchtigen (Eckstein, Winzheimer, Hohe, Englmeier, & Reiser, 2001; Gratzke et al., 2002; Tieschky et al., 1997a; Tieschky et al., 1997b).

Fersensitz

Dazu gehören z.B. der Fersensitz oder Übungen, die auf einen schon vorgeschädigten Knorpel wirken (vgl. Kap. 11.4).

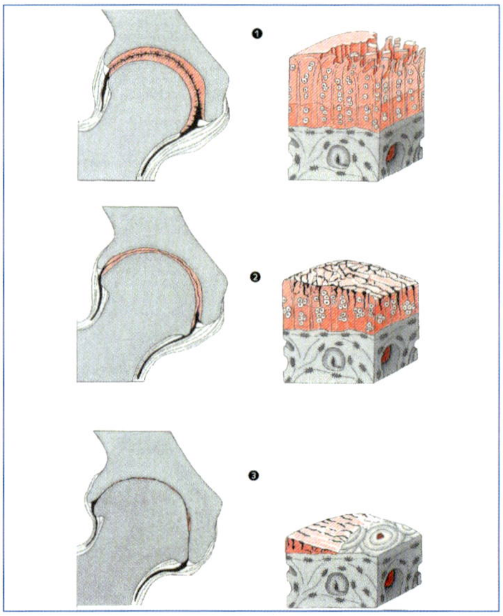

Abb. 5.11: Arthroseentwicklung am Beispiel des Hüftgelenkes. Zunächst fasert die oberflächliche Schicht auf (1). Es folgt die Zunahme des Knorpelabriebs mit Zerstörung der tiefer liegenden Knorpelschichten (2), bevor der Knorpel bis auf den Knochen zerstört ist (3). Die Gelenkkapsel, die Bänder und deren biomechanischen Eigenschaften verändern sich; ebenso die Gelenkkinematik. Als Ursachen für die Arthrose kommen u.a. mechanische Faktoren (Fehlstellungen, Unter- oder Überbelastung), Störungen des Gelenkstoffwechsels oder medikamentöse Einflüsse in Frage (Gehrke, 1999, S. 35).

5.2.2 Faserknorpel

Zugfestigkeit

Faserknorpel ist ein Gemisch von Binde- und Knorpelgewebe. Faserknorpel hat eine *enorme Zugfestigkeit.* Daher findet sich Faserknorpel in den *Zwischenwirbelscheiben (Disci intervertebralis)* und den *Menisken* sowie weiteren Geweben, die bei mechanischen Verformungen unter Spannung geraten. Der Faserknorpel benötigt ebenso wie der gelenküberziehende Knorpel zu seiner *Ernährung* wechselnde *Druck- und Zugbelastungen.*

Druck- und Zugbelastungen

Wie bei allen Knorpelgeweben sind nach Verletzungen des Faserknorpels die *Regenerations- und Reparaturmöglichkeiten* eingeschränkt; eine defekte Bandscheibe regeneriert nicht mehr vollkommen, ebenso wenig wie ein defekter Meniskus im Kniegelenk. Bei allen Übungen ist daher darauf zu achten, dass Dehnübungen den (Faser-)Knorpel nicht schädigen. Übungen, die den Faserknorpel schädigen können, sind im Kap. 11.4 diskutiert.

5.2.3 Bindegewebe und Alterseinflüsse

Wasser-, Kollagen- und Fibrozytengehalt

In fast allen Gesellschaften nimmt der Anteil an älteren Menschen ebenso wie die durchschnittliche Lebenserwartung zu. Mit zunehmendem *Alter*[44] kommt es zur Verringerung des Wassergehalts im Bindegewebe, ebenso nehmen der kollagene Gehalt sowie die Anzahl an Fibrozyten ab. Es kommt zur Abnahme der elastischen Fasern und des Durchmessers des kollagenen Gewebes.

Crosslinks und Steifigkeit

Intra- und intermolekulare *Cross-Links* vermehren und verstärken sich. Folge ist eine altersbedingte erhöhte Steifigkeit *(Stiffness)* des Bindegewebes bei abnehmender Reißfestigkeit. Denkbar, jedoch bisher nicht empirisch nachgewiesen, ist eine positive Beeinflussung dieser Prozesse durch Dehnungen, wie sie schon bei Krafttraining festgestellt wurden.

5.2.4 Bindegewebe und Regeneration

Phasen der Wundheilung

Bei Verletzungen des Bindegewebes kommt es im Rahmen der Wundheilung zur Regeneration[45], die in vier Phasen abläuft (van den Berg, 1999, S. 48):

---

44 Als Grundlage für die Alterseinteilung wird die jeweils aktuelle Klassifikation der Weltgesundheitsorganisation verwendet.

45 Regeneration: (lat. regenerare; von neuem hervorbringen) Heilung, Wiederherstellung, Ersatz. Im Themenzusammenhang wird dieser Begriff in zweifacher Hinsicht verwendet: 1. Regeneration als Heilung; 2. Regeneration als schnelle Wiederherstellung (sportlicher) Leistungsfähigkeit.

1. *Entzündungsphase* (vaskuläre Phase 0–2. Tag; zelluläre Phase 2.–5. Tag)
2. *Proliferationsphase* (5.–21. Tag)
3. *Umbauphase* (Konsolidierungsphase 21.–60. Tag
4. *Organisationsphase* (60.–360. Tag)

Die Heilungsphase von Bindegewebe dauert aufgrund des langsamen Bindegewebsstoffwechsels recht lange. Bei Defekten, z.B. einer Sehnenzerrung, kommt es immer zur Entzündung des Gewebes.

Entzündung und pH-Wert

Die Entzündung geht mit einer Absenkung des *pH-Wertes*[46] einher. Schmerzmediatoren werden freigesetzt (vgl. Kap. 8.1). Die der betroffenen Sehne funktionell zugeordnete Muskulatur wird – ganz unbewusst – verändert angesteuert. Es kann zur *Atrophie der Muskulatur, der Bänder und Sehnen* kommen. Die Dehnfähigkeit der mit der verletzten Sehne verbundenen Muskulatur ist nach Verletzungen, Fehl- und Überbelastungen vielfach eingeschränkt (vgl. Kap. 8).

5.2.5 Bindegewebe und Ernährung

Sowohl der durch Training bedingte Gewebeumbau als auch die bei Verletzungen stattfindende Wundheilung laufen nicht nur am Ort der Trainingseinwirkung bzw. der Verletzung ab. Untersuchungen zeigen, dass sich nach Training, Verletzungen und Operationen der gesamte Stoffwechsel verändert, was auch durch Blutanalysen nachweisbar ist.

Stoffwechsel

Im Rahmen der veränderten Stoffwechsellage muss daher die Ernährung sowohl den Trainingsreizen als auch einer Verletzung (Erkrankung) angepasst werden. Auch die Flüssigkeitsaufnahme ist bei der Heilung nach Verletzungen und bei Anpassungsprozessen an Trainingsreize von hoher Bedeutung. Viel trinken lautet hier die Grundregel, die es zu befolgen gilt.

Heilungsvorgänge

Dehnungen setzen hohe Reize auf das Bindegewebe. Um optimale Anpassungen des Bindegewebes zu garantieren, muss durch die Ernährung alle notwendigen Stoffe zur Verfügung gestellt werden. Mangelernährung – das Fehlen essentiell notwendiger Substanzen – kann zu krankhaften Zuständen führen bzw. die Heilung verzögern oder gar verhindern.

Neuere Untersuchungen zeigen, dass die heutigen Lebensmittel vielfach nicht mehr den Gehalt an Vitaminen, Mineralien und Spurenelementen wie

46 Abkürzung für Potenz und Maß für die Wasserstoffionenkonzentration. Der pH-Wert ist im entzündeten Gewebe erniedrigt.

zu früheren Jahren haben. Gerade in Phasen hoher Trainingsbelastungen oder nach Verletzungen ist jedoch eine qualitativ hochwertige Ernährung notwendig.

Ergänzungsprodukte

Im Hochleistungssport und im klinischen Alltag haben sich nach Bindegewebsverletzungen zur besseren Anpassung an Trainingsreize bzw. zur besseren Heilung zusätzliche Gaben von z.B. Vitamin A, C und E bewährt; auch auf eine ausreichende Zufuhr von *Mineralstoffen und Spurenelementen* wie Zink oder Selen ist zu achten (Neumann, 2007). Trotzdem sollte man nicht unkontrolliert Zusatzstoffe konsumieren. Bei üblichen Belastungen des Alltags genügt eine ausgewogene Ernährung.

5.2.6 Bindegewebe und Cross-Links

Ruhigstellung

Nach Ruhigstellungen (Immobilisationen) und nach Verletzungen kann es zu »*Cross-Links*[47]« (Querverbindungen) innerhalb bindegewebiger Strukturen kommen. Unter Immobilisation kommt es bis zur ca. 40 %igen Abnahme von *Hyaluronsäure*, 30 %iger Abnahme von *Sulfaten* und einem 4,4 %igen Verlust von Wasser. Durch diese Veränderungen im Bindegewebe kommt es zum Unterschreiten einer kritischen räumlichen Distanz zwischen den kollagenen Fasern. Es können sich neu synthetisierte Querverbindungen zwischen den kollagenen Fibrillen bilden, wodurch die Dehnfähigkeit des Bindegewebes negativ beeinflusst wird.

Rehabilitation nach Verletzungen

Ob tatsächlich Cross-Links die endgradige Beweglichkeit einschränken, ist bisher unklar. Durch die molekularen Querverbindungen müsste sich – aus mechanischer Sicht – zunächst der Dehnungswiderstand erhöhen, und weniger zur Einschränkung der maximalen Gelenkreichweite führen. Wichtig – sowohl für den Sportler als auch für Patienten – ist die Kenntnis, dass durch gezielte Bewegungen und durch Dehnungen Querverbindungen (Cross-Links) verhindert werden können; das gilt insbesondere für die Rehabilitationsphasen nach Verletzungen (vgl. Kap. 8.1).

47 Cross-Links: Bildung von Wasserstoffbrücken (H-Brücken) im Bindegewebe. Es wird in schnell reversible, wasserlösliche Cross-Links und in verfestigte, nicht wasserlösliche Cross-Links unterschieden. Wasserlösliche Cross-Links sind durch Bewegung aufzulösen, nicht wasserlösliche Cross-Links erfordern spezielle Maßnahmen, z.B. gezielte Dehnungen.

5.3 Zusammenfassung und Konsequenzen

Zusammenfassung

- Bindegewebe schützt und stützt Gewebe, verbindet sie miteinander und hat Ernährungs- und Transportfunktionen.
- Bei Dehnungen der quergestreiften Skelettmuskulatur wird auch Bindegewebe gedehnt, das parallel (z.B. Muskelhüllen) oder seriell zur Muskulatur (z.B. Sehnengewebe) verläuft.
- Bei Dehnungen der quergestreiften Skelettmuskulatur geraten – in Abhängigkeit von den Dehnungsübungen – auch Blutgefäße und Nerven unter Zugspannung.
- Am Dehnungswiderstand sind neben der Muskulatur weitere Gewebe, wie z.B. Faszien, Kapsel- Bandgewebe und Haut in individuell unterschiedlichem Maße beteiligt.
- Im endgradigen Dehnungsbereich führen Dehnungen zu Kompressionen des Gelenkknorpels und zur Lageverschiebung von Geweben, die am Aufbau der Gelenke beteiligt sind (z.B. Bandscheiben, Menisken).
- Dehnungen führen aufgrund der hohen Spannungen zu typischen biologischen Anpassungen – das Bindegewebe wird dicker und daher erhöht sich der Dehnungswiderstand durch längerfristige Dehnungen.
- Verletztes Bindegewebe heilt entzündlich aus und benötigt aufgrund des langsamen Stoffwechsels längere Zeiten zur Wiederherstellung.
- Bindegewebe ist zur optimalen Anpassung an Trainingsreize – besonders nach Verletzungen – auf eine ausgewogene Ernährung angewiesen.
- Während Ruhigstellungen und bei muskulärer Inaktivität kann es zur Neubildung von Querverbindungen im Bindegewebe kommen (»Crosslinks«), die die Dehnfähigkeit negativ beeinflussen.
- Beim Dehnen nach Verletzungen muss die individuelle Schmerzgrenze beachtet werden.

Konsequenzen

- Bei Dehnungen wird nicht nur die Muskulatur gedehnt, sondern ebenfalls Blutgefäße und Nerven.
- Die Funktionen dieser Gewebe, z.B. die Bluttransportfunktionen oder die Nervenleitfähigkeiten (vgl. Kap. 6) können durch endgradige oder unphysiologische Dehnungen beeinträchtigt sein.
- Dehnungen wirken in der Phase der Wiederherstellung nach Verletzungen im schmerzfreien, submaximalen Dehnungsbereich als positiver, die bindegewebigen Strukturen kräftigender und funktionell ausrichtender Reiz.

Dehnen und Nervensystem

6

Vorschau

Nachdem Sie das Kapitel 6 gelesen haben, werden Sie

- mehr über die Gliederung des zentralen und peripheren Nervensystems wissen
- den Aufbau und die Funktionen von Nerven kennen
- die Veränderungen von Nerven unter Dehnungen und unter Kompression kennen
- den Einfluss von Dehnungen auf die Blutgefäße und die Durchblutung der Muskulatur beurteilen können
- den Einfluss mentaler Einflüsse auf die Aktivierung der zu dehnenden Muskulatur kennen
- die Bedeutung von Rezeptoren für das Dehnungsverhalten der Muskulatur kennen
- über die Bedeutung chemischer Einflüsse im Hinblick auf Rezeptoren und Schwellenwerte informiert sein
- die objektive und subjektive Messung und Wahrnehmung einschätzen können
- die Fortleitung, Verschaltung und Beeinflussbarkeit von Informationen aus der Muskulatur über das Rückenmark und das Zentralnervensystem beurteilen können
- über die Variabilität von Reflexen und ihre Beziehungen zu unterschiedlichen Handlungssituationen Bescheid wissen

Schlüsselwörter

Zentrales Nervensystem; peripheres Nervensystem; somatisches Nervensystem; vegetatives Nervensystem; sympathisches Nervensystem; Afferenzen; Efferenzen; Faszikel; Ischiasnerv; Bandscheibenvorfall; Lasègue-Test; Bragard-Test; Blutgefäße; Durchblutung; Rezeptoren; Kinästhesie; Ruffini-Körper; Vater-Pacini-Körper; Golgi-Organellen; freie Nervenendigungen; Schmerz; Muskelspindel; Entzündungen; Dehnungsschmerz; Kultur; γ-Aktivierung; α-Aktivierung; Viszeral; Behaviorismus; Phylogenese

Zentrales und peripheres Nervensystem

Das Nervensystem wird in das zentrale und periphere Nervensystem gegliedert. Zum *zentralen Nervensystem* gehören die Nervenzentren des Gehirns und des Rückenmarks; zum *peripheren Nervensystem* gehören Nerven, die den Körper durchziehen und als *sensible oder motorische Leitungsbahnen* entweder Impulse von der Peripherie zum ZNS (sensibel) oder vom ZNS in die Peripherie (motorisch) tragen.

Sensible und motorische Leitungsbahnen

Trepel nennt das periphere Nervensystem das »Rezeptions- und Ausführungsorgan des ZNS« (Trepel, 1999, S. 1), wobei die moderne Hirnfoschung diese Unterscheidung nicht mehr vornimmt (vgl. Kandel et al., 2000).

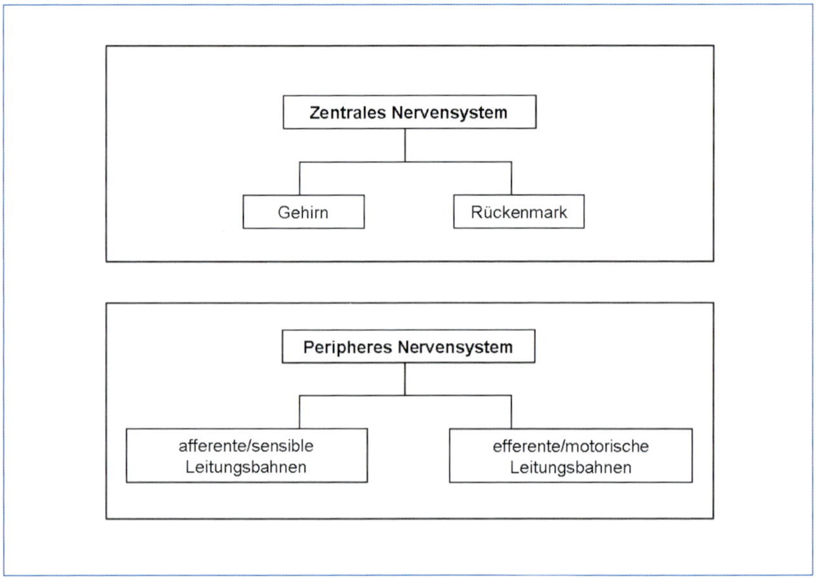

Abb. 6.1: Unterteilung in ein zentrales und peripheres Nervensystem.

Somatisches und vegetatives Nervensystem

Eine weitere Unterscheidung wird in *somatisches* und *vegetatives Nervensystem* vorgenommen. Über das *motorische Nervensystem* wird die quergestreifte Skelettmuskulatur *willkürlich* angesteuert und über afferente Bahnen *bewusste und unbewusste Sinneseindrücke* der Körperperipherie ermöglicht.

Willkürliche und unwillkürliche Steuerung

Über das *vegetative Nervensystem*[48], das sich aus dem sympathischen und dem parasympathischen System zusammensetzt, findet die unbewusste und unwillkürliche Steuerung der inneren Organe, Gefäße u.a. statt. Sowohl die Steuerung als auch die Wahrnehmung der inneren Organe und lebenswich-

48 Vegetatives Nervensystem: Teil des peripheren und zentralen Nervensystems, der ursprünglich nach funktionellen Gesichtspunkten abgetrennt wurde und vom Willen weitgehend unabhängige innere Lebensvorgänge (Aufrechterhaltung der Homoöstase) und deren Anpassung an die Erfordernisse der Umwelt regelt.

tiger Vorgänge werden vom vegetativen Nervensystem beeinflusst (z.B. Atmung, Blutdruckregulation, Verdauung, etc.). Die regulativen Vorgänge gelangen meist nicht ins Bewusstsein.

Beeinflussung regulativer Vorgänge

Aus Sport und Therapie ist bekannt, dass die regulativen Vorgänge z.B. durch autogenes Training beeinflussbar sind. Gleiches trifft auf das Dehnen zu, das z.B. auf die mentale Verbesserung (Entspannung) wirkt und reflektorische Prozesse beeinflusst. Das betrifft sowohl die Auslösung von Reflexen, die beim sportlichen und therapeutischen Dehnen teilweise unterdrückt werden, als auch auf das Ausmaß der neuromuskulären Aktivierung der zu dehnenden Muskulatur (vgl. Kap. 13.9 und Abb. 13.22).

6.1 Aufbau und Funktion von Nervengewebe

Peripheres Nervensystem

Das *periphere*[49] Nervengewebe stellt die Verbindung zwischen dem Zentralnervensystem und den Organen her. Periphere Nerven verfügen über die Fähigkeiten, Informationen zu erwerben, weiterzuleiten, zu verarbeiten, zu speichern und auszugeben (Lippert, 2000, S. 82).

Afferente und efferente Reizleitungen

Nervenfasern können Informationen nur in eine Richtung leiten. Grundsätzlich wird in *afferent*[50] und *efferent*[51] leitende Nerven unterschieden. Die Einteilung kann jedoch nicht stringent vorgenommen werden, da nahezu alle peripheren Nerven sowohl motorische Anteile haben (efferent leiten) als auch sensorische Anteile haben (afferent leiten) und somit als gemischte Nerven bezeichnet werden.

Spinalganglien

Die Zellkörper der peripheren Nervenleitungen liegen meist im Rückenmark oder in den *Spinalganglien*[52]. Je dicker die Nerven sind, desto schneller leiten sie die Informationen (vgl. Tab. 6.1 in Kap. 6.5).

Bindegewebshüllen

Die peripheren Nerven, die für die Thematik von besonderer Bedeutung sind, werden von einer bindegewebigen Hülle (Epineurium) umfasst und sind dehnbar. Das Epineurium bündelt die im Inneren der Nerven liegenden Nervenfasern (Faszikel), die ihrerseits wieder mit bindegewebigen Scheiden

49 peripher: am Rande befindlich

50 afferre (lat.): hinbringen; Nervenzelle, die Erregungen aus der Peripherie zum Zentralnervensystem oder von niederen zu höheren Zentren leitet (zentripedal) (nach Lippert, 2000, 84).

51 efferre (lat.): herausbringen; Nervenzelle, die Erregungen vom Zentralnervensystem zur Peripherie oder von höheren Zentren zu niederen Zentren leitet (zentrifugal) (nach Lippert, 2000, 84).

52 Spinalganglion: das in jedem Zwischenwirbelloch gelegene »sensible« Spinal-Ganglion. der hinteren Wurzel des Spinalnervs. Enthält pseudounipolare, z.T. auch bi- u. multipolare (sympathische u. parasympathische) Nervenzellen.

(Perineurium) umgeben sind, die ein gegenseitiges Verschieben ermöglichen.

Dehnungswiderstand

Die primäre Struktur, die einer Nervendehnung Widerstand leistet, ist das *Perineurium*. Nerven können in einem Bereich zwischen 6 % und 20 % gedehnt werden, ohne dass der Nerv irreversibel geschädigt wird.

Zug und Kompression

Wenn periphere Nerven gedehnt werden, geraten alle Strukturen eines Nervens unter Zug bzw. unter Druck, denn die Zugbelastungen werden in Druckbelastungen transformiert. Es kommt zur Kompression der die Nerven versorgende Blutgefäße, die im Nerven selbst liegen (vgl. Abb. 6.2 und Abb. 6.3).

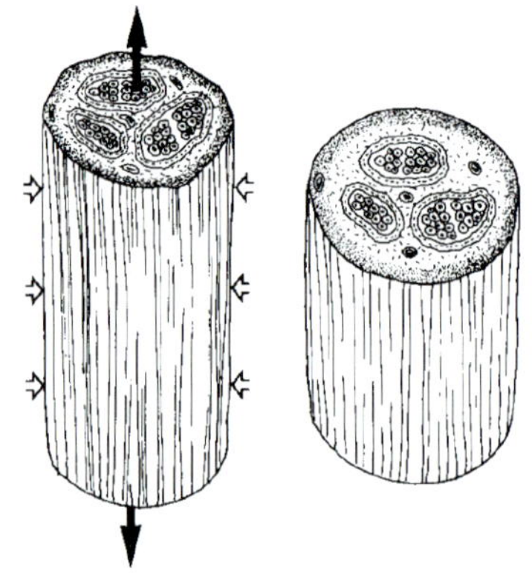

Abb. 6.2: Mechanischer Zug verschmälert den Nerven und erhöht den Druck im Innern (intraneuraler Druck) (aus Butler, 1995, S. 66).

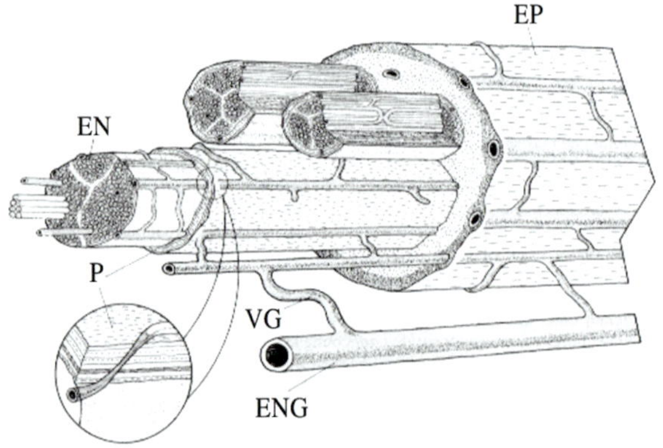

Abb. 6.3: Blutzufuhr in einem multifaszikulären Nervensegment. EN = Endoneurium; ENG = extraneurales Gefäß; EP = Epineurium; VG = Versorgungsgefäß; P = Perineurium. Der kleine Ausschnitt zeigt die schräge Ausrichtung des Blutgefäßes, das in ein Faszikel eintritt (verändert nach Lundborg, 1988, aus Butler, 1995, S. 35).

Wenn im *physiologischen* Bereich gedehnt wird, verhalten sich Nerven wie andere Bindegewebe. Die Reißgrenze der Nerven liegt zwischen 7 % und 32 % Verformung, wenn Nerven in die Länge gezogen werden. Bevor der gesamte Nerv zerreißt, reißen zunächst die inneren Anteile des Nervens. Dies kann bei schweren Verletzungen, wie z.B. bei Autounfällen geschehen.

Verformung und Reißgrenze

Wenn die Dehnungen in *Sport* und *Therapie* innerhalb physiologischer Grenzen liegen, sind sowohl die Versorgung als auch die Funktion der Nervenbahnen gesichert (vgl. Abb. 6.3).

Untersuchungen zeigen, dass bei Dehnungen der Nerven die Blutzufuhr zu den Nervenfasern bei ca. 8 % Verlängerung der Nervenstruktur abzunehmen beginnt. Bei ca. 15 % Verlängerung des Nervens ist sie vollkommen unterbrochen (Lundborg & Rydevik, 1973; Rydevik et al., 1981; Ogata & Naito, 1986 aus Butler, 1995, S. 65).

Dehnen und Blutzufuhr

Schutz der Nerven vor zu großer Dehnung

Es existieren drei Mechanismen, die periphere Nerven vor zu großer Dehnung zu schützen:

Schutzmechanismen

1. *Wellige Anordnung* der Nerven und der *Faszikel*[53] der Nerven
2. Die *elastischen Eigenschaften* der Nervengewebe
3. Die *anatomische Lagebeziehung* der Nerven relativ zu den Gelenken

Wellige Anordnung der Nerven und der Faszikel der Nerven

Mit Beginn der Dehnung verliert der Nerv – ähnlich wie Sehnen – seine *wellige Form.* Es folgt eine Straffung der im Nerv gelegenen Faszikel (intraneuralen Faszikel). Erst bei weiterer Zunahme der Dehnung folgt eine Straffung der einzelnen Nervenfasern. Wird der Nerv darüber hinaus z.B. durch Dehnungen verlängert, kommt es zur Beeinträchtigung der nervösen Funktionen.

Dehnung und Beeinträchtigung nervöser Funktionen

Die anatomische Lagebeziehungen der Nerven relativ zu den Gelenken

Nervenbahnen verlaufen meist auf der Beugeseite von Gelenken (Ausnahme z.B. N. ulnaris am Ellbogengelenk oder N. ischiadicus am Hüftgelenk).

53 Faszikel: Faserstrang als Muskel- bzw. Nervenfaserbündel

Daher werden Nerven durch Beugung der Gelenke entspannt und durch Streckung gedehnt.

Physiologische und unphysiologische Dehnstellungen

Die anatomische Anordnung der Nerven bewirkt auch, dass bestimmte artifizielle Dehnstellungen zu unphysiologischen Dehnungen der Nerven führen können.

Beispiel: Funktionelle Dehnungen?

Zu Problemen kann es kommen, wenn sich Trainer und Therapeuten zur optimalen (funktionellen?) Dehnung Dehnungspositionen einfallen lassen, die im Alltag niemals vorkommen. Als Beispiel sei das Aufheben eines Schlüssels vom Boden genannt. Ein Mensch hebt einen Schlüssel immer mit einer kombinierten Beugung der Schultergelenke, der Wirbelsäule, der Hüft-, Knie- und Sprunggelenke vom Boden auf – es sei denn, er war vorher in der Rückenschule.

Test- und Trainingspositionen zur Muskeldehnung hingegen unterscheiden sich von Alltagsbewegungen. Es wird versucht, den Sportler bzw. den Patienten so zu positionieren, dass die Dehnfähigkeit von Muskeln überprüft werden kann. In den wenigsten Fällen begrenzen jedoch die Muskeln die Gelenksbewegungen. Es kommt zu Dehnungen anderer Strukturen, z.B. peripherer Nerven, die unter physiologischen Alltagsbedingungen und durch individuelle Bewegungsmuster niemals unter Spannung geraten würden.

Aus Sicht isolierter Testung bzw. gezielter Therapie ist dieses Vorgehen sinnvoll. Aus der Sicht von Trainingsmaßnahmen, die Alltags- oder Sportaktivitäten reflektieren sollen, kann dieses Vorgehen zu Problemen führen. Zumindest werden nicht die Strukturen gedehnt, die vermeintlich gedehnt werden sollen (z.B. Muskeln). Es können bei isolierten Dehnungen Strukturen unphysiologisch belastet werden, wie z.B. der N. ischiadicus bei der Dehnung der hinteren Oberschenkelmuskulatur (vgl. Abb. 6.4–6.7).

Beeinflussung der Gleitfähigkeit, Elastizität und Plastizität peripherer Nerven

Narbengewebe

Die *Gleitfähigkeit peripherer Nerven* gegenüber dem umliegenden Gewebe und dessen *elastische* und *plastische Gewebseigenschaften* können von vielen Faktoren beeinflusst sein. Dazu gehört die Bildung von *Narbengewebe*, z.B. als Folge *entzündlicher Prozesse* oder von früheren, auch kleinen Verletzungen.

Weitere Faktoren veränderter Dehnungseigenschaften sind Veränderungen der kollagenen Gewebe, die durch Alter, Geschlecht, Ernährung, Training, etc. bewirkt werden.

Veränderungen von Kollagengewebe

Exkurs **Dehnen von Nervengewebe**

Unter Berücksichtigung der dargestellten Sachverhalte stellt sich die Frage, ob Dehnungen der Nerven zum gewünschten Resultat im Sinne der Verlängerung von Nerven führen. Beim Menschen liegen dazu bisher keine Befunde vor. Eine dauerhafte Verlängerung der Nerven durch Dehnung ist eher unwahrscheinlich.

Wenn Nerven schon nicht dehnbar sind, ist eine durch Dehnungen unterstützte Verbesserung der Gleitfähigkeit der Nerven durch das Lösen mechanisch behindernder Barrieren denkbar, z.B. durch das Lösen von Verwachsungen mit umliegendem Gewebe.

6.2 Dehnen und Kompression von Nervengewebe

In den letzten Jahren konnte gezeigt werden, dass bei Dehnungen nicht nur Muskel- und Bindegewebe, sondern in Abhängigkeit von Dehnstellung und individueller Anatomie auch Nervengewebe unter mechanische Dehnspannung geraten kann. .

Dehnungen von Nerven – Orthopädischer Bereich

Das bei üblichen Bewegungen Nerven gedehnt werden können, ist am Beispiel von Bandscheibenvorfällen leicht zu erkennen. Wenn man einen Bandscheibenvorfall im Bereich der Lendenwirbelsäule erleidet, kommt es zur Einklemmung von Nervengewebe.

Bandscheibenvorfall und Nerventestung

Zur Sicherung der Diagnose führt der Orthopäde meist den *Lasègue-* und den *Bragard-Test* durch. Der *Lasègue*-Test überprüft die Einklemmung von Nervengewebe, indem das gestreckte Bein des Patienten von der Unterlage abgehoben wird – eben genau so wie bei einer Dehnung im Sport.

Lasègue- und Bragard-Testung

Durch den *Lasègue-Test* wird am Ischiasnerv gezogen. Durch die Einklemmung des Nervens durch die vorgefallene Bandscheibe kommt es zu Schmerzen, die im Verlauf des Ischiasnerves an der Beinrückseite ausstrah-

Einklemmung von Nervengewebe

len. Durch die bandscheibenbedingte Einklemmung des Ischiasnervs kommt es zur verminderten Beweglichkeit (Gleitfähigkeit) des Ischiasnervs. Weiter verstärkt werden die Schmerzen, wenn der Fußrücken zum Körper hin gezogen wird *(Bragard-Test).*

Dehnung des Ischiasnerven

Durch die anatomischen Gegebenheiten kommt es beim Anziehen des Fußes zum Körper zu einer *Verstärkung der Ischiasdehnung* (vgl. Abb. 6.4).

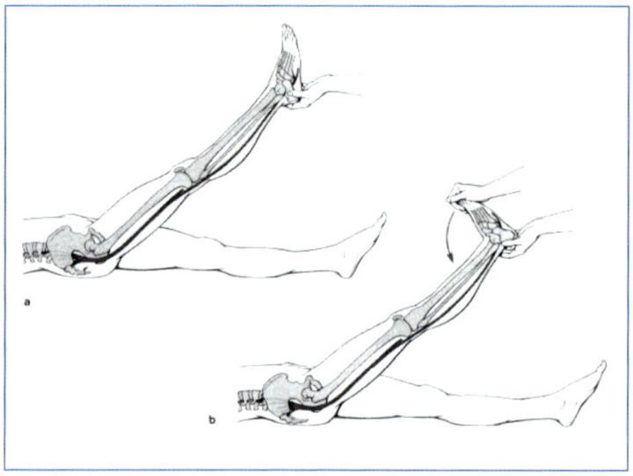

Abb. 6.4: Dehnung des Ischiasnerven und typische Schmerzausstrahlung durch den Lasègue- und Bragard-Test. Beim Lasègue-Test wird das gestreckte Bein angehoben, beim Bragard-Test zusätzlich der Fuß gebeugt, wodurch der Ischiasnerv zusätzlich gedehnt wird (aus Niethardt und Pfeil, 1997, S. 330).

Umgekehrter Lasègue-Test

Auch an anderen Gelenken und bei anderen Nerven sind solche Phänomene denkbar; besonders dann, wenn die Nerven selbst oder das umgebende Gleitgewebe der Nerven geschädigt sind. *Bandscheibenvorfälle* in höheren Bandscheibenetagen werden durch den *»umgekehrten Lasègue-Test«* geprüft. Dabei wird in Bauchlage das Hüftgelenk überstreckt. Bei dieser Testung gerät der *N. femoralis* unter Dehnung. Auch diese Bewegungen findet man in *Sport* und *Therapie*, wenn z.B. die Hüftbeugemuskulatur gedehnt werden soll.

Ein weiterer Nerv, der insbesondere im Sport in seiner Beweglichkeit und räumlichen Ausdehnung eingeschränkt ist, ist der N. obturatorius. Dies kann zu Schmerzen im Bereich der Leiste und Adduktoren führen (»Entrapment-Syndrom«).

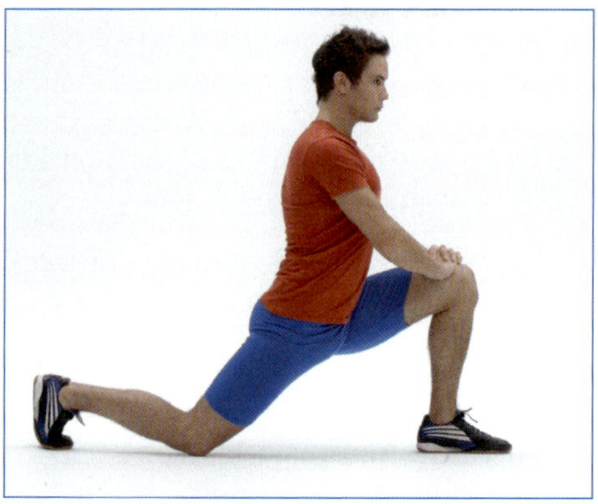

Abb. 6.5: Typische Dehnstellung im Sport für die Hüftbeuger. Sie entspricht dem »umgekehrten Lasègue-Test«.

Dehnung von Nerven – Sportlicher Bereich

Typische Dehnübungen

Wenn man nun Dehnen betrachtet, so wird schnell deutlich, das sich typische Dehnübungen in ihren biomechanischen Kennwerten nicht wesentlich von den vorher genannten medizinischen Testverfahren unterscheiden (vgl. Abb. 6.5 und Abb. 6.6). Der Trainer bzw. Sportler muss daher in Betracht ziehen, dass durch die Dehnung nicht nur die Muskulatur, sondern auch das Nervengewebe gedehnt wird.

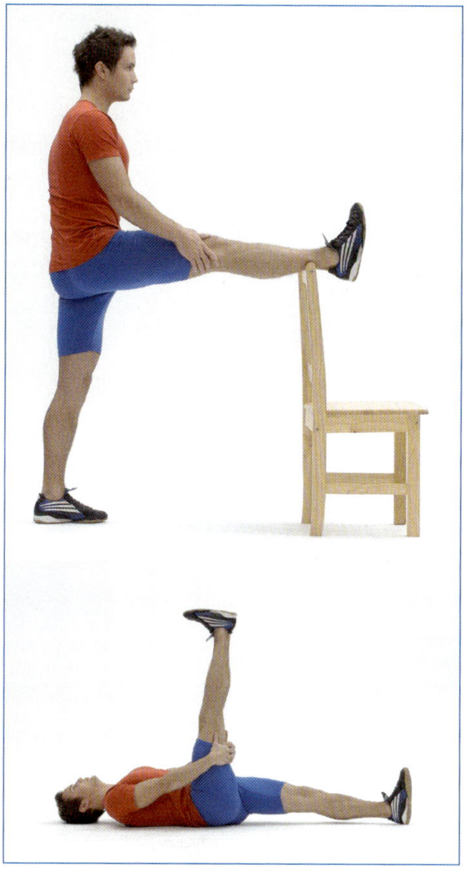

Abb. 6.6: Typische Dehnstellungen im Sport für die Kniebeuger a) im Stehen b) im Liegen. Die Dehnstellungen entsprechen dem »Lasègue-Test« (vgl. Abb. 6.4).

Dehnung von Nerven – Biomechanische Testverfahren

Die gleiche Problematik wie bei den Dehnungsübungen besteht auch bei der *apparativen Erfassung der Beweglichkeit*. In den Abbildungen 6.7 und 14.14 (vgl. auch Kap. 14.3.2) sind typische *Messapparaturen zur Erfassung der Beweglichkeit im Hüftgelenk und zur Dehnfähigkeit der rückseitigen Oberschenkelmuskulatur* zu sehen. Auch hier stellt sich die Frage, ob die Messungen die Merkmale messen, die erhoben werden sollen *(Validität)*. Bei der Messung in den genannten Dehnungspositionen kann man nicht davon ausgehen , dass alleine die Dehnfähigkeit der Muskulatur erhoben wird.

Validität von Beweglichkeitsmessungen

Um zu prüfen, ob man mit den üblichen Testverfahren auch unter Nutzung von Geräten eine *valide Messung*[54] der Muskeldehnfähigkeit durchführen kann, haben wir eigene Experimente durchgeführt (Jäger et al., 2003; Freiwald & Hamachers, 2000)

Experimentelle Befunde

Mit Hilfe einer speziellen Apparatur dehnten wir unter standardisierten Bedingungen sowohl Sportler als auch am Kniegelenk verletzte Patienten (Abb. 6.7).

Die Probanden sollten die Bewegungsamplitude über einen Notschalter dann beenden, wenn der Dehnungsschmerz für sie unerträglich wurde – die Apparatur stoppte bei Tastendruck in der Endposition, anschließend wurden die Probanden zum Dehngefühl befragt.

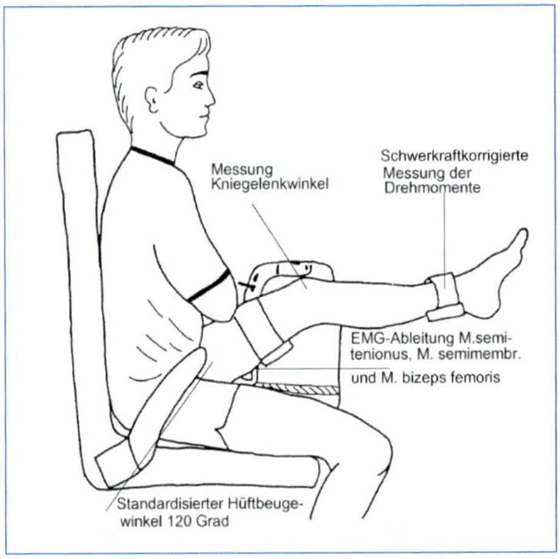

Abb. 6.7: Apparatur zur Dehnung und Messung der Dehnfähigkeit der hinteren Oberschenkelmuskulatur (verändert nach Magnusson et al., 1996, aus Jäger et al., 2003, S. 66).

Lokalisation Dehnungsschmerz

Ein Großteil der Probanden gab die *Schmerzlokalisation* exakt im Verlauf des Ischiasnervs an. Anschließend in der Dehnstellung verbleibend beugte der Versuchsleiter das Sprunggelenk. In der Orthopädie kennt man diese Bewegung als »*Bragard-Test*« (vgl. Kap. 6.4 und Abb. 6.4).). Durch diesen

54 Validität: Wird das Merkmal gemessen, das zu messen vorgegeben ist (hier: Muskeldehnfähigkeit)?

Test wird der Ischiasnerv zusätzlich gedehnt. Auch hier verstärken sich die Schmerzen in der rückseitigen Oberschenkelmuskulatur bei den meisten Probanden.

Bragard-Test

Die Zunahme der Schmerzen ist nicht mit einer zunehmenden Dehnung der oberschenkelrückseitigen Muskulatur zu erklären, da sich durch das Beugen des Sprunggelenkes weder der Hüft- noch der Kniebeugewinkel und damit die Länge des hinteren Oberschenkelmuskels verändert. Da der Ischiasnerv jedoch bis in den Fuß hinein zieht und bei Beugung zusätzlich unter Zugspannung gerät, fanden wir einen weiteren Beweis für das Vorliegen einer Nervendehnung.

Erhärtet wurde dieser Befund durch einen parallelen Anstieg der *EMG Aktivierung* der oberschenkelrückseitigen Muskulatur sowie anderer Muskeln, die nicht gedehnt, jedoch von Ästen des N. ischiadicus versorgt werden (Jäger et al., 2003).

EMG-Aktivierung

Diese Aspekte sind bei der Planung und Bewertung von dehnenden Übungen zu beachten – besonders dann, wenn sich Dehnstellungen unter dem Deckmantel der »Funktionalität« immer mehr von alltäglichen und sportlichen Bewegungsabläufen entfernen (vgl. Kapitel 15.1). Um zu beurteilen, ob Nervengewebe gedehnt wird, muss dem Trainer bzw. dem Therapeuten der *Verlauf der wichtigsten Nervenbahnen* – die bei Extrembewegungen unter Dehnungsspannung geraten können – bekannt sein. Weiterhin muss die subjektive Wahrnehmung der Sportler und Patienten verstärkt einbezogen werden. Wo ist die Dehnungsspannung spürbar? Wie wird der Dehnschmerz empfunden (Schmerzqualität)?

Funktionalität

6.3 Dehnen und Zentralnervensystem

Das *zentrale Nervensystem* hat Einfluss auf das Dehnen und das Ausmaß der Beweglichkeit. Alle Informationen aus der Muskulatur, den Gelenken und den umgebenden Geweben gelangen zum zentralen Nervensystem. Je nach Stärke, Handlungs- und Bedeutungskontext können sie mehr oder weniger in das Bewusstsein des Sportlers bzw. Patienten treten, was zur verstärkten oder verminderten Aktivierung der Muskulatur führt.

Die *zentralnervöse Aktivierung der Muskulatur* ist sowohl vom *Typ des Menschen*, der *Situation*, in der er sich befindet *(Ruhe, Aufregung, Angst, etc.)*, der *Motivation* als auch von *Schädigungen* und der *Angst vor Schmerzen* bestimmt.

Psyche, Bewusstheit und Handlungsabsichten

Beispiel: Einfluss der Psyche

Erfahrungen zeigen, dass der Trainer bzw. Therapeut durch Beruhigen des Sportlers (Patienten) einen großen Einfluss auf das aktive Gegenspannen der Muskulatur nehmen kann. Um ein optimales Dehnen zu ermöglichen, muss der Sportler bzw. der Patient immer wieder aufgefordert werden, die zu dehnende Muskulatur »locker zu lassen« (vgl. Abb. 13.22).

Dazu müssen für Dehnungsprozeduren die Umgebungsbedingungen optimiert werden (z.B. keine laute, hektische Musik, bequeme Unterlagen, etc.).

Ebenso kann auf die inneren Bedingungen des Sportlers (Patienten) eingewirkt werden (Erlernen und Üben von Entspannungstechniken, Stressbewältigung, Schmerzreduktion, etc.).

Zentralnervöse Aktiviertheit

Durch eine verstärkte zentralnervöse Aktivierung wird die *γ-Aktivität* der Muskelspindeln erhöht. Die intrafusale Muskelspindel ist verstärkt aktiviert, verkürzt und die extrafusale, quergestreifte Skelettmuskulatur koaktiviert (Abb. 6.10). Muskelspindeln sind nun »scharf gestellt« und die Skelettmuskulatur ist sensibler gegenüber Längenänderungen. Wenn die höhere Aktivierung über einen längeren Zeitraum anhält, kann es zu Anpassungen in der Muskulatur kommen – z.B. eine Verhärtung der Muskulatur entstehen (Hartspann; Myogelosen) und es kann durch die Annäherung von Ursprung und Ansatz zu einer funktionellen Verkürzung der Muskulatur kommen (vgl. Kap. 4.3).

6.4 Dehnen und peripheres Nervensystem

Das Ausmaß des aktiven Gegenspannens der Muskulatur gegenüber dehnenden Reizen wird nicht nur durch *zentralnervöse Einflüsse*, sondern auch durch *lokale Einflüsse* bestimmt. Gelenke und die Gelenke umgebenden Gewebe sind sowohl über Blut- und Lymphgefäße und das Nervensystem mit der Muskulatur gekoppelt.

Einflussfaktoren

Verschiedenste Stimuli nehmen Einfluss auf die Funktionen der Muskulatur. Im Sport sind das besonders *Fehl- und Überbelastungen der Muskulatur, der Bindegewebe* und der *Gelenke*. Folge sind *Entzündungen* der geschädigten Gewebe. Es häufen sich *Metaboliten* des *Entzündungsstoffwechsels* an. Um die mechanischen und chemischen Stimuli zu erfassen (z.B. Gewebsspannungen, mechanischer Druck, Anhäufung von Entzündungsmetaboliten), sind die Gewebe mit dafür spezialisierten *Rezeptoren* versorgt, die den mechanischen und chemischen Zustand der Gewebe sensibel erfassen können.

6.4.1 Dehnen – Rezeptoren und ihre Bedeutung

Aktiver und passiver Bewegungsapparat

Durch die Forschungen der letzten Jahre musste die klassische Aufteilung in einen aktiven und passiven *Bewegungsapparat*[55] aufgegeben werden. Auch so genannte »passive Bestandteile« wie Kapsel- und Bandgewebe sind aktiv in die Rezeption von Bewegungen und Dehnungen eingebunden. Dehnungen führen zu Erregungen von spezialisierten *Rezeptoren*[56], die im zentralen Nervensystem subjektive Wahrnehmungen von Bewegung und das Gefühl von mechanischen Dehnungsspannungen im Muskel-Sehnen-Gelenksystem erzeugen[57]. Die in der Muskulatur, den Sehnen, den Gelenken und der Haut gelegenen Rezeptoren tragen entscheidend zur Wahrnehmung der Längen- und Spannungsänderungen der Muskulatur, zur Stellungsempfindung der Gelenke und zur Lageempfindung des Körpers im Raum bei.

Kinästhetische Wahrnehmung

Sie leisten damit einen bedeutsamen Beitrag zum *kinästhetischen Empfinden*[58].

Für das Verständnis von Dehnungen ist daher die Kenntnis der Rezeptorversorgung der Gewebe, die bei Dehnungen unter Dehnungsspannung geraten, von großer Bedeutung.

Typen von Rezeptoren

Für Dehnungen sind unterschiedliche Typen von Mechano- und Thermorezeptoren bedeutsam. Die für die Thematik wichtigsten Rezeptoren sind:

Rezeptorversorgung

- Ruffini-Körper
- Vater-Pacini-Körper
- Golgi-Organellen
- Freie Nervenendigungen
- Muskelspindeln

55 Den Begriff »Bewegungsapparat« halten wir zur Bezeichnung menschlicher Wesen bzw. für Teilaspekte menschlicher Wesen für gänzlich ungeeignet.

56 Unter einem Rezeptor wird eine neuronale Struktur, häufig in Verbindung mit spezialisierten Bindegewebs- oder Epithelzellen, verstanden, die der Perzeption von Sinneseindrücken dient. Die Sinneseindrücke können, müssen jedoch nicht, ins Bewusstsein dringen.

57 Anzumerken ist jedoch, dass nur die wenigsten Erregungen von Rezeptoren bewußtseinsfähig sind.

58 Kinästhesie bezeichnet die Wahrnehmung der Raum-, Zeit- und Spannungsverhältnisse der Eigenbewegung über bewegungs- und spannungsempfindliche Analysatoren.

Mechano-
rezeptoren

Mechanorezeptoren können durch *mechanische Reize*, z.B. durch Drücken und Ziehen von Gewebe, erregt werden (vgl. z.B. Abb. 6.8).

Chemo-
rezeptoren

Andere Rezeptoren werden über *chemische Prozesse* erregt. Dies ist von besonderer Bedeutung, da sich das chemische Milieu im Organismus und in der Muskulatur ständig ändert. Besonderen Einfluss auf das chemische Milieu hat der Arbeits- und Entzündungsstoffwechsel, der nicht nur die Rezeption, sondern auch die Reizschwelleder Rezeptoren beeinflusst.

Ruhe-,
Rezeptor- und
Aktionspoten-
tiale

Rezeptoren haben im Inneren des Rezeptors *ein elektrisches Ruhemembranpotential von ca. 70 mV.* Öffnen sich Ionenkanäle, verändert sich das Ruhemembranpotential; die Veränderung wird als Rezeptorpotential bezeichnet. Das Rezeptorpotential bildet die Stärke des einwirkenden Reizes ab. Ab einer bestimmten Schwelle entstehen Aktionspotentiale. Je stärker der einwirkende Reiz, und je niedriger das Ruhemembranpotential ist, desto häufiger werden Aktionspotentiale pro Zeiteinheit ausgelöst.

Reize werden demzufolge zweifach abgebildet. Einerseits in einer abgestuften Absenkung des Rezeptorpotentials und andererseits über die Anzahl der Aktionspotentiale und über die Anzahl der erregten Rezeptoren (vgl. Abb. 6.9).

Akkommo-
dation

Unter konstanter Reizeinwirkung passen sich einige Rezeptoren an den Reiz, z.B. einen Dehnungsreiz, an. Man unterscheidet in sich langsam und schnell anpassende Rezeptoren. Diese Anpassung wird als *Akkommodation*[59] bezeichnet. Im Rahmen dehnender Maßnahmen können Adaptationen an konstante Reize das Dehnungsgefühl beeinflussen. So ist es denkbar, dass über die Zeit nachlassende (subjektive) »Dehnungsspannungsgefühl« mit solchen physiologischen Anpassungen zusammenhängt.

Ruffini-Rezeptoren

Vorkommen

Ruffini-Rezeptoren findet man als »Cluster« von 3– 6 Körperchen im Bindegewebe des Stratum fibrosum und in anderen Gewebstypen, die am Aufbau von Gelenken beteiligt sind.

Aufbau

Keine Kapsel

Ruffini-Rezeptoren verfügen über keine Kapsel und sind gegenüber anderen Rezeptortypen weniger komplex aufgebaut. Ihre Axone sind *myelinisiert*[60], 5 –10 µm dick und wölben sich an ihren Enden aus.

59 Akkomodation: Die Anpassung peripherer Nerven u. Muskeln an Dauerreize durch Erhöhung der Reizschwelle.

60 Myelin, auch Markscheide genannt: um die Axone der Nervenzellen gebildete (Glia-)Hülle mit isolierender Funktion.

Ihre Fortleitungsgeschwindigkeit beträgt 10–20 m/sec (Gruppe III-Afferenz).

Fortleitungsgeschwindigkeit

Wirkt Zugspannung auf die kollagenen Faserbündel z.B. der Sehnen oder des Kapselgewebes, so werden diese gespannt und die Ruffini-Rezeptoren werden zwischen den kollagenen Faserstrukturen komprimiert und erregt.

Zug und Kompression

Funktion

Ruffini-Rezeptoren haben eine niedrige Erregungsschwelle und signalisieren *Ausmaß und Geschwindigkeit der Gelenkbewegungen.*

Niedrige Erregungsschwelle

Ebenso liefern sie Informationen über den *Druck in den Gelenken* und die *Dehnungsspannung der Gelenkkapseln.* Das kann z.B. nach Verletzungen von Bedeutung sein, wenn ein Erguss den Druck im Gelenk erhöht und durch eine Schwellung der Gelenkkapsel zu einer Erhöhung der Dehnungsspannung führt. Wenn ein Reiz – z.B. ein Dehnungsreiz – längere Zeit andauert, dann passen sich die Entladungen der Ruffini-Rezeptoren langsam an. Das bedeutet, dass sie zu Beginn des Reizes relativ stark entladen und dass die Entladungen der Ruffini-Rezeptoren mit der Zeit – während der der Reiz wirkt – geringer werden.

Druck-, Zug- und Amplitude

Dieser Prozess ist natürlich auch beim Dehnen von Bedeutung – ein gehaltener Dehnungsreiz führt zur Abnahme der Entladungen der Ruffini-Rezeptoren.

Adaptation

Klassifikation

Ruffini-Rezeptoren sind als Mechanorezeptoren zu klassifizieren. Sie können sowohl statische als auch dynamische Informationen erfassen.

Mechanorezeptoren

Vater-Pacini-Rezeptoren

Vorkommen

Vater-Pacini-Rezeptoren wurden in verschiedenen anatomischen Strukturen, insbesondere auch im Bindegewebe, nachgewiesen.

Aufbau

Die konisch geformten Vater-Pacini-Rezeptoren verfügen über eine aus mehreren Schichten bestehende Kapsel mit einem Durchmesser von 400 µm bis 1000 µm. Die afferenten Axone der Vater-Pacini-Rezeptoren sind mye-

Kapsulär ummantelt

linisiert und haben einen Durchmesser von ca. 6–10 µm; die der Lamellenkörper einen Durchmesser von 3–6 µm.

Fortleitungsgeschwindigkeit

Die Leitungsgeschwindigkeit der afferenten Nerven liegt zwischen 25 bis 50 m/s.

Funktion

Schnelle Aufnahme und Weiterleitung von mechanischen Informationen

Die Funktion der Vater-Pacini-Rezeptoren liegt in einer *schnellen Aufnahme und Weiterleitung von mechanischen Informationen.* Sie sind bei unbewegtem Gelenk inaktiv, ebenso dann, wenn ein Gelenk mit gleichmäßiger Geschwindigkeit langsam bewegt wird. Sensorisch aktiv werden sie, wenn *Beschleunigungen* und *Verzögerungen* auftreten. Die Vater-Pacini-Rezeptoren haben eine *niedrige Erregungsschwelle* und passen sich schnell an gleichförmige Reize an.

Klassifikation

Mechanorezeptoren

Vater-Pacini-Rezeptoren sind als dynamische Mechanorezeptoren mit niedriger Reizschwelle zu klassifizieren.

Golgi-Rezeptoren

Vorkommen

Golgi-Rezeptoren kommen in den Bereichen der Gelenkkapseln vor, die durch Bänder oder Muskelsehnen verstärkt sind. Weiterhin findet man sie in Bändern, Menisken und in Muskel-Sehnenübergängen.

Aufbau

Spindelförmig und kapsulär ummantelt

Die Golgi-Rezeptoren im Muskel-Sehnenverbund sind identisch mit denen in anderen Geweben. Golgi-Rezeptoren sind im Aufbau spindelförmig, messen ca. 600 x 100 µm im Durchmesser und sind von einer bindegewebigen Kapsel umhüllt.

Fortleitungsgeschwindigkeit

Die Golgi-Rezeptoren werden von ein bis sechs dicken, myelinisierten Nervenfasern (Durchmesser 10–20 µm) mit einer Leitungsgeschwindigkeit von ca. 75 m/s versorgt, die als Ib-Fasern bezeichnet werden (Abb. 6.8).

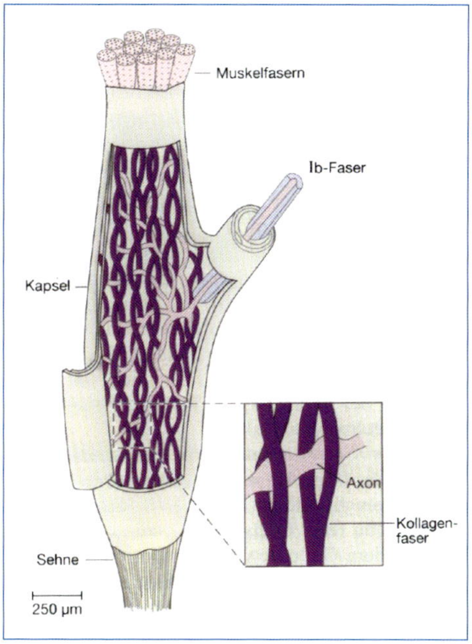

Abb. 6.8: Der Golgi-Rezeptor ist über Kollagenfasern an die Muskulatur geheftet. In die Kapsel tritt ein einzelnes afferent leitendes Axon vom Typ Ib ein und zweigt sich in zahlreiche, nicht-myelinisierte Endigungen auf, die sich zwischen den kollagenen Fasern hindurch winden. Wenn das Sehnenorgan, z.B. durch Muskelkontraktion oder durch Zug an den Sehnenenden gedehnt wird, wird das afferente Axon durch die kollagenen Fasern zusammen gedrückt und seine Entladungsrate nimmt zu (aus Kandel et al., 1996, S. 519).

Funktion

Die Golgi-Rezeptoren sind in Serie geschaltet und messen die *Dehnungsspannung der Muskel-Sehneneinheit,* der Bänder und der Kapseln. Die frühere Auffassung, dass nur hohe mechanische (Zug-) Belastung der Golgi-Rezeptoren einen adäquaten Reiz darstellen, ist heutzutage nicht mehr haltbar.

Messung der Dehnungsspannung

Neuere Untersuchungen weisen eindeutig darauf hin, dass die Golgi-Rezeptoren schon durch *minimale Kontraktionskräfte* erregt werden, wie sie z.B. bei der Kontraktion nur einer einzigen Muskelfaser erzeugt werden.

Niedrige Reizschwelle

In biomechanischen Extrempositionen – z.B. in biomechanisch hoch belastenden endgradigen Dehnstellungen – *kann die zu dehnende Muskulatur gehemmt werden.*

Sinn der Hemmung ist es, einen weiteren Spannungsaufbau zu verhindern und dadurch die beteiligten *Muskel-Sehnenstrukturen vor Überlastung und Schädigung* zu schützen.

Schutz vor Überlastung und Schädigung

Die vielfach postulierte *Schutzwirkung* der Golgi-Rezeptoren kann, wenn überhaupt, nur bei langsamem Aufbau von Dehnungsspannung im Muskel-Sehnensystem funktionieren.

Nervenleitgeschwindigkeiten und Latenzzeiten

Für einen wirksamen Schutz unter funktionellen Bedingungen in Alltag und Sport sind die *Nervenleitgeschwindigkeiten* zu langsam und die *Latenzzeiten* zu lange – der Schaden an der Muskel-Sehneneinheit oder den Gelenken wäre schon längst eingetreten bevor die *schützende Hemmung* greifen würde (Freiwald et al., 1997; Freiwald et al., 2006).

Hemmende und fördernde Verschaltung

Golgi-Rezeptoren entladen bereits bei niedrigen Dehnungsspannungen, die noch keinerlei Gefahr für die Muskel-Sehneneinheit bedeuten würden. Es ist auch bekannt, *dass die Golgi-Afferenzen vom zentralen Nervensystem sowohl hemmend als auch fördernd verschaltet werden können.* Entscheidend für die zentralnervöse Verschaltung sind die *Wahrnehmung der aktuellen Situation und die Erwartungen an künftige Situationen.*

Beispiel – Sprinter, Golgi-Organe und Schutzreflexe

Beim 100 Meter Sprint werden die Golgi-Rezeptoren durch die mechanische Spannung stark erregt. Trotzdem kommt es zu keiner Hemmung der Muskulatur, da die Erwartung des Athleten bezüglich der sensorischen Rückkopplungen mit den tatsächlich eintreffenden sensorischen Rückkopplungen übereinstimmen.

Tritt der gleiche Athlet beim Auslaufen nach dem 100 Meter Lauf völlig unerwartet in ein Loch, kommt es durch die nicht vorhersehbare Situation zur Differenz zwischen sensorischen Erwartungen und tatsächlichen sensorischen Rückkopplungen; typische Schutzreflexe werden ausgelöst.

Hemmende oder fördernde Verschaltung ganzer Muskelketten

Von Golgi-Afferenzen mit beeinflusste Hemmungen oder Förderungen der Muskulatur sind nicht nur auf die Muskel-Sehneneinheit bezogen, die mit den erregten Golgi-Rezeptoren versorgt sind. *Die Golgi-Afferenzen können durch funktionelle Verschaltungen z.B. auf alle Beugemuskeln der entsprechenden Extremität fördernd und auf die Streckmuskulatur hemmend wirken.*

Kontrolle der Kontraktionskraft

Die funktionelle Bedeutung des Golgi-Systems liegt wahrscheinlich in der Kontrolle der Kontraktionskraft zum gleichmäßig gesteuerten Bewegungsablauf. Die Informationen der Golgi-Afferenzen sind daher für die Koodination von großer Bedeutung.

Freie Nervenendigungen

Vorkommen

Freie Nervenendigungen kommen in fast allen Geweben vor, besonders in der Nähe von Gefäßen, häufig in Netzwerken. Freie Nervenendigungen sind sehr dünn und haben einen Durchmesser von ca. 0,5 bis 1,5 µm.

Aufbau

Keine kapsuläre Ummantelung

Die freien Nervenendigungen sind Rezeptoren, die – wie der Name schon sagt – frei im Gewebe liegen und nicht durch eine Kapsel ummantelt sind. Die Enden der freien Nervenendigungen sind oft stark verzweigt. Einige freie Axone sind dünn und ohne Myelinscheide (ca. 1 bis 2 µm im Durchmesser), andere verfügen über eine dünne myelinisierte Scheide mit einem Axondurchmesser von ca. 2 bis 4 µm.

Langsame Fortleitungsgeschwindigkeit

Die schmerzleitenden Fasern zeigen eine Nervenleitungsgeschwindigkeit von 0,5 m/s bis zu 30 m/s, wobei die unter 2,5 m/s leitenden Fasern häufig marklos sind und den Gruppe IV-Fasern zugeordnet werden. Die mit einer Markscheide aus *Myelin*[61] versehenen Fasern verfügen über eine Nervenleitungsgeschwindigkeit zwischen 2,5 und 30 m/s und werden den Gruppe III-Fasern zugeordnet.

Funktion

Mechano- und chemosensible Schmerzrezeptoren

Eine Funktion der freien Nervenendigungen ist die *Rezeption von schmerzhaften Reizen.* Im Normalfall besitzen die Schmerzsensoren eine *hohe mechanische Reizschwelle.* Sie wird nur dann überschritten, wenn Gefahr für das Gewebe besteht, in dem die freien Nervenendigungen (Schmerzsensoren) liegen. Das kann bei abnormen mechanischen Verformungen der Fall sein wie z.B. bei (unerwarteten) Dehnungen über die Gewebstoleranz hinaus.

Eine weitere Eigenschaft der freien Nervenendigungen ist die Fähigkeit, *chemische Reize* aufzunehmen. Diese Fähigkeit ist von *funktioneller Bedeutung,* da z.B. jede Verletzung oder auch jede chronisch-degenerative Gelenkerkrankung, wie z.B. Arthrose, mit *entzündlichen Veränderungen des (Gelenk-) Stoffwechsels* verbunden ist.

61 Myelin ist ein komplexes Gemisch aus Lipoiden und wesentlicher Bestandteil der Markscheide, des sogenannten »Nervenmarks«.

Konzentration chemischer Substanzen

Bei den chemischen Signalstoffen muss die Konzentration hoch sein, um die freien Nervenendigungen überschwellig zu erregen.

Neuromuskuläre Verschaltungen

Bei geschädigten Gelenken ist durch die Entzündung die Erregungsschwelle jedoch schnell erreicht und es kommt zu Veränderungen des Nerv-Muskelsystems, das mit dem geschädigten Gelenk in Verbindung steht. Einige Muskeln verspannen verstärkt, andere sind nur schwer zu aktiveren. Gleiche Abläufe sind bei der Anhäufung hoher Mengen von Laktat bei anaerobem Stoffwechsel bekannt.

Neuropeptide

Viele freie Nervenendigungen verfügen über die *Fähigkeit, Neuropeptide in den Nervenendigungen herzustellen* und bei Bedarf in das umliegende Gewebe auszuschütten.

Absenken der Schwellenwerte

Durch diese Stoffe werden die *Schwellenwerte* der Rezeptoren abgesenkt. Wenn ein mit freien Nervenendigungen versorgtes Gewebe geschädigt ist, kommt es zur verstärkten Ausschüttung dieser Stoffe. Die Erregungsschwelle sinkt. Dieser Prozess ist besonders bei chronischer Schädigung wirksam. Schmerz wird demnach früher und bei niedriger Reizschwelle empfunden. *Mit dieser Möglichkeit der Entzündungsverstärkung und der parallel stattfindenden Absenkung der Schwellenwerte kann der Organismus aktiv in sensible Prozesse und die damit verbundene Motorik eingreifen.*

Muskelaktivierung

Die Afferenzen der freien Nervenendigungen (Gruppe III und IV) sind eng mit der Ansteuerung der Muskulatur gekoppelt. Die (Vor-)Einstellungen der Muskelspindeln werden über die *γ-Efferenzen* verändert. *Entzündliche Prozesse können die γ-Efferenzen der Muskelspindeln verstärken, die Muskulatur wird je nach Situation leichter erregbar und hyperton, oder weniger erregbar und hypoton.*

Beuge- und Streckmuskulatur

Von der veränderten Voreinstellung der nervösen Ansteuerung der Muskulatur sind Beuge- und Streckmuskeln unterschiedlich betroffen.

Neuromuskuläre Aktivierung und Hemmung

Die gegen die Schwerkraft arbeitenden Streckmuskeln sind bei pathophysiologischen Zuständen meist weniger erregbar (*Hypotonie*[62]) als die Beugemuskeln (*Hypertonie*[63]). In der Praxis werden diese Vorgänge z.B. bei der Kniemuskulatur deutlich. Während nach Knietrauma die hintere Oberschenkelmuskulatur wenig dehnbar erscheint, ist die vordere Oberschenkelmuskulatur oftmals abgeschwächt. Ähnliches kann an vielen anderen Gelenken des Körpers beobachtet werden, z.B. auch beim Hüftgelenk (wenig dehnbare Hüftbeuger – abgeschwächte Gesäßmuskulatur). Hier kann auch eine – bisher weniger beachtete – *Ursache für neuromuskuläre Dysbalancen liegen* (vgl. Kap. 12)..

62 Hypotonie: Erniedrigung eines Drucks oder einer Spannung unter die Norm, z.B. der erniedrigte Spannungszustand der Muskulatur.

63 Hypertonie: Erhöhung eines Drucks oder einer Spannung über die Norm, z.B. der erhöhte Spannungszustand der Muskulatur.

Abb. 6.9: Antwort eines Beuge- (Flexor-) und Streck- (Extensor-) α-Motorneurons auf schmerzhafte Reizung durch intra-arterielle Injektion eines Entzündungsstoffes (Bradikinin) in die Arterie eines Streckmuskels (M. gastrocnemius). Durch die Injektion werden Schmerzrezeptoren gereizt. Die Aktivität des Beuger-α-Motoneurons verstärkt sich, die Aktivität des Strecker-α-Motoneurons ist reduziert (verändert nach Mense & Simons, 2001, S. 135).

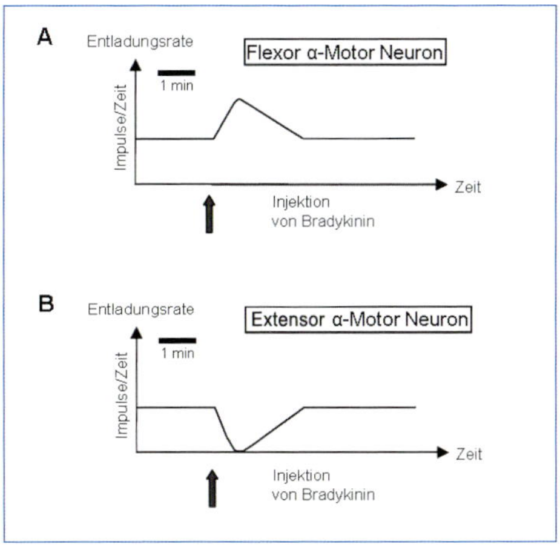

Untersuchungen von Reinert & Mense (1993) konnten zeigen, dass sich bei länger währenden, chronischen Entzündungen auch die *Anzahl der freien Nervenendigungen im Muskelgewebe vermehrt.* So ist die morphologische Voraussetzung gegeben, dass sich bei *Entzündungen der Muskulatur* zunehmend Schmerzen entwickeln (Chronifizierung).

Rezeptorvermehrung und Chronifizierung

Mangelnde Dehnbarkeit der Muskulatur muss daher immer auch als Hinweis auf strukturelle und metabolische Veränderungen der zugeordneten Muskeln und der Gelenke gesehen werden. Bei fehlenden Erfolgen von Dehnungen sollte daher immer der Zustand der Gelenke und der Muskel-Sehnensysteme begutachtet werden; am besten von einem erfahrenen Sportmediziner. Nicht selten sind z.B. *degenerative Erkrankungen* wie eine *Arthrose* zuerst an Einschränkungen der Beweglichkeit zu erkennen – lange Zeit bevor Schmerzen auftreten.

Dehnbarkeit

Beispiel – Veränderung von Schmerzschwellen und Muskelkater

Die Veränderung von Schmerzschwellen macht biologischen Sinn und verändert die Dehnungswirkungen.

Wenn z.B. die Muskulatur durch Muskelkater geschädigt ist und einige Tage zur Ausheilung benötigt, ist durch die Reparationsvorgänge der Muskelstoffwechsel entzündlich verändert.

Durch die entzündungsbedingte Absenkung der Schwellenwerte verspürt der Sportler beim Dehnen früher und verstärkt Schmerzen. Auf diese Art und Weise wird der Sportler seine Muskulatur – die sich gerade in einer Phase der Ausheilung befindet – weniger stark dehnen und die Strukturen nicht fehl- bzw. überbelasten und die Ausheilung gefährden.

Muskelspindeln

Vorkommen

Die Muskelspindeln liegen parallel und in Serie zur Arbeitsmuskulatur, häufig in der Nachbarschaft der sehnigen Muskelfaszien (Abb. 6.10).

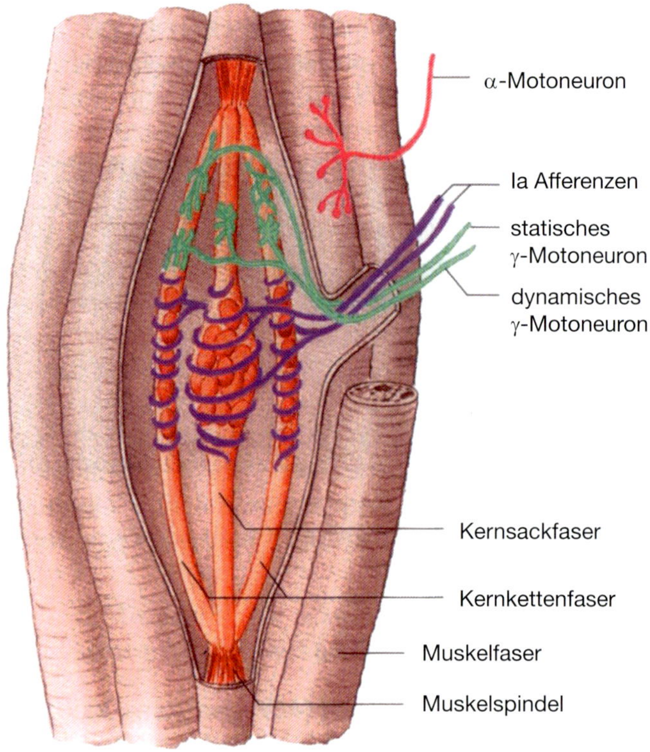

Abb. 6.10: Aufbau und Lage der Muskelspindeln. Muskelspindeln sind Dehnungsrezeptoren in der Skelettmuskulatur. Sie sind kapselförmig umhüllt und mit dünnen (intrafusalen) Muskelfasern ausgestattet, die von γ-Motoneuronen innerviert werden (Abbildung aus Klinke & Silbernagl (Hrsg.), 2001, S. 660).

Aufbau

Kernketten- und Kernsackfasern

Die Muskelspindeln sind wenige Millimeter groß und gelten als *Rezeptoren mit dem höchsten Komplexitätsgrad.* Sie bestehen aus *rezeptiven* und *aktivierbaren* Anteilen. Die Muskelspindeln sind von einer Kapsel umgeben.

In der Muskelspindel werden *Kern-Kettenfasern* und *Kern-Sackfasern* (vgl. Abb. 6.10) unterschieden. Sie sind unterschiedlich innerviert. Die afferente Nervenfaser der Muskelspindeln, die so genannte »anulospiralige Endigung« ist mehrfach um das Zentrum der intrafusalen Faser (fusiform = spindelförmig) herum geschlungen. In jede Muskelspindel zieht eine Ia-Faser.

Kapsulär ummantelt

Diese ist markhaltig und besitzt einen Durchmesser von 16–17 µm und eine Leitungsgeschwindigkeit von ca. 100 m/s (70 m/s–120 m/s).

Fortleitungsgeschwindigkeit

Wegen ihrer Versorgung durch die Ia-Fasern werden die anulospiraligen Endigungen auch als primäre sensible Endigungen bezeichnet. Viele, wenn auch nicht alle Muskelspindeln besitzen eine zweite dehnungssensible Innervation. Ihre afferenten Fasern sind dünn (Gruppe II-Fasern, Durchmesser 8–9 µm). Die von Gruppe II-Fasern innervierten Rezeptorstrukturen, die mit den Spinalganglienzellen verbunden sind, werden als sekundäre Muskelspindelendigungen bezeichnet.

Funktion

Die Muskelspindeln sind für die Funktionen der *Muskel-Gelenkbeziehungen* von entscheidender Bedeutung. Jede Gelenkbewegung führt zu einer Dehnungsspannungs- und Längenveränderung der das Gelenk umgebenden Muskeln.

Muskellängenänderungen und die *Geschwindigkeit von Muskellängenänderungen* sind der adäquate Reiz für die Ia-Fasern (primäre Muskelspindelendigung).

Adäquate Reize

Die *Gruppe Ia-Fasern* leiten dementsprechend Informationen über *dynamische Änderungen* und statische Zustände der Muskellänge weiter. Die *Gruppe II-Fasern* (sekundäre afferente Fasern) sind dagegen weniger empfindlich gegenüber dynamischen Veränderungen, sie reagieren vorwiegend auf *statische Reize.*

Entsprechend ihrer Innervation haben damit die Kern-Sack-Fasern die Aufgabe, als *Differentialfühler* dynamische Änderungen anzuzeigen, während die *Kern-Ketten-Fasern* als *Proportionalfühler* auf statische Zustände ansprechen (vgl. Abb. 6.10).

Differentialfühler

Die Ia-Afferenzen erregen homonyme Synapsen (Motoneurone). Die Gruppe II-Afferenzen besitzen ebenfalls erregende Wirkung auf homonyme Motoneurone, jedoch ist ihre Wirkung nicht nur auf einen einzelnen Muskel beschränkt. Gruppe II-Afferenzen wirken auf alle Muskeln, die funktionell

Gruppe I und II Afferenzen

zusammenarbeiten. Sie ähneln Afferenzen, die den so genannten *Flexorreflex*[64] hervorrufen können.

Hemmung und Förderung

Sie wirken unabhängig vom Ursprungsmuskel *auf alle Flexoren einer Extremität fördernd und auf alle Extensoren hemmend.* Insofern *greifen die Muskelspindeln in die Steuerung der gesamten Extremität ein.*

Merke **Afferenzen der Muskelspindeln**

Dehnungen, die die Afferenzen der Muskelspindeln verändern, wirken nicht nur auf den gedehnten Muskel selbst, sondern auch auf alle anderen an der Gelenkfunktion beteiligten Muskeln.

Fortleitungsgeschwindigkeit

Die efferente Innervation der Muskelspindel wird von kleinen γ-Fasern bewerkstelligt. Die zugehörigen efferenten Axone haben einen Durchmesser von ca. 2–8 µm mit einer Leitungsgeschwindigkeit von ca. 50 m/s. Über die efferente Innervation der Muskelspindeln kann der Regelbereich der Muskelspindeln verstellt werden. Durch die Kontraktion der intrafusalen Muskelspindeln wird deren zentraler Anteil gedehnt. Es kommt zu einem gekoppelten Anstieg der Aktivierung der quergestreiften Skelettmuskulatur. Somit wirken die Muskelspindeln als »Vorspannungsregler« der Muskulatur.

In Ruhelänge entladen die *primären Muskelspindeln* (Ia-Fasern). Diese Informationen sind neben der Nutzung weiterer Informationsquellen, wie z.B. die Entladungen der Rezeptoren in und um die Gelenke, notwendig, damit der Mensch seine aktuelle Muskellänge und Gelenkstellung unbewusst oder auch bewusst wahrnimmt.

Dehnungen bei Tieren und bei Menschen

Bei Dehnung der Muskulatur nehmen die Ia-Afferenzen zu. Funktionell bedeutet dies, dass der Muskel bei Dehnung der Rezeptoren der Muskelspindeln über Ia-Faserafferenzen zur vermehrten Kontraktion (neuromuskuläre Aktivierung der Muskulatur) angeregt wird, um einer Längenänderung der Muskulatur entgegenzuwirken (α-γ-Kopplung).

Aus dieser Tatsache – häufig durch Tierversuche dokumentiert – können beim Übertrag auf den Menschen Missverständnisse resultieren. Die verstärkte Spannungsentwicklung bzw. Aktivierung der Muskulatur (inkl. Reflexe) finden nur dann statt, wenn der Mensch seine Muskellänge gegen eine äußere, nicht vorhersehbare Störung konstant halten möchte und

64 Flexorreflex: Reflexhafte, schlagartige Erhöhung der Muskelinnervation der Beugermuskeln z.B. durch starke Erregung von Haut-, Gelenk- oder Muskelnerven.

dadurch bei Längenänderungen der Muskulatur eine Abweichung zwischen seiner Handlungs- bzw. Bewegungsplanung und der tatsächlichen Muskellänge besteht.

Zentralnervöse Erwartungen und periphere Muskellänge

Wenn hingegen ein Sportler eine Dehnübung durchführt *besteht keine Abweichung zwischen zentralnervöser Erwartung und peripherer sich verändernder Muskellänge – der Sportler erwartet veränderte Muskellängen (Muskelspindeln) und Muskelspannungen (Golgi-Rezeptoren).*

Reflexe

Im Gegensatz zu einer unerwarteten Muskellängenänderung kommt es in solchen Situationen zu keiner gegen die Dehnung gerichteten Aktivierung der Muskulatur, und daher auch zu *keinem Reflex.*

Das γ-Motoneuronensystem der Muskelspindel erhält – wie auch das α-Motoneuronensystem – Informationen aus den verschiedensten Arealen des Körpers (vgl. Abb. 6.11). Afferenzen aus der Haut haben auf Bewegungen und Reflexe ebenso Einfluss wie die Erregung von Muskel- und Gelenkrezeptoren. Hinzu kommen *zentrale Kontrollstrategien* und Einflüsse wie z.B. *Stress und besorgniserregende Lebensumstände.*

Mutimodale Afferenzen

Auch jede Schädigung, die dem Sportler bewusst ist (z.B. aktuelle Zerrung) oder nicht ins Bewusstsein dringt (z.B. beginnende Arthrose) oder auch jeder operative Eingriff verändert den sensorisch-afferenten Zustrom des Zentralnervensystems. Auf diesem Wege werden ebenfalls die γ-und α-Efferenzen und damit die *Dehnfähigkeit der Muskulatur* beeinflusst.

6.5 Dehnen – Fortleitung und Verschaltung der Informationen

Nervenleitgeschwindigkeiten

Alle Informationen aus den Gelenken, den umgebenden Geweben und der Muskulatur werden mit unterschiedlichen Geschwindigkeiten aus der Peripherie zum Rückenmark und zum zentralen Nervensystem geleitet (Tab. 6.1).

Die Informationen aus der Peripherie (Abb. 6.12) und vom zentralen Nervensystem werden auf Rückenmarksebene verarbeitet (integriert) und können die muskuläre Ansteuerung beeinflussen oder gar Reflexe auslösen. Als Beispiel sei auf die Abb. 6.11 verwiesen. Wenn in einem Gelenk eine Dysfunktion vorliegt oder in der Muskulatur Schmerzrezeptoren erregt werden, werden diese Informationen über Rezeptoren aufgenommen und über entsprechende Leitungsbahnen afferent fortgeleitet und beeinflussen somit die Motorik.

Fasertyp	Funktion	Mittlerer Faserdurchmesser	Nervenleitgeschwindigkeit (NLG)
I a	Primäre Muskelspindelafferenzen	12–20 µm	70–120 m/s
I b	Afferenzen von Sehnenorganen		
II	Sekundäre Muskelspindelafferenzen Mechanoafferenzen der Haut	7–12 µm	40–70 m/s
III	Dünne myelinisierte Mechanoafferenzen, Thermoafferenzen, nozizeptive Afferenzen aus der Haut, Tiefensensibilität	2–7 µm	10–40 m/s
IV	Viszerale Afferenzen, nichtmyelinisierte mechano-, thermo- und chemosensible Afferenzen aus Haut und tiefer gelegenen Strukturen	0,5–1,5 µm	0,5–2 m/s

Tab. 6.1: Klassifikation der Nervenfasern und der Nervenleitgeschwindigkeiten (nach Lloyd & Hunt aus Klinke & Silbernagl 2001, S. 549).

Afferenzen und Interneurone

Die Afferenzen werden auf *Interneurone*[65] im Rückenmark projiziert, die ihrerseits weitere Informationen vom ZNS erhalten und weitergeben. Die Interneurone agieren als *Verrechnungsstelle* für die eingehenden Reize und können sowohl α- als auch γ-Motoneurone aktivieren bzw. hemmen.

γ-α-Kopplung

Auf diesem Wege wird deutlich, wie über die γ-α-Kopplung Informationen aus Gelenken und dem umgebenden Weichteilmantel zu einer Veränderung der neuromuskulären Aktivierung führen. Nicht eingezeichnet sind die Verbindungen zu *viszeralen Strukturen*[66].

65 Interneurone: zwischen primären Afferenzen und efferente Neurone sind Nervenzellen geschaltet, die sowohl hemmende als auch erregende nervöse Impulse integrieren – sowohl hemmend als auch verstärkend.

66 viszeral: die Eingeweide betreffend.

Merke

Nervöse Verbindung der Muskulatur mit inneren Organen und Gelenken

Veränderungen der Galle wirken vielfach auf die Muskulatur und das Bindegewebe der rechten Schulter; Veränderungen des Darms auf die Hüftbeugemuskulatur. So kann schlechter Stuhlgang (»Verstopfung«) zu scheinbar »verkürzten Hüftbeugemuskeln« führen.

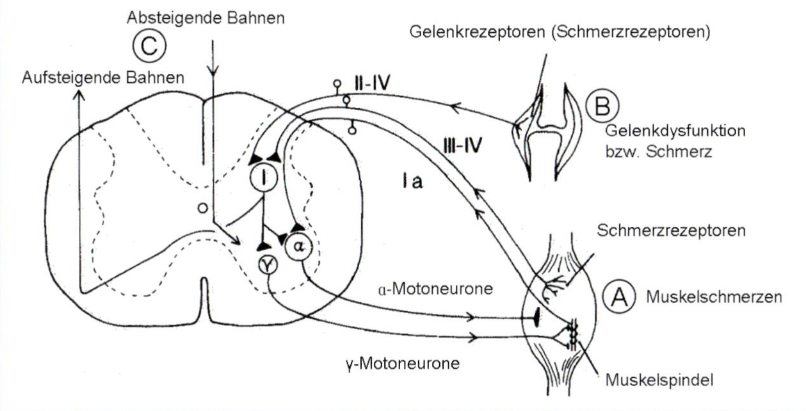

Abb. 6.11: Veränderte nervöse Aktivierung der Muskulatur (C). Sie wird von schmerzhaften Veränderungen der Gelenke (B) oder der Muskulatur (A) ausgelöst. Weitere Erklärungen im Text (verändert nach Mense & Simons 2001, S. 137).

Muskulatur – Symptomatisches Organ

Durch die Abb. 6.11 wird deutlich, dass *die Muskulatur auch ein symptomatisches Organ* ist. Signale, ob nun von inneren Organen kommend (viszeral) oder Signale aus benachbarten und funktional gekoppelten Gelenken bzw. aus der Muskulatur selbst führen zur spontanen Anpassung der Muskulatur. Die Spontanität der Anpassungen ist dadurch möglich, dass sich die Muskulatur über das Nervensystem in wenigen Millisekunden an veränderte Bedingungen anpassen kann. Durch den *hohen Stoffwechselumsatz der Muskulatur* kommt es in schneller Folge zu strukturellen Anpassungen.

Beispiel: Muskulatur als symptomatisches Organ

Denken Sie einfach mal daran, wenn Sie sich »verhoben« oder »den Hals verdreht« haben. *Die das Gelenk umgebende Muskulatur reagiert umgehend innerhalb weniger Millisekunden auf Dysfunktionen der Gelenke!*

Integration zentralnervöser und peripherer Informationen

Die Abb. 6.12 zeigt auch, das immer eine *Integration* verschiedenster *zentralnervöser* und *peripherer Informationen* stattfindet. Dargestellt ist ein α-Motoneuron mit einem vorgeschalteten hemmenden Interneuron. Auf das Interneuron laden die verschiedensten Informationen aus der Peripherie und vom zentralen Nervensystem. *Alle Einflüsse können je nach Situation sowohl fördernde als auch hemmende Wirkungen haben.*

Merke

Vereinfachende Aussagen zum Nervensystem und zum Dehnen

Das Nervensystem ist äußerst komplex und bis zum heutigen Tag nicht in allen Details verstanden. Daher sind vereinfachende Aussagen zur Wirkung einzelner Rezeptoren auf Bewegungen und Dehnfähigkeit der Muskulatur der Schwierigkeit des Themas nicht angemessen. Sie führen teilweise zu abwegigen Konsequenzen, z.B. bei der Entwicklung und Bewertung bestimmter Dehntechniken.

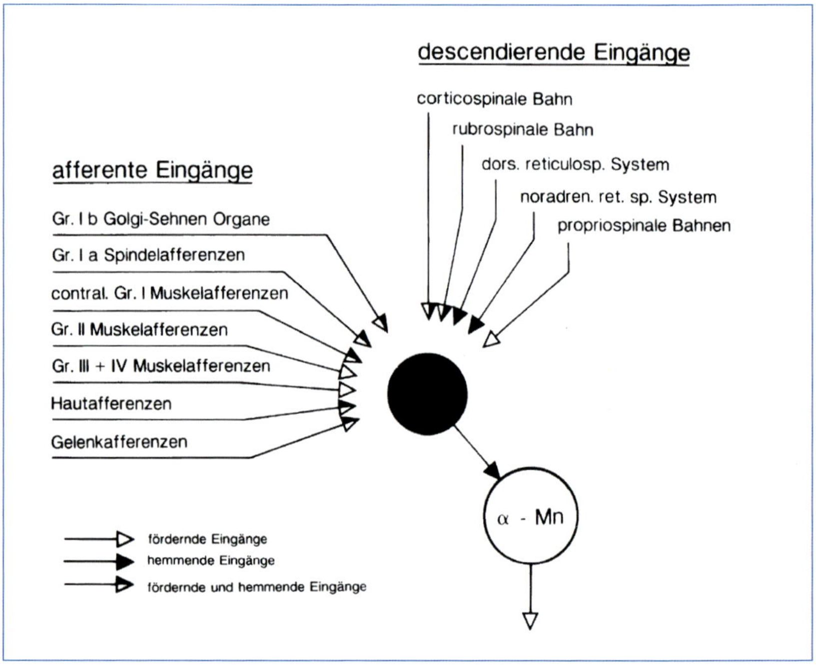

Abb. 6.12: Das α-Motoneuron als Verrechnungsstelle vieler Einflüsse. Pyramidal, extrapyramidal vom Großhirn und vom Hirnstamm, propriospinal vom Rückenmark, segmental ipsi- und contralateral (in der Regel über Zwischenneurone) durch afferente Nervenfasern von Sinnesorganen der Muskeln (Gruppe Ia – IV), der Haut und der Gelenke (Schomburg, 2000, S. 46).

Behaviorismus

Die Erregung einzelner Rezeptoren führen jedenfalls nicht – im Sinne eines längst überkommenen *Behaviorismus*[67] – zu gesetzmäßig definierten Reaktionen. Immer wieder wird berichtet, dass z.B. die Erregung von Golgi-Organen zur Hemmung der Muskulatur führt. *Das ist falsch.*

Bewegungshandlungen und Golgi-Organe

Die Aktivierung der Golgi-Organe kann sowohl zur Erregung als auch zur Hemmung der Muskulatur führen. Entscheidend für die Art und Weise der Verschaltungen sind u. a. die künftigen Bewegungshandlungen und deren Bedeutung für das Individuum.

Beispiel: Gang auf ebenem Boden

Der Sportler geht auf ebenem Boden. Er tritt unerwartet in ein Loch. Er knickt weg, es kommt zum »gekreuzten Beuge-Streckreflex«. Die Muskelspannung (neuromuskuläre Aktivierung) des belasteten, aktuell verletzungsgefährdeten Beins lässt schlagartig nach. Es ist eine Abweichung zwischen zentralnervösen Erwartungen (»ebener Boden«) und eingetroffener Situation (»in ein Loch getreten«) eingetroffen. Nun unterscheiden sich zentralnervöse Erwartungen über die Muskellänge und die peripher über das Muskelspindelsystem gemessene Muskellänge. Gleiches gilt für die über die Gelenkrezeptoren gemessene Gelenkwinkelstellungen sowie die Zugsspannungen des Muskel-Sehnensystems (Golgisystem). Bei solchen unerwarteten Differenzen kommt es zur schlagartigen Entspannung der Muskulatur, um unerwartete und potentiell gefährdende Kräfte, die auf die betroffene Extremität wirken könnten, zu minimieren. Das ganze geschieht innerhalb weniger Millisekunden und dient dem Schutz gefährdeter Strukturen. Erst nach Vollzug der Reflexe dringen die Konsequenzen ins Bewusstsein.

Beispiel: Sprint

Ein 100 Meter Sprinter startet explosionsartig aus dem Startblock. Während der ersten Beschleunigungsschritte wirken bis zum 8 bis 12fachen des eigenen Körpergewichts auf die untere Extremität. Die Golgi-Organe messen die hohe Dehnungsspannung des Muskel-Sehnenapparates. Die Afferenzen der Golgi-Organe werden jedoch fördernd im Dehnungs-Verkürzungs-Zyklus verschaltet! Das Handlungsziel des Sprinters ist mit hohen Belastungen gekoppelt, daher erwartet der Sportler (Antizipation!) höchste Belastungen, die er bei intaktem, orthopädisch-neuromuskulärem System auch toleriert. Es besteht daher keine Abweichung zwischen zentralnervöser Erwartung und peripherer Wahrnehmung (→ höchste Dehnungsspannunen).

67 Behaviorismus: In diesem Zusammenhang ist die Annahme einfacher Reiz-Reaktions-Mechanismen gemeint.

Beispiel: Dynamische Dehnung

Ein Sportler dehnt sich in endgradiger Gelenkposition mit rhythmisch-dynamischen Dehnungsbewegungen. Es besteht daher keine Abweichung zwischen zentralnervöser Erwartung (Gelenkwinkel- und Muskellänge, Muskel- und Sehnenspannung) und tatsächlich eingetretener Information aus der Peripherie (Muskel-, Sehnen-, Gelenks- und Weichteilafferenzen). Da keine Widersprüche bzw. keine Abweichungen zwischen den erwarteten Afferenzen und den eingetretenen Afferenzen vorliegen, werden auch keine Muskelreflexe (Schutzreflexe!) ausgelöst.

Merke **Schicksal der Afferenzen**

Rezeptorinformationen können die Muskulatur weder hemmen noch fördern. Über das »Schicksal der Afferenzen« wird nicht auf der Ebene der Rezeptoren, die willkürlich bzw. unwillkürlich die Muskulatur ansteuern.

Afferenzen – gegenseitige Beeinflussungen

Es wurden gegenseitige Beeinflussungen von *Hautafferenzen, Golgi- und Gelenkafferenzen* sowie *hochschwelligen Muskelafferenzen* nachgewiesen, wobei diese gegenseitigen Beeinflussungen nicht nur die erregenden, sondern jeweils auch die hemmenden Reflexwege betreffen.

Sport und Physiotherapie

Die Auswirkungen sind nicht nur im Sport, sondern auch in der physiotherapeutischen Praxis gut nachvollziehbar. So findet man z.B. nach Knietraumen in erster Linie Abschwächungen der Kniestreck- und eine verstärkte Aktivierung der Kniebeugemuskulatur.

Phylogenese

Die Hemmung der Kniestreckmuskulatur macht biologisch Sinn, denn die *Kniestreckmuskulatur belastet gegen die Schwerkraft das Kniegelenk.* Die tendenziell verstärkte Aktivierung der Kniebeugemuskulatur führt das Gelenk aus einer biomechanisch belastenden Streckung in eine leichte Beugestellung. Gleiche Abläufe können wir bei Schädigungen an anderen Gelenken feststellen – offensichtlich reagiert der Mensch weitgehend uniform in einer *entwicklungsgeschichtlich festgelegten und bewährten Art und Weise (Phylogenese).*

Motorische Lernprozesse

Unklar ist, inwieweit sich einmalige und wiederholte periphere Informationen im zentralen Nervensystem funktionell und strukturell abbilden und zu dauerhaften Handlungsanpassungen (z.B. Vermeidungsstrategien) und zu dauerhaften Veränderungen der Motorik – z.B. zu aktiv verminderter Gelenksbeweglichkeit – führen (Freiwald et al., 1999). Unter dem letztgenannten Aspekt kann sich therapeutisch motiviertes Dehnen nicht nur auf die Wiederherstellung der maximalen Beweglichkeit beziehen. Bei der Planung und Durchführung von Dehnungen müssen auch *Verhaltensaspekte* berücksichtigt werden. Sowohl der Sportler als auch der Rekonvaleszent muss zur Vermeidung von Beweglichkeitsverlusten immer wieder *aktiv und bewusst den vollständigen Bewegungsumfang seiner Gelenke nutzen.*

6.5.1 Dehnen und Schmerzen

Dehnungsspannung und Dehnungsschmerz

Dehnungen können in endgradigen Dehnstellungen zu einem Gefühl führen, dass in der Literatur meist als »*Dehnungsspannung*« beschrieben wird. Wenn man jedoch die Sportler bzw. Patienten näher befragt, beschreiben Sie eher einen »*Dehnungsschmerz*«. Endgradige Dehnungen der Muskulatur und anderer Gewebe führen zu hohen *mechanischen Spannungen;* sie können sogar über die *mechanischen Spannungen* hinausgehen, die bei maximalen isometrischen Kontraktionen auf die serienelastischen Elemente wirken (vgl. Abb. 6.13).

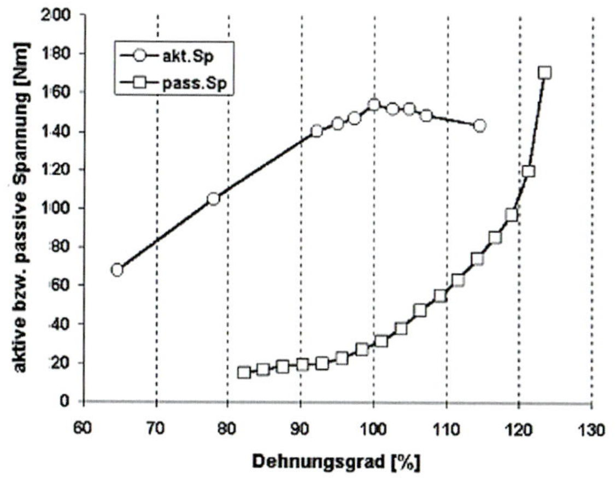

Abb. 6.13: Ruhespannungs-Dehnungskurve (pass. Sp. = passive Spannung) und Kraft-Längen-Kurve (akt. Sp. = aktive Spannung) bei maximalen isometrischen Willkürkontraktionen der ischiocruralen Muskeln. Mittelwert; n = 22 (verändert nach Wiemann & Klee, 2000, S. 8).

Aktivierung Schmerzsystem

Unter Berücksichtigung dieser Tatsachen macht es Sinn, in Verbindung mit Dehnungen von Schmerzen zu sprechen, da die Gewebe einerseits durch *hohe mechanische Spannungen* zur Anpassung gezwungen werden sollen, andererseits durch diese hohen mechanischen Spannungen auch in Gefahr sind, was typischerweise das *Schmerzsystem* aktiviert.

Definition Schmerz

Merskey et al. (1979) haben folgende Definition für Schmerz erstellt: *»Schmerz ist ein unangenehmes Sinnes- und Gefühlserlebnis, das mit aktueller oder potentieller Gewebsschädigung verbunden ist, oder mit Begriffen einer solchen Schädigung beschrieben wird«* (Merskey et al., 1979, zitiert aus Zenz & Jurna, 2001, S. 39). Schmerz beeinflusst sowohl aktuell *Bewegungshandlungen (Motorik)* als auch die *Planung von Bewegungshandlungen.*

Schmerz hat mehrere Komponenten:

Schmerzkomponenten

- sensorisch-diskriminative Komponente (»Trennung von nicht schmerzhaften zu schmerzhaften Reizen«)
- affektiv-emotionale Komponente (»Lust- oder unlustbetonte Gefühle«)
- vegetative Komponente (reflektorische Reaktionen durch das vegetative Nervensystem; z.B. »Flecken oder Blässe im Gesicht«; »Schwitzen«)
- kognitiv-evaluative Komponente (»situative Bedeutung von Schmerzen«)

Auf das Dehnen bezogen bedeutet das Sinnes- und Gefühlserlebnis »Schmerz«, dass z.B. Dehnungen vermieden werden, wenn sie der Sportler oder Patient schon im Vorfeld als unangenehm einstuft. Eigene Dehnungsexperimente zeigen, dass die Dehnungsgrenzen anhand subjektiv tolerierbarer Schmerzgrenzen festgelegt werden. Weiterhin ist bekannt, das Stress, z.B. im Umfeld von Wettkämpfen, das Schmerzempfinden deutlich beeinflussen – meist reduzieren – kann *(Stressinduzierte Analgesie).*

Anpassungs- und Gewöhnungsprozesse

Anpassungen an Dehnungen können demgemäß auch daher rühren, dass sowohl in der *Peripherie* (z.B. durch die Anpassung von Rezeptorentladungen), im *Rückenmark* und natürlich im *Gehirn Gewöhnungs- und Anpassungsprozesse* stattfinden. Die erhöhte Beweglichkeit ist dann kein Produkt struktureller Anpassungen durch Dehnungen, sondern basiert auf einer veränderten Selbstwahrnehmung und steht daher sowohl mit physiologischen als auch psychologischen Variablen in Beziehung (vgl. Kapitel 10).

Intrinsische Faktoren

Für das Verständnis von Dehnungswirkungen ist daher der Zusammenhang zwischen dehnenden Maßnahmen und subjektiven Schmerzempfindungen bedeutsam. Für unterschiedliche subjektive Schmerzempfindungen können sowohl kulturelle Einflüsse, Trainingseinflüsse als auch die aktuell-emotionale Gestimmtheit von Bedeutung sein.

Beispiel – Schmerz und kulturelle Einflüsse

In der Wahrnehmungspsychologie wurden Menschen aus verschiedenen Kulturkreisen im Rahmen von Experimenten elektrischen Reizen ausgesetzt. Während für Menschen aus westlichen Kulturkreisen und für Menschen aus anderen Kulturkreisen (Nepal) die Schwelle zur Wahrnehmung des Stromreizes identisch war, ertrugen jedoch die Personen aus Nepal viel höhere Intensitäten, bevor sie angaben, einen »leichten« oder »extremen« Schmerz zu empfinden, was auf kulturelle Einflussfaktoren hinweist (vgl. Abb. 6.14).

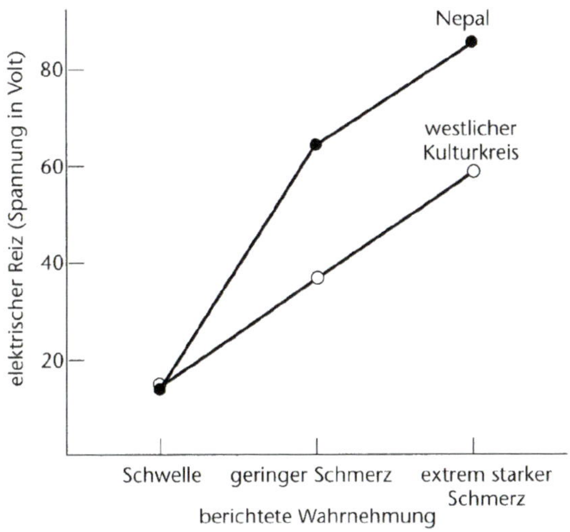

Abb. 6.14: Wahrnehmungs- und Schmerzschwellen bei Personen aus verschiedenen Kulturkreisen (Clark & Clark, 1980, aus Goldstein, 2002, S. 562).

Beispiel – Schmerz bei Sportlern und Nichtsportlern

In einem Experiment wurde die interindividuelle Schmerzwahrnehmung überprüft. Hall & Davies verglichen die Schmerzwahrnehmungen von Sportlerinnen (Läuferinnen) und Nicht-Sportlerinnen. Beide Gruppen »...tauchten eine Hand in eiskaltes Wasser und stuften dann die Intensität des empfundenen Schmerzes auf einer Skala ein. Obwohl beide Gruppen demselben Schmerzreiz ausgesetzt wurden, beurteilten die Sportlerinnen den Schmerz, den sie empfanden, als weniger stark als die sportlich inaktiven Frauen. Die Sportlerinnen gaben auf einer Skala mit maximal 150 Punkten einen Durchschnittswert von 76 an, die Nichtsportlerinnen hingegen einen Durchschnittswert von 130« (Hall & Davies aus Goldstein, 2002, S. 561). Als Erklärung wurde diskutiert, dass das Training möglicherweise zu einer »Abhärtung« führt.

Beispiel – Schmerz und Emotionen

De Wie & Verbaten untersuchten den Einfluss von Ablenkung und emotionaler Gestimmtheit auf die Schmerzwahrnehmungen. Den Personen wurden Bilder gezeigt, die positive, neutrale und negative Emotionen auslösen. Die Personen, denen Bilder mit positiven Inhalten gezeigt wurden, konnten ihre Hand länger im eiskalten Wasser halten als die Personen der beiden anderen Gruppen (De Wie & Verbaten, 2001, aus Goldstein, 2002, S. 561).

Extrinsische Faktoren

Auf das Training der Beweglichkeit bezogen sind diese Experimente von großer Bedeutung. Auch hier spielen *Umgebungsfaktoren, Instruktionen, Informationen* und *persönliche Bedeutsamkeit* eine bedeutsame Rolle, die entsprechend den Zielen in Sport und Therapie berücksichtigt werden müssen.

6.6 Zusammenfassung und Konsequenzen

Zusammenfassung

- Das Zentralnervensystem besteht aus den Nervenzentren des Gehirns und des Rückenmarks.
- Das periphere Nervensystem besteht aus motorischen (efferent) und sensibel (afferent) leitenden Nervenbahnen.
- Das vegetative Nervensystem besteht aus sympathischen und parasympathischen Anteilen, deren Aktivitäten nicht direkt ins Bewusstsein treten.
- Die Nervenbahnen sind im Normalfall vor zu großer Dehnung durch ihren welligen anatomischen Aufbau, ihre elastischen Eigenschaften und die anatomischen Lagebeziehungen geschützt.
- Bei extremen Dehnungen oder nach Verletzungen können die Nerven – je nach Dehnübung – unter Zug geraten und sowohl in ihrer Leitfähigkeit als auch in ihrer Blutversorgung eingeschränkt sein.
- Eine Vielzahl von Rezeptoren ist darauf spezialisiert, den inneren Zustand des Organismus zu erfassen. Im Abgleich mit den inneren Wahrnehmungen verändert sich die Dehnfähigkeit der Muskulatur.
- Die Muskulatur verfügt über verschiedene Rückkopplungssysteme. Während die Golgi-Organe die Dehnungsspannung von Bändern und Muskel-Sehneneinheiten erfassen, messen die Muskelspindeln vorwiegend die Länge der Muskulatur. Man kann diese Systeme auch als Dehnungsspannungs-Kontroll-System (Golgi-System) und als Längen-Kontroll-System (Muskelspindelsystem) bezeichnen. Beide Systeme sind im Abgleich mit weiteren nervösen Informationen für die Dehnung der Muskulatur von besonderer Bedeutung.
- Die situative, subjektive Wahrnehmung ist für die muskuläre Reaktion, z.B. für die Auslösung von Reflexen von entscheidender Bedeutung.
- Sowohl beim gesunden als auch beim verletzten oder erkrankten Sportler wird die Grenze der Beweglichkeit (Dehnfähigkeit) durch das Schmerzsystem angezeigt.
- Das subjektive Dehnungsgefühl muss nicht aus dem Bereich der Muskulatur stammen, sondern kann auch aus anderen Geweben, z.B. den Bändern, Sehnen und Kapseln stammen.

- Für die Dehnfähigkeit ist die subjektive Schmerzwahrnehmung von Bedeutung. Auf den Schmerz haben individuelle Aspekte (z.B. emotionale Gestimmtheit), Umgebungs- und Tätigkeitsbedingungen als auch kulturelle Aspekte Einfluss.
- Durch entzündliche Prozesse oder Schmerzen werden Veränderungen der neuromuskulären Aktivierung bewirkt, sie haben sich – genau wie Reflexe – im Laufe der Evolution bewährt.
- Wenn durch Dehnungen Schmerzen ausgelöst werden, sollte der Trainer bzw. der Therapeut auch an krankhafte Faktoren denken, die für die Einschränkung der Beweglichkeit und Schmerzen verantwortlich sein können.
- Einschränkungen der Beweglichkeit sind nicht nur negativ; sie können unter biologischer Perspektive auch Sinn machen und gefährdete Areale vor zu hoher Belastung schützen.

Konsequenzen

- Da die Strukturen, die die Beweglichkeit begrenzen, nicht immer eindeutig sind, ist eine generelle Aussage wie: »bei dieser Übung wird jene Muskulatur gedehnt« immer im Einzelfall zu überprüfen.
- Während Dehnungen ist – genau wie bei Muskelkontraktionen – die Blutversorgung der Muskulatur beeinträchtigt. Daher sind direkt im Anschluss an sportliche Bewegungen mit Übersäuerungen der Muskulatur Dehnungen zur Regeneration der Muskulatur nicht geeignet.
- Die Muskulatur, die in funktionellem Zusammenhang mit einem verletzten Gelenk steht, ist durch veränderte Eigenwahrnehmung (Propriozeption) nur erschwert dehnbar.
- Eine »Mobilisation[68]« des Nervensystems (vgl. auch Kapitel 2.1.7 durch dehnende Übungen scheint durch die anatomischen Aspekte (»alles ist mit allem verwachsen«) unwahrscheinlich.

68 Anzumerken ist, dass der Begriff »Mobilisation« immer wieder falsch verwendet wird. Er wird sowohl für Dehntechniken als auch für verschiedene Behandlungsmaßnahmen in der Physiotherapie verwendet. Der Begriff wird für viele andere Inhalte, wie die Hinführung zur selbstständigen Lebensführung, benutzt. Mit einem solchen, nicht eindeutig verwendetem Vokabular lässt sich in der Naturwissenschaft nicht arbeiten (vgl. Kap. 2.17).

Dehnen und Blutversorgung 7

Vorschau

Nachdem Sie das Kapitel 7 gelesen haben, werden Sie

- über Arterien, Arteriolen, Venen und Venolen informiert sein
- den Einfluss von Muskelkontraktionen und Dehnungen auf den Blutfluss einschätzen können

Schlüsselwörter

Arterien; Arteriolen; Venen und Venolen; Regeneration; Sauerstoffmangel; Muskelkontraktion

7.1 Blutgefäße

Arterien und Arteriolen

Blutgefäße sind Teil des Blutkreislaufes. Dazu gehören das *arterielle (Arterien, Arteriolen)* und das *venöse System (Venen, Venolen).*

Venen und Venolen

Bei *Arterien* wird unterschieden in *Arterien vom elastischen Typ, Arterien vom muskulären Typ* und Übergangsformen. Obwohl der Bau der *Venen* grundsätzlich dem Bau der Arterien entspricht, ergeben sich allein aufgrund des unterschiedlichen Blutdruckes in den Gefäßen und unterschiedlichen Funktionen von Arterien und Venen einige Unterschiede.

Kapillaren

Während die Arterien, Arteriolen, Venen und Venulen in erster Linie den Transport und das Einsammeln des Blutes vornehmen, sind die *Kapillaren* so genannte Haargefäße (feinste Blutgefäße), mit denen in erster Linie der Stoffaustausch zwischen Gefäßsystem und Gewebe realisiert wird.

Ähnlich wie beim peripheren Nervensystemen ist der Aufbau der Blutgefäße dergestalt, dass Dehnungen im physiologischen Maße ohne wesentliche Beeinflussung der Blutversorgung der Gewebe toleriert werden.

Dehnen und Blutfluss

Da Dehnungen jedoch auch in extremen Gelenkwinkeln durchgeführt werden und alternierend zu *Muskelanspannungen* (z.B. *AED–Dehnungen*) oder mit *zeitgleichen Muskelkontraktionen* absolviert werden (z.B. spezielle

PNF-Techniken, vgl. Kap. 15), stellt sich die Frage, wie sich bei Dehnungen und bei Kontraktionen der Muskulatur der Blutfluss verändert.

Aufwärmen

Die Frage ist auch deshalb von besonderer Bedeutung, da *vor sportlichen Aktivitäten* durch vorbereitende Tätigkeiten im Rahmen des Aufwärmens der *Blutfluss* erhöht werden soll, um die *Versorgung der Gewebe* zu optimieren und um damit einhergehend die *Leistungsfähigkeit* zu erhöhen.

Regeneration

Nach sportlichen Leistungen soll das *Dehnen zur verbesserten Regeneration* eingesetzt werden (vgl. Kap. 13.6). Die Regeneration ist ebenfalls von einer *optimalen Durchblutung* abhängig, da nach sportlicher Leistung *Stoffwechselzwischen- und Endprodukte* schnell aus der Muskulatur entfernt werden sollen; weiterhin sollen möglichst schnell neue Baustoffe und sonstige, für den Stoffwechsel wichtige Substrate herbeigeschafft werden.

7.1.1 Durchblutung während aktiver Muskelkontraktionen

Muskelkontraktion und Muskeldurchblutung

Generell kann gesagt werden, dass der intramuskuläre Blutfluss in Abhängigkeit von der Kontraktionskraft abnimmt. *Oberhalb von 50 – 70 % der maximalen Kontraktionskraft ist die muskuläre Versorgung mit Blut vollkommen unterbrochen.* Dieser Aspekt ist bei allen Dehnformen zu beachten, die mit vor- und zwischengeschalteten Muskelkontraktionen arbeiten (AED, PNF, u.a.).

7.1.2 Durchblutung während Dehnungen

Reduzierte Durchblutung

Während *statischer Dehnungen* ist die Durchblutung der Muskulatur eingeschränkt. Vermutet wird, dass die Minderdurchblutung der Muskulatur durch die druckbedingte Verengung der Kapillaren, die für den Stoffaustausch in den Geweben zuständig sind, geschieht (Gray & Staub, 1967). Wisnes & Kirkebo (1976) konnten zeigen, dass der Blutfluss sowohl bei aktiver Muskelkontraktion als auch unter Dehnung beeinträchtigt ist. Besonders interessant ist der Befund, dass sich die Einschränkungen der Durchblutung in verschiedenen Regionen der Muskulatur darstellen.

Innere und äußere Muskelanteile

Die Durchblutung war während Dehnungen in den inneren Anteilen der Muskulatur weit mehr als in den äußeren Anteilen eingeschränkt. Die Länge der Muskelsarkomere, die durch Dehnungen zunimmt, ist ein wesentlicher Aspekt bei der Durchblutung. Nimmt während dem Dehnen die Muskellänge zu, reduziert sich parallel die Durchblutung und die Versorgung mit Sauer-

- Die Absenkung der Schmerzschwelle führt zu einem früheren und ausgeprägteren Aktivieren der zu dehnenden Muskulatur.
- Die Angst vor (Wieder-)Verletzungen beeinflusst ebenfalls die elektrische Aktivierung. Der Patient aktiviert die zu dehnende Muskulatur prophylaktisch, denn nur so kann er die Muskeldehnung und die Belastung seines Kniegelenkes kontrollieren.

Abschwächung und eingeschränkte Beweglichkeit

Gleiche Prozesse sind auch an anderen Gelenken zu beobachten. Ist z.B. das Hüftgelenk durch eine Arthrose geschädigt, kommt es typischerweise zur *Abschwächung der Antigravitationsmuskulatur* (Glutealmuskulatur), die den Einbeinstand stabilisiert. Parallel kommt es zur eingeschränkten *Dehnfähigkeit der Hüftgelenkbeugemuskulatur.*

Für Trainer und Therapeuten ist die Kenntnis wichtig, dass *Entzündungen nicht nur bei akuten Verletzungen auftreten.* Im Gelenkinnenraum sowie den umliegenden Geweben sind immer entzündliche Stoffwechselprodukte vorhanden. Sie häufen sich, wenn das Gelenk bzw. die mit dem Gelenk in Verbindung stehenden Strukturen nach Verletzungen nicht ausheilen können oder wenn chronische Über- und Fehlbelastungen vorliegen, was auch in Bezug zum Rückenschmerz bedeutsam ist. Sehr gut kann man diese typische Reaktionsweise bei älteren Sportlern mit *degenerativ-entzündlichen Gelenkerkrankungen* bzw. bei Patienten mit *Arthrose*[69] beobachten.

Beugestellung

Hüft- und Kniegelenke werden von Patienten – aber auch von Sportlern – die eine progrediente Arthrose aufweisen, zunehmend in einer Beugestellung gehalten. Sie haben oft Probleme, die Beugemuskulatur des hinteren Oberschenkels oder die Hüftbeuger zu dehnen. Die Dehnung wird als unangenehm empfunden und die Muskulatur zeigt eine *Tendenz zur wiederkehrenden »Verkürzung«.*

»Verkürzungen«

Anfangs sind diese »*Verkürzungen*«, also die verstärkte Ansteuerung der Beugemuskulatur und das habituelle Einnehmen einer mehr gebeugten Knie- und Hüftgelenkstellung, nur funktionell und beeinflussbar – auch durch Dehnungen. Zunächst muss eine eindeutige ärztliche Diagnose gestellt werden. Dehnungen können daher Teil einer multimodalen Trainingskonzeption sein, die medizinische, physiotherapeutische und Trainingsmaßnahmen beinhaltet[70].

69 Degenerativ entzündliche Gelenkerkrankung unter Beteiligung der Gelenkstrukturen (Synovialis, Knorpel) mit vielfältigen Ursachen (Alterseinflüsse; Belastungseinflüsse; traumatische Gelenkschädigungen; Ernährungseinflüsse; Stoffwechselstörungen; etc.).

70 Damit sind Veränderungen der Selbstwahrnehmung, der Arbeitshaltungen und -gestaltungen, der Büromöbel, der Trainingspläne, der Regeneration, der Ernährung, der Physiotherapie, der Ausrüstung, etc. gemeint.

Verhaltens-änderungen

Wird die in ihrem Ursprung und Ansatz genäherte Muskulatur nicht gedehnt oder werden die Alltags- und Sportbedingungen nicht verändert (Verhaltensänderungen), dann können die ursprünglich funktionellen Einschränkungen der Gelenksbeweglichkeit über Tage, Wochen, Monate und Jahre hinaus in manifeste strukturelle Anpassungen übergehen. Sie können innerhalb der Muskulatur stattfinden (z.B. manifeste »Cross-Links«), aber auch an den Gelenken (z.B. strukturelle Anpassungen an Knochen, Knorpel, Kapseln und Bändern).

Funktionelle und strukturelle Verkürzungen

Während sich die funktionellen Veränderungen spontan bilden, bilden sich die strukturellen Veränderungen je nach Gewebe im Laufe von Stunden, Tagen, Monaten und Jahren aus.

Zum Sinn von schädigungs- und verletzungsbedingten Einschränkungen der Beweglichkeit

Einschränkungen der Beweglichkeit haben nicht nur äußerst vielfältige Ursachen, sie können auch Funktionen erfüllen, die *nicht pauschal als negativ zu bewerten* sind.

Phylogenese

Vielfach sind Beweglichkeitseinschränkungen primär sinnvoll und entwickeln sich erst mittel- und langfristig zu einem Problem. Beweglichkeitseinschränkungen müssen demnach immer nach ihrer Ursache und im zeitlichen Verlauf bewertet werden.

Beispiel – Akute Knieverletzung

Mit Eintritt der Verletzung reduziert der Sportler sofort seine Kraft und schränkt die Beweglichkeit des betroffenen Gelenkes ein. Es findet eine implizite Abwägung[71] zwischen Freiheitsgraden und Stabilität statt – bei einer Verletzung ist zunächst die Stabilität und daher die Einschränkung der Freiheitsgrade des Gelenkes wichtig. Der Sportler legt sich einen »inneren Gips« an. Die Natur hat schon viel früher als der Mensch den Gips erfunden, und durch die zeitweise Ruhigstellung bzw. Minderbelastung schafft der Organismus gute Voraussetzungen zur Heilung.

71 implizit: ohne in das Bewusstsein zu dringen.

Beispiel – Arthrose des Gelenkknorpels

Mit zunehmender Entwicklung einer Arthrose finden Beweglichkeitseinschränkungen statt. Beim Fußballspieler kommt die Hüftarthrose häufiger vor – insbesondere das Hüftgelenk des Standbeins ist betroffen.

Mit der Arthrose findet – meist in Schüben – eine zunehmende Einsteifung der betroffenen Gelenke statt. Das maximale Bewegungsmaß wird nicht mehr zugelassen; die Muskulatur und in Folge das Gelenk umgebende Bindegewebe begrenzen die Beweglichkeit.

Anfangs verläuft dieser Prozess für den Sportler unmerklich. Erst zu einem späteren Zeitpunkt, vielfach erst nach Jahren, treten Schmerzen auf und die Einschränkungen der Beweglichkeit (und der Kraft) werden bemerkt. Die zunehmende Einsteifung des Gelenks ist mit einer rostigen Tür zu vergleichen, sie wird nicht in den schadhaft-rostigen Bereich hinein bewegt. Das neuromuskuläre System bringt das betroffene Gelenk in eine Position der maximalen Entspannung bzw. Schmerzfreiheit. Bei der Hüfte ist dies eine Position mit leichter Außenrotation zur Entspannung der illio-femoralen Kapsel-Bandstrukturen, eine verstärkte Adduktions- und Flexionsstellung.

Die Veränderungen der Gelenkstellungen in Ruhe und unter Belastung sowie die Veränderungen der maximalen Beweglichkeitswerte sind Teil eines aktiven Schutzmechanismus, wodurch sich die Gesamtmotorik in Alltag und Sport verändert..

Minderbelastbarkeit

Anfangs ist die Reaktion des Organismus gegenüber einer Schädigung als sinnvoll zu bewerten, denn in extremeren Beweglichkeitsbereichen nehmen die biomechanischen Belastungen der Gelenke zu. Was gibt es für ein biologisches System sinnvolleres, als bei *Minderbelastbarkeit der Gelenke* die Beweglichkeit zunehmend einzuschränken und damit die Belastung schadhafter Areale zu reduzieren?

Merke **Einschränkungen der Gelenksbeweglichkeit**

Die Einschränkung der Gelenksbeweglichkeit ist meist die Folge und nicht die Ursache von Erkrankungen und Verletzungen.

Veränderungen der Motorik im Sport

Wie wir in Experimenten zeigen konnten, passen sich auch die Bewegungsmuster an die eingeschränkte Beweglichkeit an. Im Alltag und im Sport werden durch das Individuum Handlungen und Bewegungen so verändert, dass die Gelenke nicht in den eingeschränkten Bereich hinein bewegt werden.

Zentralnervöse Ansteuerungsmuster

Die zentralnervösen Ansteuerungsmuster verändern sich und es kann ein Teufelskreis entstehen. Die sportliche Technik und das taktische Verhalten, soweit von der Beweglichkeit abhängig, verschlechtern sich (vgl. das folgende Beispiel!).

Problematisch ist die Tatsache, dass bei solchen »*Schutzreaktionen*« eine *Tendenz zur Verselbstständigung* der Abläufe besteht.

Sekundärer Krankheitswert

Der ursprünglich sinnvolle Prozess wird zum krankhaften Prozess mit eigenem, sekundären Krankheitswert. Es kommt zu überschießenden muskulären und bindegewebigen Reaktionen und die Einsteifung der betroffenen Gelenke schreitet schneller voran als es biologisch sinnvoll wäre.

Beispiel – Fußball, Technik und Einschränkungen der Beweglichkeit

Die eingeschränkte Hüftgelenksbeweglichkeit zeigt sich beim Fußballspieler mit Hüftarthrose z.B. bei der Annahme hoch einfliegender Bälle. Er kann das Hüftgelenk nicht ausreichend beugen und koordinieren – es kommt zu technischen Mängeln bei der Ballannahme.

Verändert der Spieler durch mangelnde Beweglichkeitsressourcen seine sportliche Technik, wird auch die individuelle und mannschaftliche Taktik verändert.

Der Spieler wird seine Position auf dem Spielfeld anders wählen, da der Fußballspieler einen hoch einfliegenden Ball nicht mehr wie zu früheren Zeiten verarbeiten kann; er ist nun gezwungen, ein oder zwei Schritte nach hinten (zum Gegenspieler hin) zu machen. Dies ist für seine individuelle Leistung und den sportlichen Mannschaftserfolg kontraproduktiv.

Veränderungen der Motorik im Alltag

Einschränkungen der Beweglichkeit führen nicht nur im Sport, sondern auch im Alltag zu Veränderungen von Handlungen und Bewegungen.

Veränderungen von Handlungen und Bewegungen

Auch im Alltag vermeidet man endgradige Bewegungsamplituden. Die Veränderungen sind den Betroffenen (anfangs) meist nicht bewusst und verfestigt sich in Alltagssituationen. Die Konsequenz ist die zunehmende Einschränkung der Beweglichkeit durch *Nichtgebrauch* und verstärkte Belastungen des Bewegungsapparates an anderer Stelle, die sich zu Sekundärschädigungen entwickeln können.

Beispiel – Einschränkung der Kniegelenkbeweglichkeit und Schnürsenkel binden

Bei eingeschränkter Beweglichkeit des Kniegelenkes bindet sich der Betroffene die Schuhe in einer anderen Körperhaltung als früher.

Statt wie früher das Knie stark zu beugen und dadurch den Fuß an den Körper heranzuziehen wird nun, um die Schnürsenkel zu binden, das Hüftgelenk und die Wirbelsäule verstärkt gebeugt – was an dieser Stelle zu erhöhten Belastungen führt und die Beweglichkeit des Kniegelenks durch Nichtgebrauch weiter einschränkt..

Beispiel – Kniegelenksrehabilitation nach vorderem Kreuzbandriss

Nach vorderem Kreuzbandriss verändern die Patienten ihr Gangbild und schränken ihre Kniegelenksbeweglichkeit aktiv ein. Wie wir in experimentellen Untersuchungen zeigen konnten, ist selbst ein Jahr nach der Operation eine Einschränkung der aktiven Beweglichkeit feststellbar (Schmalz et al., 2001). Wenn die Patienten ihr Gangbild nicht normalisieren, werden sich in Folge die Muskulatur und das Bindegewebe an das veränderte Bewegungsmaß anpassen.

Also gilt: Die erste Einschränkung der Beweglichkeit macht zwar biologischen Sinn, von Trainern und Therapeuten muss jedoch darauf geachtet werden, dass die Einschränkungen der Beweglichkeit den akuten Schaden nicht überdauern bzw. das bei chronischen, irreversiblen Schädigungen die Beweglichkeit nicht über ein den Schädigungen angepasstes Maß hinaus abnimmt.

8.2 Dehnen und Anhäufung von Laktat

Laktat

Training mit hohen Intensitäten führt zur Bildung und Anhäufung von Laktat in der Muskulatur. Durch Laktat verändert sich die Ansteuerung der Muskulatur ebenso wie bei entzündlichen Prozessen.

pH-Wert

In beiden Fällen sinkt der *pH-Wert*[72] und das Gewebe wird »sauer«. Gegenüber Dehnungsreizen wird die Muskulatur nun sensibler, die neuromuskuläre Aktivierung der zu dehnenden Muskulatur und deren Schmerzsensibilität wird verstärkt Die belastungsbedingte Anhäufung von Laktat hat in der Muskulatur einen mit Entzündung vergleichbaren Einfluss und führt zur verstärkten *Aktivierung der Muskelspindelaktivität (γ-Afferenzen; Ib-Afferenzen).*

Aktivierung der Muskulatur

Verstärkte intrafusale γ-Afferenzen führen über die *α-γ-Kopplung* zur verstärkten *Aktivierung der α-Motoneurone der quergestreiften Skelettmuskulatur* (vgl. Abb. 6.10 in Kap. 6.4.1). In der Praxis ist für den Sportler nach intensiven Belastungen sowohl eine verstärkte »*Schmerzhaftigkeit*« als auch eine »*Verspannung*« der Muskulatur zu spüren.

Koordination

Welchen Einfluss das Laktat in der Muskulatur und der Abfall des pH-Wertes in den Gelenken auf die *Koordination* haben, ist bisher unklar. Auswirkungen auf das neuromuskuläre Zusammenspiel sind zu erwarten, was für die *Verletzungsanfälligkeit* bedeutsam sein könnte.

Merke **Gelenke und pH-Werte**

Untersuchungen zeigen, dass der pH-Wert, der bei Anhäufung von Laktat in der Muskulatur abfällt, bei und nach sportlichen Belastungen auch in den Gelenken geringer wird. Veränderungen der das Gelenk umspannenden Muskulatur sind messbar, was sich auf die Dehnbarkeit auswirkt.

8.3 Dehnen und Muskeltonus

In Sport und Medizin sind Begriffe wie *»(Muskel-)Tonus«, »verspannte Muskulatur«,* oder *»hypertone Muskulatur«* weit verbreitet. Trotzdem werden die Begriffe für vielfältige Phänomene synonym verwendet. Auch findet man immer wieder die Aussage, dass durch Dehnungen der »*Muskel-*

72 pH: Abkürzung für pondus Hydrogenii. Kurzbezeichnung für die Wasserstoffionenkonzentration $[H^+]$ bzw. $[H_3O^+]$, die Skala reicht von pH 0 bis pH 14. Ein niedriger pH Wert bedeutet, dass die Lösung sauer ist; neutrale Lösungen weisen einen pH-Wert von 7 auf (sauer: pH 0 – 7; alkalisch: pH 7 – 14; vgl. Roche 2003).

thesen ist die Annahme, das im Bereich des schmerzhaften Areals eines Trigger-Punktes eine lokale Mangelversorgung des Gewebes, mit Sauerstoff vorliegt (»Energy Crisis Hypothesis«; näheres in Mense & Simons, 2001).

Lokale Mangelversorgung und Dehnung

Bei der Behandlung von Trigger-Punkten haben sich - neben anderen therapeutischen Maßnahmen - statische Dehnungen der betroffenen Muskulatur bewährt. Wenn Trigger-Punkte noch nicht lange bestehen, reagieren sie besonders positiv auf Dehnungen. Die Dehnungen müssen langsam im schmerzfreien Bereich durchgeführt werden – schnelle und schmerzhafte Dehnungen können die Beschwerden hingegegen verstärken. Insbesondere PNF-Techniken haben sich bewährt (Mense & Simons, 2001, S. 265 f; vgl. Kap. 15.2).

8.4 Dehnen und Gelenkvolumen

Gelenkerguss

Ein *Gelenkerguss*, der nach Traumen oder bei Über- und Fehlbelastungen der Gelenke auftreten kann, führt durch die *Dehnung der Gelenkkapsel* zu einer eingeschränkten Dehnfähigkeit.

Die Ursachen der Beweglichkeitseinschränkung sind jedoch nicht rein mechanisch, sondern eine Kombination aus mechanischen, neurophysiologischen und psychologischen Faktoren. Patienten – z.B. mit Kniegelenkserguss – sind äußert vorsichtig mit dem geschädigten Gelenk und verwehren intuitiv maximale Gelenkausschläge (»ungutes Gefühl«).

Gelenksafferenzen

Über das Nervensystem (»Gelenkafferenzen«) nimmt der Erguss durch *Dehnung der Kapsel* Einfluss auf die gesamte, das betroffene Gelenk umgebende Muskulatur. Neben der veränderten Dehnfähigkeit der Kniemuskulatur werden insbesondere die Kraftfähigkeiten der Kniegelenkstrecker gehemmt. Untersuchungen von Spencer et al. (1984) konnten zeigen, dass die Ansteuerung der Kniegelenkstrecker (M. quadriceps femoris) bzw. dreier seiner vier Anteile (M. vastus medialis; M. rectus femoris; M. vastus lateralis) nach Injektion einer *isotonen*[79] Salzlösung in das Kniegelenk reduziert waren, die Aktivierung der Beuger hingegen erhöht waren.

79 Isotone Lösung: Zustand gleicher bzw. konstanter molekularer Konzentrationen.

8.5 Dehnen und intramuskuläres Flüssigkeitsvolumen

Ein in der Literatur bisher nicht beschriebenes Phänomen, das einen Beitrag zum Dehnungswiderstand und – zumindest theoretisch – zur Begrenzung der Beweglichkeit führen kann, ist das intramuskuläre Flüssigkeitsvolumen[80].

Durchblutung und Lymphfluss

Es ist bekannt, dass sich sowohl unter dem Einfluss des vegetativen Nervensystems als auch durch Ruhe- und Belastungsstoffwechsel die sowohl die Durchblutung der Muskulatur, als auch den Lymphfluss sowie weitere metabolische Parameter ändern.

Je nach aktueller Erfordernis ist mehr oder weniger Blut und Zellflüssigkeit in der Muskulatur und deren Gefäßsysteme vorhanden (Arterien, Arteriolen, Venen, Venulen, Kapillaren, Lymphsystem, intrazellulärer Raum). Dies geschieht sowohl durch die Veränderung des *Muskeltonus*[81] (Kontraktionszustand), des *Gefässturgors*[82] als auch durch die *Veränderung der Zellpermeabilität* (Durchlässigkeit der Zellen für Flüssigkeiten).

Umverteilung von Flüssigkeiten

Der bedeutsamste Faktor für die Umverteilung der Flüssigkeiten im Organismus stellt die von der Muskulatur geforderte Leistung dar. Hohe Leistungsanforderungen können dazu führen, dass sich die lokale Durchblutung der Muskulatur lokal um mehrere hundert Prozent (!) erhöhen kann.

Da die Muskeln von bindegewebigen Hüllen umgeben sind (Endo-, Peri- und Epimysium), und die Muskeln beim Dehnen in die Länge gezogen werden, entsteht während der Dehnung innerhalb der Hülle dann verstärkter Druck. Inwieweit diese Faktoren für die Dehnung bzw. das Maß der Beweglichkeit von Bedeutung sind, werden künftige Forschungen zeigen müssen.

---

80 In einem anderen Zusammenhang haben Klee & Wiemann den Einfluss von Flüssigkeitsverschiebungen auf die Bestimmung muskulärer Dehnungsparameter beschrieben (vgl. Klee & Wiemann, 2000).

81 Muskeltonus: der Spannungszustand des Muskels. Besteht aus einer passiven, viskös-elastischen Komponente in Abhängigkeit vom Dehnungsgrad und einer aktiven, durch die Kontraktion bedingten Komponente (= kontraktiler M.). Der aktive Tonus lässt sich beim Skelettmuskel durch Messung der elektrischen Erregung mittels Elektromyographie bestimmen. Glatte Muskulatur besitzt häufig einen spontanen Tonus.

82 Gefässturgor: der durch den intra- u. interzellulären Flüssigkeitsgehalt bedingte »Tonus« eines Körpergewebes, der dieses bei normalem Wasser- u. Elektrolythaushalt prall-elastisch erscheinen lässt.

8.6 Dehnen und Auf- und Abwärmen

Aufwärmen hat einen bedeutenden Einfluss auf folgende Dehnungen. Ganz grundsätzlich ist *Aufwärmen immer vor dem Dehnen* durchzuführen. Alleiniges Dehnen wärmt nicht auf, es kann daher nicht als alleinige Maßnahme zur Vorbereitung auf sportliche Leistungsanforderungen dienen. Wenn durch Dehnen in erster Linie die Beweglichkeit erweitert werden soll, kann ein Aufwärmen vor sportlichen Tätigkeiten ähnliche Effekte wie Dehnungen zeigen (Shrier & Gossal, 2000).

Hauttemperatur, Beweglichkeit, biomechanische Parameter

Rosenbaum & Hennig (1997) verglichen Dehnungen und Warmlaufen in Hinsicht auf Hauttemperatur, Beweglichkeit und biomechanische Parameter. Die Hauttemperatur konnte nur durch Aufwärmen, jedoch nicht durch Dehnen erhöht werden. Überraschend ist die Tatsache, dass die Beweglichkeit im oberen Sprunggelenk alleine durch Warmlaufen mehr als durch alleiniges Dehnen gesteigert werden kann (Tab. 8.1).

	Einheit	Vor Dehnung	Nach Dehnung	Nach Warmlaufen
Hauttemperatur	°C	32,9±0,7	32,8±0,7	34,6±0,6**
Maximale Dorsalflexion	°	29,9±6,9	30,6±7,4**	31,4±6,8**
Kraftmaximum	N	384,9±175,3	368,1±171,2	442,3±176,7**
Impuls (Kraft-Zeit-Integral)	Ns	84,9±47,0	78,2±43,2	92,9±47,1**
Kraftanstiegrate	N/s	3447±1243	3328±1238	13980±1292**
Reaktionszeit	Ms	172,4±18,5	171,9±16,4	166,6±20,2**

Tab. 8.1: Einfluss von Dehnungen und Warmlaufen auf ausgewählte Parameter – *= p<0,05; **= p<0,01 (verändert aus Rosenbaum & Hennig, 1997, S. 97).

Reißfestigkeit

Interessant ist das Ergebnis einer Studie, die den *Einfluss von Aufwärmen auf die Reißfestigkeit von Bindegewebe* untersuchte. Es zeigte sich, dass das untersuchte Gewebe bei 35° Celsius eine höhere Reißfestigkeit als bei 39° Celsius hatte (Strickler et al., 1990).

Leistungssteigerung

Im *Freizeitsportbereich* führt ein Aufwärmen um ca. 1° Celsius (Erhöhung der Körperkerntemperatur) zu einem leistungssteigernden Effekt von ca. 3 – 5 %. Ein Aufwärmen um ca. 2° Celsius (auf ca. 39° Celsius Körperkerntemperatur) führt zu einem leistungssteigernden Effekt von ca. 7 % (Joch & Ückert, 2001; Freiwald, 1991).

Im *Leistungssport* ist es natürlich von großem Interesse, in wieweit Auf- und Abwärmen die Leistungen beeinflussen. In der klassischen Literatur wird immer wieder von den leistungsnegativen Effekten durch mangelndes Aufwärmen und Kälteeinwirkung berichtet.

Joch et al. (2002) zeigten, dass kurzzeitige Abkühlungen (2 bis 3 Minuten) bei extremer Kälte (-110° Celsius) bei Schnelligkeits-, Schnell- und Maximalkraftbelastungen leistungspositive Einflüsse bewirken. An dieser Stelle sind jedoch insbesondere die Umgebungsbedingungen (Hitze, Luftfeuchtigkeit) zu berücksichtigen.

Passives Aufwärmen und Dehnbarkeit

An dieser Stelle soll darauf hingewiesen – jedoch nicht näher ausgeführt werden – dass nicht nur Dehnungen, sondern insbesondere auch passiv aufwärmende Maßnahmen (Wannenbad; Ultraschall; Infrarotbestrahlung; heiße Rollen; Fango; Sauna) zur verbesserten Dehnbarkeit der Muskulatur und zur Erweiterung der Gelenksbeweglichkeit beitragen.

8.7 Beweglichkeit und tageszeitliche Schwankungen

Im Verlauf des Tages gibt es Schwankungen der Gelenkbeweglichkeit. Man nennt diese tageszeitliche Schwankungen auch »*zirkadianer Rhythmus*[83]«.

Tageszeiten

Fast alle Körperfunktionen haben Rhythmen, die die Leistungsfähigkeit in Abhängigkeit von der Tageszeit beeinflussen. Die Beweglichkeit scheint über den Tag hinweg bis in den frühen Abend hinein zuzunehmen. Besonders bei der Wirbelsäulenbeweglichkeit ist eine Abhängigkeit von der Tageszeit ausgeprägt. Das hängt mit der Tatsache zusammen, dass die zwischen den Wirbeln liegenden Bandscheiben über den Tag Flüssigkeit verlieren und dadurch die Bänder und Kapseln tendenziell lockerer werden – und somit eine größere Beweglichkeit zulassen (Abb. 8.3).

83 Zirkadianer Rhythmus: endogen gesteuerte, sämtliche biologischen Funktionen betreffende Rhythmizität, die durch die Tagesschwankungen geophysikalischer Umweltfaktoren i.S. von Zeitgeberwirkungen synchronisiert wird (normalerweise synchron mit dem Tag-Nacht-Wechsel). Funktioniert auch bei Ausschaltung aller Zeitinformation zunächst unverändert; ist geprägt durch Wendestunden (gegen 3 bzw. 15 Uhr) mit stärkstem Parasympathiko- bzw. Sympathikotonus, vormittäglichem Aufwärmungsaffekt (Frische- u. Wachheitsgefühl; mit Anstieg der Kern- u. Absinken der Gliedmaßentemperatur), abendlichem Entwärmungseffekt (Gefühl wohliger Behaglichkeit u. Schläfrigkeit; mit Sinken der Kerntemperatur) (Roche Lexikon Medizin, 2003).

Wirbelsäule und Kniegelenke

Ähnliche Auslockerungen wie an der Wirbelsäule (vgl. Abb. 8.3) haben wir auch an den Kapsel-Bandstrukturen der Kniegelenke messen können, nachdem entweder über 90 Minuten Fußball gespielt wurde oder alternativ für wenige Sekunden die das Kniegelenk umfassende Muskulatur gedehnt wurde (Freiwald & Baumgart, 2007, unveröffentlicht; vgl. Kap. 13.3 und Abb. 13.5 und 13.6).

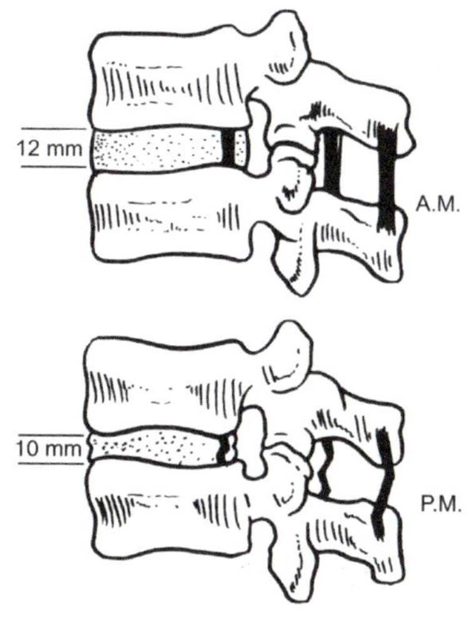

Abb. 8.3: Bewegungssegment (Wirbelkörper mit Bandscheibe und Bändern). Über den Tag verliert die Bandscheibe durch Flüssigkeitsverlust an Höhe (unten). Der Höhenverlust wird durch die nächtliche Ruhe und Flüssigkeitsaufnahme wieder kompensiert. Nachmittags und abends sind die Kapseln und Bänder der Wirbelsäule lockerer und lassen eine größere Beweglichkeit zu (Adams et al. aus Alter, 2004, S. 132).

Weitere Einflüsse sind z.B. metabolischer Art. Gewebs- und Gelenksflüssigkeiten verändern über Nacht ihre Zusammensetzung.

Stoffwechsel und Morgensteifigkeit

Erst mit der morgendlichen Bewegung kommt der Stoffwechsel wieder in einen normotrophen Bereich, was die »Morgensteifigkeit« erklärt. Auch fällt während der Nachtruhe die Körpertemperatur, die am frühen Morgen am niedrigsten ist und die Beweglichkeit negativ beeinflusst.

8.8 Zusammenfassung und Konsequenzen

Zusammenfassung

- Entzündungen verändern sowohl die Dehnungseigenschaften als auch die Trainierbarkeit der Muskulatur.
- Muskeln, die entzündete Gelenke gegen die Schwerkraft belasten (strecken) oder auswärts drehen, werden meist geringer aktiviert.
- Muskeln, die entzündete Gelenke verstärkt einwärts drehen oder beugen, werden meist verstärkt aktiviert.
- Schmerzen und Entzündungen verändern Reflexe – häufig werden sie verfrüht und verstärkt ausgelöst (z.B. früheres und verstärktes Anspannen der Muskulatur gegen Dehnung).
- Gelenkschwellungen und/oder -ergüsse lassen kein optimales Dehnen zu.
- Die Anhäufung von Laktat führt zu neuromuskulären Reaktionsweisen, die denen bei Entzündungen vergleichbar sind.
- Schmerz ist ein natürliches und sinnvolles Empfinden; er dient primär dem Schutz gefährdeter Gewebe.
- Bei Schmerzen verändert der Mensch seine Handlungen. Er verändert oder vermeidet Bewegungen (Alltags- bzw. Sportmotorik), die er als unangenehm oder schmerzhaft empfindet.
- Der Muskeltonus kann durch vielfältige Einflüsse, wie z.B. Blockierungen der Gelenke, Erkrankungen und Störungen der inneren Organe, psychische Belastungen, Entzündungen und neurologische Erkrankungen sowie durch Trigger-Punkte verändert sein.
- Durch Dehnungen kann kurzfristig der kontraktile Muskeltonus beeinflusst werden.
- Durch Dehnungen kann kurz-, mittel- und langfristig der viskoelastische Muskeltonus beeinflusst werden.
- Beim Dehnen ist nicht nur der Widerstand von Muskeln und Bindegewebe von Bedeutung, sondern auch das aktuelle Flüssigkeitsvolumen in den Gelenken und der Muskulatur.
- Aktives und passives Aufwärmen verbessert die Dehnfähigkeit der Bindegewebe und der Muskulatur..
- Die Beweglichkeit unterliegt wie viele andere Körperfunktionen tageszeitlichen Schwankungen. Frühmorgens ist die Beweglichkeit gegenüber dem späten Vormittag und dem frühen Abend geringer.

Konsequenzen

- Vor Dehnungen sollte im Sport immer ein Aufwärmen erfolgen.
- Das Aufwärmen sollte aktiv erfolgen. Passives Aufwärmen durch z. B. Wannenbäder, Infrarot, Fango u. a. wirkt auf die Beweglichkeit in vergleichbarere Art und Weise.
- Wenn Entzündungen der zu dehnenden Gewebe bzw. der in Verbindung stehenden Gewebe bestehen, muss als erstes die Entzündung beseitigt werden.
- Wenn Gelenkschwellungen oder –ergüsse vorliegen, muss zunächst die Ursache geklärt und beseitigt werden.
- Wenn Gelenkschwellungen oder –ergüsse vorliegen, sollten Dehnungen nur in Rücksprache mit dem Arzt und nach Abklärung der Ursachen eingesetzt werden.
- In der Rehabilitation empfehlen sich wegen der besseren Dosierbarkeit zunächst langsame, gehaltene, statische Dehnungen, im Sport eher dynamische Dehnungen.
- Schmerz muss als natürliche Begrenzung der Beweglichkeit aufgefasst und respektiert werden.
- Dehnungen zur Erweiterung der Beweglichkeit sollten eher nachmittags oder abends, möglichst nicht morgens durchgeführt werden.

9 Dehnen – Geschlecht, Wachstum und Alter

Vorschau

Wenn Sie das Kapitel 9 gelesen haben, wissen Sie mehr über

- den Einfluss des Geschlechts auf die Beweglichkeit
- den Einfluss von Wachstumsprozessen auf die Beweglichkeit
- den Einfluss des Alters auf die Beweglichkeit

Schlüsselwörter

Frauen, Männer, Geschlecht, Schwangerschaft, Hormone, Pubertät, Längen- und Breitenwachstum, Alter, Verhaltenseinflüsse, Normwerte

9.1 Geschlechtseinflüsse

Anatomische und physiologische Geschlechtsunterschiede

Frauen sind tendenziell beweglicher als Männer, wobei es erhebliche, individuelle Abweichungen gibt.

Die Ursachen für die im Durchschnitt höhere Beweglichkeit der Frauen gegenüber den Männern liegen in geschlechtsspezifischen anatomischen und physiologischen Differenzen, unterschiedlicher Muskelmasse und unterschiedliche Gewebseigenschaften der Muskulatur und des Bindegewebes.

Hormone

Ein weiterer, besonders auch während der Schwangerschaft, wichtiger Aspekt ist der hormonelle Unterschied zwischen Frauen und Männern.

Schwangerschaft

Der während der Schwangerschaft veränderte Hormonstatus führt zur weiter erhöhten Beweglichkeit der peripheren Gelenke. Auch die Wirbelsäulengelenke und die Iliosakral- und Beckengelenke sind während der Schwangerschaft durch erhöhte Beweglichkeit gekennzeichnet. Während dieser Zeit muss mit Trainingsmaßnahmen, die das Bindegewebe (wie z.B. der gelenküberziehenden Knorpel!) stark beanspruchen sehr behutsam umgegangen werden, da ansonsten Schädigungen drohen.

Verhütungsmittel

Auch die Einnahme von Verhütungsmitteln hat – durch den Einfluss auf das hormonelle System – einen Einfluss auf das Muskel- und Bindegewebe; auch Einflüsse auf die neuromuskuläre Steuerung (Koordination) werden diskutiert. Die Untersuchungslage ist jedoch widersprüchlich; aus den Untersuchungen lassen sich bisher keine konkreten Empfehlungen ableiten.

9.2 Wachstumseinflüsse

Auch *Wachstumsprozesse* und die veränderten Relationen der Rumpf- und Extremitätenlängen sind von Bedeutung. So können z.B. Kleinkinder meist ohne Probleme mit den Fingern die Zehenspitzen erreichen; sie haben relativ kurze Beine und einen langen Rumpf. Mit dem *pubertären Längenwachstum* verändern sich die Längeverhältnisse zwischen dem Skelett und der Rumpf- und Extremitätenmuskulatur.

Rumpf- und Extremitätenlängen

Während des *pubertären Längenwachstums* haben die Jugendlichen nicht selten Probleme, mit den Fingern die Zehenspitzen zu erreichen, was sich nach der Pubertät wieder gibt.

Pubertät

Ein weiterer Faktor für die zeitweisen Einschränkungen der Beweglichkeit während der Pubertät kann darin gesehen werden, dass *das Knochenwachstum während der Pubertät schneller als das Längenwachstum der Muskulatur* erfolgt und daher die Beweglichkeit reduziert ist.

Muskel- und Knochenwachstum

9.2.1 Kindes- und Jugendalter

Die durchschnittliche Beweglichkeit nimmt schon im Kindes- und Jugendalter ab, dabei sind die Ursachen vielfältig.

Sie können z. B. in Wachstumsprozessen mit der Verschiebung der Körperproportionen begründet sein (z. B. Übergang vom Kleinkindalter zum Schulalter). Während der puberalen Wachstumsphase wachsen insbesondere die Extremitäten. Die Muskulatur passt sich dem Knochenwachstum nur mit Verzögerung an, daher ist während der Pubertät die Beweglichkeit (teilweise) reduziert.

Körperproportionen

9.2.2 Erwachsenenalter

Mit höherem Alter nimmt die durchschnittliche Beweglichkeit ab. Araujo (2004) beschreibt die Tendenz, dass mit *zunehmendem Alter* die Abnahme der Beweglichkeit in den Gelenken des Rumpfes bzw. die Abnahme der Rumpfbeweglichkeit ausgeprägter ist als die Abnahme der Beweglichkeit der Extremitätengelenke. In Alltagssituationen sind eine kürzer werdende

Rumpf- und Extremitätenbeweglichkeit

Schrittlänge und eine Abnahme der Ganggeschwindigkeit die Folge, auch das Treppensteigen kann erschwert sein (Freiwald et al., 2007; Winter, 1991).

Bindegewebe

Durch Training, insbesondere durch Dehnen, kann dem *allgemeinen Trend* der Beweglichkeitsabnahme im *Einzelfall* widerstanden werden. Viele Faktoren spielen bei den *altersbedingten Veränderungen* eine Rolle, die durch Dehnungen alleine nicht beeinflussbar sind.

Beim älteren Menschen organisiert sich die Muskulatur um, es wird zunehmend Bindegewebe in die Muskulatur eingelagert, die Elastizität der Bindegewebe nimmt durch verminderte Wassereinlagerung ab. Die Gelenke verändern im Alter ihre Form, auch dadurch nimmt die ursprüngliche Beweglichkeit ab.

Hinzu kommt mit zunehmendem Alter eine Veränderung der Bewegungsgewohnheiten – die meisten Menschen bewegen sich im Alter weniger.

Gelenkstoffwechsel und Muskelfaserzusammensetzung

Parallel zur altersgemäßen Abnutzung der Gelenke verändert sich der Gelenkstoffwechsel. Entzündliche Stoffe reichern sich in den Gelenken an, die von spezialisierten Organen (Rezeptoren) erfasst werden und über nervöse Verschaltungen zu einer veränderten Ansteuerung der Muskulatur führen (vgl. Kap. 6). In zeitlicher Folge kommt es zu strukturellen Veränderungen des Muskelgewebes (Muskelfaserzusammensetzung).

Verhaltensänderungen

Auch *Verhaltensänderungen* sind für Beweglichkeitseinschränkungen verantwortlich. Noch im Kleinkindalter und während der Schulzeit haben die Kinder einen erhöhten Bewegungsdrang. Trotzdem müssen auch schon Kinder in der Schule über längere Zeiträume sitzen. Die über Stunden währende Sitzhaltung mit gebeugten Hüftgelenken kann speziell für die Hüftbeugemuskulatur problematisch sein. Mit zunehmendem Alter nehmen die Bewegungszeiten weiter ab, was zu weiteren Einschränkungen – nicht nur der Beweglichkeit – führen kann.

9.2.3 Normwerte im Altersgang

Araujo (2004) hat einen *Flexibilitätsindex*[84] entwickelt. Er setzt sich aus der maximalen physiologischen und passiven Gelenkreichweite der wichtigsten Gelenke zusammen (Schulter- und Ellbogengelenke, Handgelenke, Rumpf, Hüftgelenke, Kniegelenke, Sprunggelenke).

84 Flexibilitätsindex (Flexindex): die maximale passive und physiologische Beweglichkeit mehrerer Gelenke in einem Quotienten zusammengefasst (näheres in Araujo, 2004).

Flexibilität

Die Erhebung des Flexibilitätsindexes zeigt, dass die *Beweglichkeit mit zunehmendem Alter abnimmt.* Auch die *Differenz zwischen aktiver und passiver Beweglichkeit* (in unserer Terminologie Eigen- und Fremddehnung) nimmt mit zunehmendem Alter ab (Araujo, 2004). Zusammengefasst zeigen die Studien von Araujo (2004):

- Im Laufe des Alterns (beginnend mit dem 5. Lebensjahr bis zum 88. Lebensjahr) reduziert sich die Beweglichkeit der Gelenke (Beweglichkeitsindex) um ca. die Hälfte.
- Der Verlust an Beweglichkeit ist während verschiedener Lebensphasen unterschiedlich ausgeprägt. Der Verlust an Beweglichkeit ist zwischen Kleinkindalter und Adoleszenz[85] besonders ausgeprägt. Es folgt eine stabilere Phase im mittleren Lebensalter, gefolgt von einer Phase im höheren Alter (>61 Jahre), während der die Verluste an Beweglichkeit besonders ausgeprägt sind.

Entwicklungsverläufe

Anhand der Verläufe der durchschnittlichen Beweglichkeit, die von Araujo (2004) untersucht wurden und in Abb. 9.1 und Abb. 9.2 dargestellt sind, wird deutlich, dass insbesondere auch Ältere von einem Beweglichkeitstraining profitieren. Bei dieser Personengruppe spielt die sportliche Leistungsfähigkeit nicht die erste Rolle, sondern die Bewältigung des Alltags und die Fähigkeit zur Erhaltung der selbstständigen Haushaltsführung. Empfehlenswert ist daher ein frühzeitiger Beginn und ein lebenslanges Durchführen des Beweglichkeitstrainings (Übersicht in Alter, 2004).

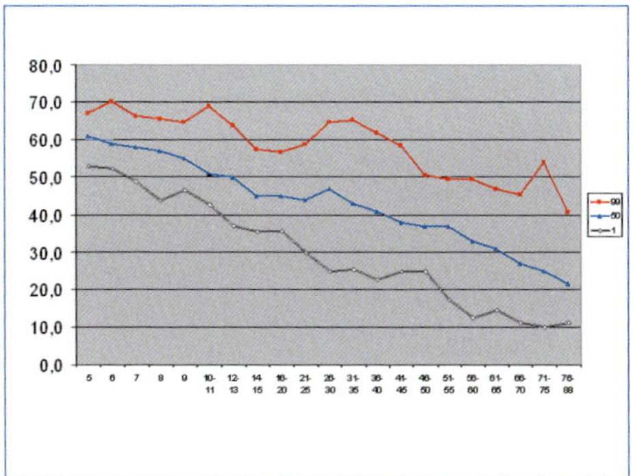

Abb. 9.1: Veränderungen des Flexindex männlicher Personen im Altersgang (1847 Männern; aus Araujo 2004, S. 114). Die obere Linie stellt die besten (1 %), die mittlere Linie den Mittelwert und die untere Linie die schlechtesten Werte (1 % bzw. 99 %) dar. Deutlich wird die mit dem Alter abnehmende Beweglichkeit bei gleichzeitig zunehmender Streuung (verändert nach Araujo, 2004, S. 114).

85 Adoleszenz: Lebensphase des Heranwachsens, das „Jugendalter“ zwischen Pubertätsbeginn u. Erwachsenenalter (♂ 14.–25., ♀ 12.–21. Lebensjahr).

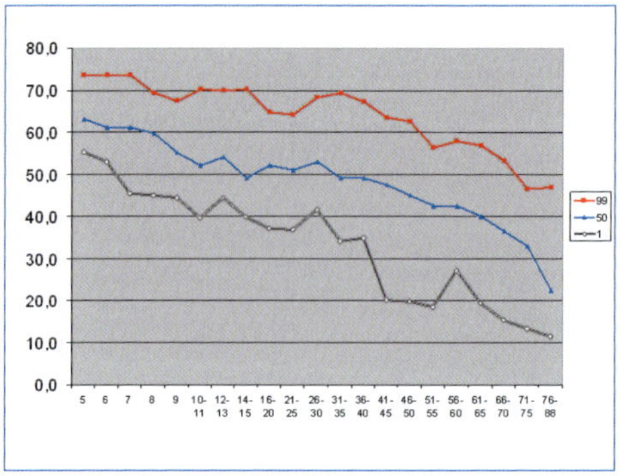

Abb. 9.2: Veränderungen des Flexindex weiblicher Personen im Altersgang (1269 Frauen; aus Araujo 2004, S. 115). Die obere Linie stellt die besten (1 %), die mittlere Linie den Mittelwert und die untere Linie die schlechtesten Werte (1 % bzw. 99 %) dar. Deutlich wird die mit dem Alter abnehmende Beweglichkeit bei gleichzeitig zunehmender Streuung (verändert nach Araujo, 2004, S. 115).

9.3 Zusammenfassung und Konsequenzen

Zusammenfassung

- Frauen sind im Durchschnitt beweglicher als Männer.
- Wachstum beeinflusst die Beweglichkeit – insbesondere während der Pubertät.
- Das Alter hat einen bedeutsamen Einfluss auf der Dehnfähigkeit der Gewebe und die Beweglichkeit der Gelenke.
- Ab dem 5. Lebensjahr kommt es im Durchschnitt zu einer Abnahme der Beweglichkeit.
- Die Abnahme der Beweglichkeit ist in den verschiedenen Lebensphasen unterschiedlich ausgeprägt und durch Dehnen beeinflussbar.

Konsequenzen

- Beweglichkeitstraining kann in allen Lebensphasen zur verbesserten Beweglichkeit führen.
- Dehnungen sind für den älteren Menschen wichtig, da durch sie die Beweglichkeit erhalten werden kann, die für eine selbstständige Lebensführung notwendig ist.
- Schwangere sollten Dehnungen – wenn überhaupt – nur mit Vorsicht ausführen.

Dehnen – Soziale und psychologische Aspekte 10

Vorschau

Wenn Sie das Kapitel 10 gelesen haben, wissen Sie mehr über

- Dehnungsmaßnahmen im Bezug zu Einzel- oder Gruppentraining
- die Beziehung zwischen psychologischen und physiologischen Parametern
- die Bedeutung der Kommunikation zwischen Trainer/Therapeut und Athlet/Patient
- die Bedeutung und die Einsatzmöglichkeiten von Biofeedbackmaßnahmen

Schlüsselwörter

Sozialpsychologie; Compliance; Zufriedenheit; Atmosphäre; Information; Kommunikation; Didaktik; Entspannung; Entspannungstechniken; Atmung; Umgebungsbedingungen; Biofeedback; Herzschlag; Blutdruck; Hautwiderstand; Cortisol; EMG; EEG; Medikamente; Stress; Regeneration

10.1 Dehnen und soziale Aspekte

Sozialpsychologische Sichtweise

Aus *sozialpsychologischer Sicht*[86] wird im sportlichen Kontext der Frage nachgegangen, welchen Einfluss Trainer, Mitspieler bzw. Trainingspartner oder Zuschauer auf die Durchführung von Dehnungen haben.

- Der *motivierende Einfluss von Trainern* ist bekannt, auch *Interaktionen zwischen Trainingspartnern* können für das Erreichen von Trainingszielen positiv genutzt werden. Ein Beispiel dafür sind *Partnerübungen.*
- Sowohl aufwärmende als auch dehnende Maßnahmen werden von Sportlern, aber auch Patienten, meist positiver wahrgenommen, wenn sie in der Gruppe durchgeführt werden.

86 Sozialpsychologie: Teilgebiet der Psychologie, das sich mit den seelischen Gegebenheiten u. Gesetzen der Gemeinschaftsbildung u. des mitmenschlichen Verhaltens befasst.

Natürlich bestehen individuelle Unterschiede bei der subjektiven Wahrnehmung und dem Erfolg von Trainingsmaßnahmen, die als Einzeltraining oder als Training in der Gruppe durchgeführt werden.

Einzel- oder Gruppentraining

Bei der Planung von dehnenden Maßnahmen im Einzel- oder Gruppentraining müssen daher der Typ sowie die individuellen Voraussetzungen des Sportlers ebenso Berücksichtigung finden wie die Zielsetzungen des Trainings. Im Sport haben sich Partnerübungen dann bewährt, wenn die Präzision der Übungsausführung nicht im Vordergrund steht und die Übungen beherrscht werden.

Dehnen in der Therapie

In der Therapie sind Dehnübungen in der Gruppe nur dann empfehlenswert, wenn die Durchführung gefahrlos ist, wie z.B. in einer Herzsportgruppe während der Tertiärprävention[87].

Beispiel – Dehnen in der Herzsportgruppe in der Tertiärprävention

Bei Patienten, die z.B. nur eine geringe Herz-Kreislauf-Belastbarkeit haben, muss auch mit dehnenden Maßnahmen vorsichtig umgegangen werden. Alleine die Positionswechsel mit Veränderungen z.B. zwischen stehenden und liegenden Positionen können zu Herz-Kreislauf-Problemen führen; ebenfalls (unwillkürliche) Pressatmung mit Blutdruckanstieg bei AED-Techniken.

10.2 Dehnen und psychologische Aspekte

Die Beweglichkeit ist nicht nur von mechanischen, sondern auch von psychologischen Faktoren abhängig. Spürbar wird dies, wenn in Sport und Therapie mit ängstlichen bzw. unsicheren Personen gearbeitet wird. Sie kontrahieren vorzeitig die zu dehnende Muskulatur, um endgradige Bewegungen oder unerwartete Bewegungen oder gar Schmerzen zu vermeiden.

Ängstlichkeit

Als Trainer oder Therapeut spürt man die »Ängstlichkeit« am Gegenspannen der Muskulatur, der Sportler bzw. Patient lässt nicht »locker«, was mit

87 Tertiärprävention: Phase des Übergangs von der Prävention zur Therapie bzw. Rehabilitation. Störungen der Gesundheit sind bereits eingetreten. Ziel der tertiären Prävention ist eine möglichst vollständige Wiederherstellung mit Rezidivprophylaxe. Das Programm muss auf Heilungsvorgänge und medizinische Maßnahmen abgestimmt sein (Kompetenz, Kooperation aller am Trainingsprozess beteiligten Personen – Arzt, Physiotherapeut, Sportlehrer/Trainer).

elektromyographischen Messungen objektiviert werden kann (Freiwald & Baumgart, 2007).

Endgefühl

Schon in mittleren Gelenkwinkeln ist der Widerstand gegen die Dehnungsrichtung erhöht – in endgradigen Gelenkwinkeln ist die Begrenzung der Beweglichkeit diffus und wechselnd; ein ganz anderes Endgefühl gegenüber einem normalem Muskel-Endgefühl, einem Kapsel-Band-Endgefühl oder einem knöchernen Endgefühl (vgl. Frisch, 2009).

Compliance

Um solche Situationen zu vermeiden, muss die *Compliance*[88] des Sportlers bzw. Patienten gegeben sein. Sie hängt vom Trainer bzw. Therapeuten, den Umgebungsbedingungen sowie weiteren Faktoren ab, die in Tab. 10.1 aufgelistet sind.

Zufriedenheit	Kurze Wartezeiten vor Training und Therapie Finden Sie heraus, welche Erwartungen der Sportler/Patient hat Seien Sie freundlich Hören Sie dem Sportler/Patienten zu Finden Sie heraus, welche Probleme der Sportler/Patient hat Sprechen Sie auch über Themen, die nichts mit Training und Therapie zu tun haben – ohne indiskret zu sein Sprechen Sie nicht über ihre persönlichen Probleme
Ausgewählte Informationen	Finden Sie heraus, was der Sportler/Patient wissen möchte und muss Legen Sie fest, welche Informationen der Sportler/Patient von Ihnen erhalten soll Geben Sie exakt die vorher ausgewählten Informationen an den Sportler/Patienten – am besten schriftlich – weiter Geben Sie realistische Zwischen- und Endziele an – fixieren Sie die Ziele schriftlich
Verstehen und Behalten	Vermeiden Sie ausgeprägten Dialekt, Fachjargon oder »Gossenjargon« Nutzen Sie kurze Wörter und Sätze (»auf den Punkt kommen«) Ermuntern Sie den Sportler zur Rückmeldung (Feedback) Informieren Sie Ihre Sportler schriftlich • Achten Sie auf Lesbarkeit • Achten Sie auf die Qualität des Ausdrucks (»Handout«)

Tab. 10.1: Ausgewählte Aspekte der Kommunikation mit Sportlern und Patienten.

88 Compliance: Bereitschaft des Sportlers bzw. Patienten, bei Diagnostik, Training und Therapie mitzuwirken.

Depression Beweglichkeit ist auch Ausdruck psychischer Gestimmtheit. So ist bekannt, dass z.B. depressive Menschen eher zu verlangsamten und kleinräumigen Bewegungen neigen. Bei Sportlern kann die typabhängige Verarbeitung einer Vorwettkampfsituation die Beweglichkeit beeinflussen. Der nervöse, höher aktivierte Sportler hat größere Probleme bei der Entspannung seiner Muskulatur als der ruhige und eher gelassene Typ.

Entspannung Dehnungen sind auch in der Lage, positiv auf die Psyche einzuwirken. Sie sind häufig Teil von entspannenden Techniken, die in Sport und Therapie Anwendung finden. Als Beispiele seien Yoga und autogene Entspannungsmaßnahmen genannt, die auf Dehnpositionen zurückgreifen (z.B. Progressive Muskelrelaxation nach Jakobsen).

Neuere Untersuchungen zeigen, dass Dehnungen im Rahmen von Entspannungstechniken nicht nur psychologische, sondern auch physiologische Wirkungen zeigen. Dazu gehört die Beeinflussung von Hirnzentren (Formatio reticularis), die auf die muskuläre Aktivierung dämpfend einwirken.

Ziel von Dehnungen ist u. a. die Herstellung eines entspannten Zustandes. Dieser Zustand kann definiert werden als die Herabsetzung von Muskelreflexen und als Minderung der Muskelaktivität. Physiologisch ist eine entspannte Psyche gekoppelt mit geringerer Aktivierung der Gamma-Aktivität der Muskelspindeln und daher mit einer verminderten elektrischen Aktivierung der quergestreiften Skelettmuskulatur (vgl. Kap. 10.2).

Weitere Maßnahmen Entspannung zu messen bestehen in der Messung der Hirnströme (EEG), der Hautwiderstände, der Herzschlagfrequenzen und des Blutdruckes. Eine weitere Möglichkeit ist z.B. die Messung von Cortisol im Speichel, dessen Gehalt einen Hinweis auf Stress gibt.

Einflussfaktoren Einfluss auf die Entspannung durch Dehnungen haben viele Faktoren. Im Folgenden sind einige aufgezählt:

- Atmung und Atemtechniken
- Kombination mit Wärme oder Kälte
- Nutzung von Biofeedback (z.B. EMG, Puls, Hautwiderstand)
- Ruhige Umgebung
- Komfortable Positionen (Sitz- oder Liegepositionen; Kissen)
- Medikamente (z.B. Muskelrelaxantien)

Regeneration Nicht nur von sportlichen Tätigkeiten unabhängige Dehnungen haben eine entspannende Wirkung. Auch das Dehnen nach sportlicher Anstrengung wird von vielen Athleten als wohltuend beschrieben. Wenn die psychische Entspannung nach Training und Wettkampf im Vordergrund steht, werden eher statische Dehnungen bevorzugt. Sie bieten die Möglichkeit, sich psychisch schneller zu regenerieren und die vorangegangenen Trainingsinhalte mental zu reflektieren.

10.3 Zusammenfassung und Konsequenzen

Zusammenfassung

- Die Persönlichkeit des Menschen beeinflusst die Entscheidung über Trainingsprogramme. Manche Sportler bevorzugen Dehnungen eher alleine, andere eher in einer Gruppe.
- Für Dehnungen ist die Kommunikation zwischen Trainer/Therapeut und Sportler/Patient von großer Bedeutung.
- Entspannungstechniken und Biofeedbacksysteme können – je nach Zielsetzung – einen guten Beitrag zur Effektivität von Dehnungen leisten.

Konsequenzen

- Bei der Planung von Dehnungsprogrammen muss die Persönlichkeit des Sportlers oder des Patienten berücksichtigt werden.
- Bei der Planung von Dehnungsprogrammen müssen geeignete Rahmenbedingungen geschaffen werden (Räume, Musik, Kommunikationsstil).
- Bei der Planung von Dehnungsprogrammen muss über den Einsatz von Biofeedback entschieden werden (verbal; EMG; EEG; Herzfrequenz; Hautwiderstand; Cortisol, etc.).

11 Dehnen – Wie viel Beweglichkeit braucht der Mensch?

Vorschau

Wenn sie das Kapitel 11 gelesen haben, wissen sie mehr über

- die Faktoren, von denen die Gelenksbeweglichkeit abhängig ist
- die Auswirkungen eingeschränkter Gelenksbeweglichkeit in Alltag und Sport
- die Frage, wie viel Beweglichkeit für verschiedene Tätigkeitsprofile normal ist (Orientierungswerte)
- die Frage, wie man die Beweglichkeit in den Hauptbewegungsrichtungen misst

Schlüsselwörter

Normalbeweglichkeit; Hypomobilität; Hypermobilität; Tätigkeitsprofile; Minimalnorm; Majoritätsnorm; Optimalnorm; Spezialnorm

11.1 Bedeutung der Beweglichkeit in Alltag, Sport und Rehabilitation

Beweglichkeit im Alltag

Im *Alltag* stellen Einschränkungen der Beweglichkeit für viele Personen zunächst kein Hindernis dar. Die meisten Menschen nutzen im Alltag ihre physiologische Beweglichkeit nicht. Wenn geringe Einschränkungen der Beweglichkeit vorliegen, dann sind sie in der Lage, die in einem Gelenk eingeschränkte Beweglichkeit mit der Beweglichkeit anderer Gelenke auszugleichen.

Erst mit zunehmendem Alter kommt es dazu, dass die abnehmende Beweglichkeit subjektiv als störend empfunden wird. Dies ist insbesondere dann der Fall, wenn Tätigkeiten des Alltags, die früher leicht fielen, nun erschwert oder unmöglich sind. Als Beispiele seien hier z.B. das Kämmen, Schuhe binden oder in eine Badewanne ein- und aussteigen genannt. Auch die im Alter zunehmende Sturzhäufigkeit wird – neben anderen Faktoren – mit eingeschränkter Beweglichkeit in Verbindung gebracht.

Lokalisation und Art der Beweglichkeitseinschränkungen

Je nach dem in welchen Gelenken Einschränkungen der Beweglichkeit lokalisiert sind, sind die Auswirkungen unterschiedlich. Während eine gering eingeschränkte Beugefähigkeit des Kniegelenks im Alltag weniger stört, führt ein Streckdefizit des Kniegelenkes zu Gangstörungen und zur funktionellen Beinverkürzung. Die Beweglichkeitseinschränkung des Kniegelenks hat Auswirkungen auf die benachbarten Gelenke, insbesondere der Becken- und Wirbelsäulengelenke. Laut Schönle (2004) ist die Behinderung durch Einschränkungen der Beweglichkeit umso größer, je näher das von Bewegungseinschränkung betroffene Gelenk am Körperzentrum lokalisiert ist. »Ein versteiftes Fingergelenk ist weniger störend als ein steifes Schultergelenk« (Schönle, 2004, S. 161).

Merke **Primäre und sekundäre Beweglichkeitseinschränkungen**

Durch primäre Einschränkungen der Beweglichkeit an einem Gelenk kann es zu sekundären Veränderungen und möglicherweise auch zu Schädigungen an anderen Gelenken kommen. So führt z.B. eine nicht vollständige Streckfähigkeit im Hüftgelenk zu einer verstärkten Kippung des Beckens mit konsekutiv verstärkter Hohlkreuzbildung.

Bei der Beurteilung der Beweglichkeit sollte man nicht der Versuchung unterlegen, sich nur auf Streck- und Beugebewegungen zu konzentrieren. Schon geringe Einschränkungen der Ein- und Auswärtsdrehung, z.B. in Schulter- und Ellbogengelenken, führen zu deutlichen Einschränkungen im Sport, z.B. beim Schwimmen oder Volleyball, aber auch im Alltag, z.B. beim Schneiden, Rühren, Tischkicker, Schreiben.

Beweglichkeit im Sport

Im *Sport* muss die Beweglichkeit so weit ausgeprägt sein, dass alle sportlichen Techniken der jeweiligen Sportart unter Berücksichtigung individueller Voraussetzungen, Techniken und Taktiken problemlos ausgeführt werden können.

Als ein praktisches Beispiel soll die Hüftbeugefähigkeit bei gestrecktem Bein dienen. Während die Hüftbeugefähigkeit für den Fußballspieler bei ca. 75–105 Grad liegt, liegt die Hüftbeugefähigkeit für den Balletttänzer bei ca. 125–155 Grad. In den jeweiligen sportlichen Disziplinen ist die Beweglichkeit ausreichend und entspricht dem Durchschnitt. Was ist nun normal? (Abb. 11.1).

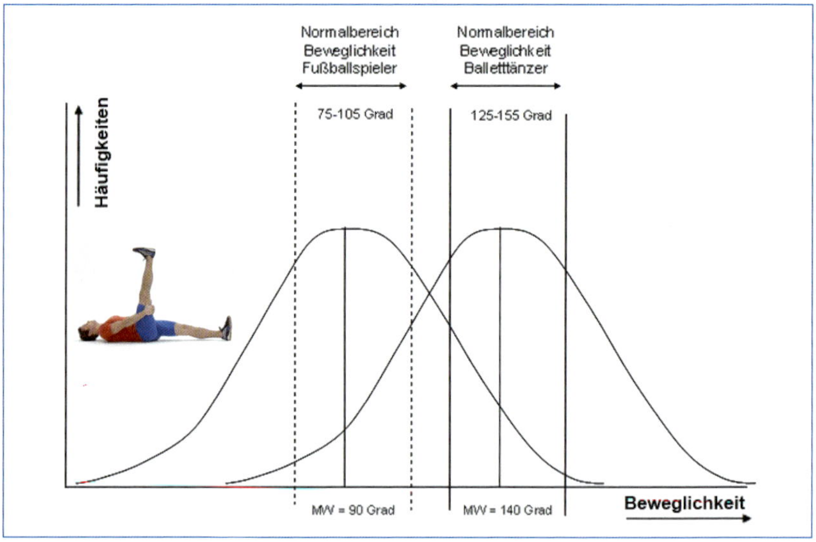

Abb. 11.1: »Normale Beweglichkeit« für Fußballspieler und Balletttänzer im Vergleich.

Beweglichkeit in der Rehabilitation

Die Beweglichkeitswerte, die während der Rehabilitation angestrebt werden, sind neben individuellen Einflüssen von den Anforderungen in Alltag und Sport abhängig. Hinzu kommen medizinische Aspekte. Gerade bei Kapsel-Band-Rekonstruktionen bzw. nach Einsetzen einer Prothese gibt es medizinische bzw. technische Gesichtspunkte, die es zu berücksichtigen gilt (vgl. Tab. 11.3–11.5).

11.2 Gibt es eine normale Beweglichkeit?

Sowohl im Sport als auch in der Therapie stellt sich die Frage: Was ist eine normale bzw. angemessene Beweglichkeit? Die Antwort ist von vielen Faktoren abhängig, die in den Tabellen 11.1–11.5 aufgelistet sind.

- Ist der Mensch jünger oder älter?
- Ist der Mensch männlich oder weiblich?
- Ist der Mensch Sportler oder Nichtsportler?
- Welche Sportarten treibt er?
- Ist die Sportart von symmetrischen oder asymmetrischen Bewegungsmustern gekennzeichnet?
- Auf welchem Leistungsniveau betreibt er die Sportart?
- Ist der Mensch gesund oder erkrankt?
- Welche Erkrankungen und Verletzungen hatte der Mensch bisher?

Tab. 11.1: Auswahl von Einflussfaktoren, die für die Einschätzung einer »normalen Beweglichkeit« von Bedeutung sind.

Optimalwerte

Ein weiteres Problem ist, dass der Mensch typischerweise nicht symmetrisch ist. So sind muskuläre Kennwerte beim Fußballspieler zwischen Stand- und Spielbein unterschiedlich, beim Tennisspieler zwischen Schlagarm und Nicht-Schlagarm.

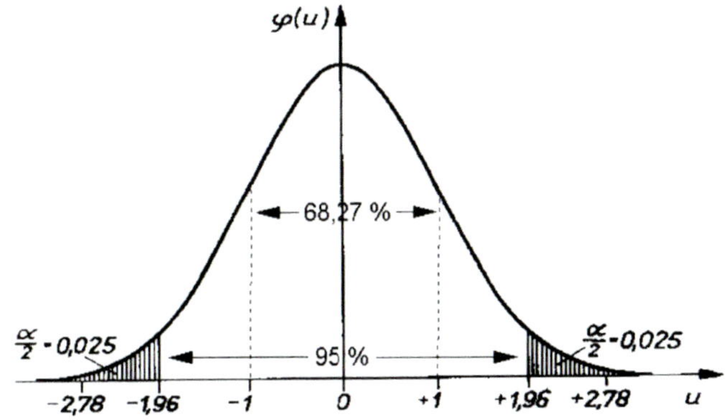

Abb. 11.2: Normwertbereiche und Standardabweichungen.

Richtlinien

Als Richtlinien für eine optimale Beweglichkeit werden im allgemeinen Erfahrungswerte (empirische Werte) verwendet. Im orthopädischen Bereich verfügt man über Richtwerte im Rahmen der so genannten »Neutral-0-Methode« (Janda, 2000). Letztlich sind diese »normalen Werte« jedoch Setzungen, die aus persönlichen Ansichten und Erfahrungen heraus formuliert werden. Sie berücksichtigen weder Alter, Geschlecht, Sportart, Vorerkrankungen, etc. Aufgrund der Orientierungslosigkeit bei der Einordnung von Beweglichkeitswerten ergeben sich paradoxe Situationen.

Beispiel – Fast alle Menschen haben verkürzte Hüftbeuger

In vielen Studien der letzten Jahren zeigt sich eine »Verkürzung« der Hüftbeugemuskulatur. In manchen Fällen ist diese Bewertung sicher richtig. Falsch werden die Einordnungen und Bewertungen dann, wenn man davon ausgeht, dass sich Normwerte aus dem Mittel der Werte der untersuchten Personen ableiten (Gaußsche Normalverteilung).

Sollte das die statistisch richtige Vorgehensweise sein, dann sind die Hüftbeugemuskeln bei weit weniger Menschen »verkürzt« als angenommen. Wenn man z.B. die zweifache Standardabweichung als statistisches Maß nimmt, dann verfügen nur 2,2 % aller untersuchten Personen über Beweglichkeitseinschränkungen. Nimmt man nur die einfache Standardabweichung, zeigen ca. 16 % Einschränkungen der Beweglichkeit.

Normwerte im Bereich des Beweglichkeitstrainings entsprechen daher eher einem Wunschdenken als der Realität.

Über die vorgenannte Problematik hinaus müssen Normwerte der Gelenkbeweglichkeit in Zukunft nach Alter, Geschlecht, Sportart, Vorverletzungen/-erkrankungen differenziert werden. Zunächst besteht das Problem, das nicht alle normativen Werte für den Einzelnen einen optimalen Wert kennzeichnen.

Tätigkeitsorientierte Beweglichkeitswerte

Wenn man den tätigkeitsorientierten Gedanken weiterführt und sich an den geforderten Tätigkeitsprofilen orientiert, kann man auf der Basis von Israels Arbeiten (1990), die urspünglich im Bereich des Herz-Kreislauf-Systems angesiedelt waren, orientierende Beweglichkeitswerte beschreiben. Exemplarisch werden Orientierungswerte für die eingelenkig gemessene Hüftgelenksbeweglichkeit dargestellt (Tab. 11.2). Auch diese Einteilung hat Schwächen, denn sie lässt Alter und Geschlecht unberücksichtigt. Trotzdem ist die Kategorisierung eine große Hilfe zur Einschätzung der Hüftgelenksbeweglichkeit beim Sportler und beim Patienten. In Zukunft soll sie – auch unter Berücksichtigung von Alter und Geschlecht – auf andere Gelenke ausgeweitet werden. Wir unterscheiden in Anlehnung an Israel (1990) die Kategorien der Minimal-, Majoritäts-, Optimal- und Spezialnorm und orientieren uns an verschiedenen Zielgruppen.

11.2.1 Minimalnorm

Der – meist ältere – Patient möchte nach künstlichem Hüftgelenkersatz seinen Alltag ohne wesentliche Einschränkungen (wieder) bewältigen können. Für ihn ist es dringend notwendig, postoperativ zumindest die Minimalnorm zu erreichen, die etwa den Beweglichkeitswerten entspricht, die besser als die schlechtesten 16 % der Gesamtbevölkerung sind (vgl. Abb. 11.2, einfache Standardabweichung). Die Minimalnorm entspricht in ihren Beweglichkeitsmaßen nicht der allgemeinen Norm des jungen, gesunden Menschen. Sie bedeutet für den Patienten jedoch einen Erfolg der operativen Maßnahme, da er die wichtigsten alltäglichen Abläufe selbständig durchführen kann.

11.2.2 Majoritätsnorm

Die Majoritätsnorm haben wir entsprechend dem mittleren Bereich einer Normalverteilung definiert. Sie repräsentiert 68,27 % der Menschen (plus/minus 1 Standardabweichung). In diesem Bereich – am besten in Richtung der Optimalnorm – sollten sich z.B. gesunde Profi-Fußballspieler befinden, die keinen besonderen Anforderungen der Beweglichkeit ausgesetzt sind.

11.2.3 Optimalnorm

Für eine gute Leistungsfähigkeit sollte z.B. der Turner Beweglichkeitswerte der Extremitätengelenke anstreben, die im Bereich der Optimalnorm anzusiedeln sind. Die Entwicklung einer turnspezifischen Technik wird dadurch erleichtert. Die Optimalnorm repräsentiert ca. 8 % der Bevölkerung und schließt die Spezialnorm ein (Abb. 11.2).

11.2.4 Spezialnorm

Für eine gute Leistungsfähigkeit ist eine Ballett-Tänzerin auf Beweglichkeitswerte im Bereich der »Spezialnorm« angewiesen. Statistisch betrachtet fallen die Werte in den Bereich oberhalb der zweifachen Standardabweichung und repräsentiert weniger als 2 % der Gesamtbevölkerung (Abb. 11.2).

Fallen die Beweglichkeitswerte der Ballettänzerin in den Bereich der Optimalnorm zurück, bedeutet das für sie den Verlust ihrer Berufsfähigkeit. Was für den »Normalbürger« oder den »Fußballprofi« eine besonders gut ausgeprägte Beweglichkeit bedeuten würde, stellt für die Ballett-Tänzerin keine Basis zur (sportlichen) Berufsausübung dar.

Orientierungsnorm	Kennzeichen in Alltag und Sport
Minimalnorm Flex/Ext. ca. 100-0-0 IR/AR ca. 20-0-25 Abd./Add. ca. 20-0-15	Wichtige alltägliche Verrichtungen ohne wesentliche Einschränkungen erledigen können Treppenlaufen, vom Stuhl aufstehen, Schuhe binden, Toilette selbständig durchführbar, Verkehrsmittel benutzen Beispiel: Rentner, > 65 Jahre; Zustand nach Hüftgelenksersatz, männlich/weiblich
Majoritätsnorm Flex/Ext. ca. 120-0-5 IR/AR ca. 30-0-40 Abd./Add. ca. 30-0-20	Alle alltäglichen Verrichtungen ohne Einschränkungen erledigen können Beispiel: Büroangestellter > 50 Jahre, männlich
Optimalnorm Flex/Ext. ca. 140-0-10 IR/AR ca. 40-0-45 Abd./Add. ca. 40-0-30	Alle alltäglichen Verrichtungen ohne Einschränkungen erledigen können Erhöhte Beweglichkeit ohne Instabilitätskennzeichen Beispiel: Fußballspieler < 30 Jahre, männlich
Spezialnorm Flex/Ext. ca. >140-0-10 IR/AR ca. > 40-0-45 Abd./Add. ca. > 40-0-30	Hochgradige Ausprägung der Beweglichkeit in einzelnen oder allen Gelenksystemen Beweglichkeit mit/ohne Instabilitätskennzeichen Beispiel: Balletttänzer < 40 Jahre, weiblich

Tab. 11.2: Einteilung der Beweglichkeit im Hüftgelenk in Orientierungsnormen (in Anlehnung an Israel 1990, aus Freiwald et al. 2000, 171). Bei der Beurteilung der Beweglichkeitswerte ist zu beachten, dass bei der Beurteilung der Beweglichkeit in einem Gelenk die kompensatorischen Möglichkeiten anderer Gelenke berücksichtigt werden müssen. So kann eine vermehrte Beweglichkeit der Wirbelsäule eine eingeschränkte Beweglichkeit im Hüftgelenk kompensieren, z.B. beim `Schuhe zubinden´.

Bei der Beurteilung der Beweglichkeit im Hüftgelenk wie bei der Beurteilung von anderen Beweglichkeitswerten in anderen Gelenken ist zu beachten, dass bei der Messung der Beweglichkeit in einem Gelenk die kompensatorischen Möglichkeiten in anderen Gelenken berücksichtigt werden müssen. So kann eine vermehrte Beweglichkeit der Wirbelsäule eine eingeschränkte Beweglichkeit im Hüftgelenk kompensieren, z.B. beim »Schuhe zubinden«.

11.3 Kann zu viel Beweglichkeit schaden?

Zu viel Beweglichkeit kann im Sinne einer Hypermobilität ebenso wie zu geringe Beweglichkeit im Sinne einer Hypomobilität negative Auswirkungen haben. Bei zu ausgeprägter Beweglichkeit geht man dann von einem erhöhten Verletzungsrisiko aus, wenn die Freiheitsgrade koordinativ nicht kontrolliert werden können. Inwieweit eine erhöhte Beweglichkeit für eine schlechter ausgeprägte Koordination verantwortlich ist, ist unklar. Theoretisch ist es denkbar, dass durch eine laxe Kapsel-Band-Führung bei hypermobilen Gelenken zum einen mechanische Risiken bestehen, zum anderen durch die laxe Kapsel-Band-Führung keine ausreichende sensorische Rückkopplung zur Bewegungssteuerung stattfindet. Daher ist es fraglich, ob Übungen gewählt werden sollen, die schon ausgelockerte Kapsel-Band-Führungen weiter lockern. In einigen Studien konnte gezeigt werden, dass eine erhöhte Beweglichkeit mit einem erhöhten Verletzungsrisiko einhergeht; wobei es problematisch ist, für das Individuum die Grenze zwischen normaler Gelenkbeweglichkeit und Gelenklaxität zu bestimmen.

11.4 Gibt es schädigende Dehnungsübungen?

Auch auf diese Frage gibt es keine pauschale Antwort. Übungen wie der Schulterstand (Kerze), bei dem das Körpergewicht auf der gebeugten Halswirbelsäule lastet, oder der Hürdensitz sind sicherlich Übungen, die Gefährdungspotential bergen.

Für den routinierten Yoga-Anwender ist jedoch der Schulterstand eine Grundübung – ebenso wie der Hürdensitz für den Hürdensprinter. Entscheidend ist, ob bestimmte Übungen – dazu gehören z.B. auch der Fersensitz, die Brücke oder die Tiefkniebeuge beim Krafttraining – durch ein langjähriges Training vorbereitet sind und ob sie von Personen mit geeigneter Konstitution absolviert werden. Es fällt daher schwer, eindeutige Empfehlungen zu geben.

Beispiel – Dehnen in einer Kniesportgruppe

Bei Patienten, die ein neues Kniegelenk erhalten haben, wird die Gelenksbeweglichkeit auch vom verwendeten Knieersatz und den individuellen, operativen Bedingungen vorgegeben. Viele künstliche Kniegelenksmodelle haben eine mechanisch vorgegebene begrenzte Beugefähigkeit von ca. 120 Grad.

Werden bei (gut gemeinten!) Dehnübungen die Grenzen der Beweglichkeit der Prothese erreicht bzw. überschritten, kann es zur Schädigung der Prothese bzw. des Gelenkes kommen.

In den Tabellen 11.3 bis 11.5 sind mögliche Schädigungen durch Beweglichkeitsübungen für die Hüft-, Knie- und Sprunggelenke aufgelistet. Die negativen Wirkungen betreffen in erster Linie erkrankte oder verletzte Personen.

Hüftgelenke

Bewegungsrichtung	Eingeschränkt möglich bei (Auswahl)	Sonstige Aspekte
Hüftgelenkbeugung	Orthopädische Aspekte • Labrumläsionen • Erworbene oder angeborene Hüft- und Beckenfehlformen • Arthrose der Hüftgelenke • Entzündungen, Schrumpfungen und Vernarbungen der Kapsel-Bandstrukturen am Hüftgelenk, besonders im dorsalen Bereich • Entzündungen und Schädigungen der das Hüftgelenk streckenden Muskeln und Sehnen Impingement (Einklemmung; Entrapement) • am vorderen Pfannenrand • (Entrapement N. obturatorius, N. ischiadicus)	Potentiell schädigend bei • Azetabulumfrakturen mit Fraktur des vorderen Pfannenrandes • Freie Gelenkkörper • Hüftgelenksnahe Abrissfrakturen (z.B. M. rectus femoris an der Spina iliaca anterior inferior • Nach Implantation eines künstlichen Hüftgelenks • Stressfrakturen Sonstiges • Eingeschränkt bei Übergewicht • Bei gestrecktem Kniegelenk potentiell eingeschränkt durch den N. ischiadicus

Tab. 11.3: Beispiele für Begrenzungen der Beweglichkeit und mögliche negative Wirkungen von Dehnungen am Hüftgelenk (verändert und ergänzt nach Frisch 2009; Engelhardt 2009; Schönle 2004; Tillmann 2005).

Bewegungsrichtung	Eingeschränkt möglich bei (Auswahl)	Sonstige Aspekte
	Reizung der Bursae (Schleimbeutel) • Bursa trochanterica des M. glutei maximi • Bursa subcutanea trochanterica • Bursa ischiadica M. glutei maximi • Bursae intermusculares musculorum gluteorum Eingeschränkter muskulärer Dehnfähigkeit • M. gluteus maximus, medius, minimus (gebeugtes Kniegelenk) • M. biceps femoris (gestrecktes Kniegelenk) • M. semitendinosus (gestrecktes Kniegelenk) • M. semimembranosus (gestrecktes Kniegelenk)	• Schädigungen des Lig. capitis femoris • Leisten- und Adduktorenprobleme • Durch Probleme in der Lendenwirbelsäule, den Iliosakralgelenken und den Beckenfugen können ebenfalls Abweichungen der Beweglichkeit verursacht sein
Hüftgelenkstreckung	Orthopädische Aspekte • Labrumläsionen • Arthrose der Hüftgelenke • Entzündungen, Schrumpfungen und Vernarbungen der Kapsel- Bandstrukturen am Hüftgelenk • Entzündungen und Schädigungen der das Hüftgelenk beugenden Muskeln und Sehnen Impingement (Einklemmung; Entrapement) • Entrapement des - N. femoralis - N. cutaneus femoralis lateralis - N. genitofemoralis - N. obturatorius Reizung der Bursae (Schleimbeutel) • Bursa iliopectinea - Bursa iliopectinea - Bursa subtendinea iliaca Eingeschränkter muskulärer Dehnfähigkeit • M. psoas major, minor • M. iliacus • M. pectineus • M. tensor fasciae latae • M. gracilis	Potentiell schädigend bei • Azetabulumfrakturen mit Fraktur des hinteren Pfannenrandes • Freie Gelenkkörper • Bei gestrecktem Kniegelenk potentiell eingeschränkt durch den N. femoralis • Hüftgelenksnahe Abrissfrakturen (z.B. am Tuber ossis ischii (Cave: Luxationsgefahr in Überstreckstellung) • Nach Implantation eines künstlichen Hüftgelenks • Azetabulumfraktur, hinterer Rand • Leisten- und Adduktorenprobleme • Durch Probleme in der Lendenwirbelsäule, den Iliosakralgelenken und den Beckenfugen können ebenfalls Abweichungen der Beweglichkeit verursacht sein

Tab. 11.3: *(Fortsetzung)*

Bewegungsrichtung	**Eingeschränkt möglich bei (Auswahl)**	**Sonstige Aspekte**
Hüftgelenkinnenrotation	Orthopädische Aspekte • Labrumläsionen • Arthrose der Hüftgelenke • Entzündungen, Schrumpfungen und Vernarbungen der Kapsel- Bandstrukturen am Hüftgelenk • Entzündungen und Schädigungen der das Hüftgelenk außenrotierenden Muskeln und Sehnen Impingement (Einklemmung; Entrapement) • Entrapement N. obturatorius Reizung der Bursae (Schleimbeutel) • Bursa iliopectinea • Bursa subtendinea iliaca • Bursa trochanterica m. glutei medii (superficialis und profunda) • Bursa subcutanea trochanterica • Bursa m. piriformis • Bursa ischiadica m obturatorii interni Eingeschränkter muskulärer Dehnfähigkeit • M. pectineus • M. gluteus maximus • M. gluteus medius (hinterer Teil) • M. piriformis • M. obturatorius internus, externus • M. quadratus femoris • M. gemelli • M. adductor magnus und minimus (hinterer Teil) • M. biceps femoris (Caput longum)	Potentiell schädigend bei • Abriss / Refixation der Außenrotatoren • Freie Gelenkkörper • Nach Implantation eines künstlichen Hüftgelenkes • Unverriegelter Nagelung des Femurs • Durch Probleme in der Lendenwirbelsäule, den Iliosakralgelenken und den Beckenfugen können ebenfalls Abweichungen der Beweglichkeit verursacht sein
Hüftgelenkaußenrotation	Orthopädische Aspekte • Labrumläsionen • Arthrose der Hüftgelenke • Entzündungen, Schrumpfungen und Vernarbungen der Kapsel- Bandstrukturen • Entzündungen und Schädigungen der das Hüftgelenk innenrotierenden Muskeln und Sehnen Impingement (Einklemmung) • Labrumläsionen Reizung der Bursae (Schleimbeutel) • Bursa trochanterica m. glutei medii (superficialis und profunda) • Bursa trochanterica m. glutei minimi	Potentiell schädigend bei • Nach Implantation eines künstlichen Hüftgelenkes • Unverriegelter Nagelung des Femurs • Durch Probleme in der Lendenwirbel-säule, den Iliosakralgelenken und den Beckenfugen können ebenfalls Abweichungen der Beweglichkeit verursacht sein

Tab. 11.3: *(Fortsetzung)*

Bewegungs-richtung	Eingeschränkt möglich bei (Auswahl)	Sonstige Aspekte
	Eingeschränkter muskulärer Dehnfähigkeit • M. gluteus medius (vorderer Teil) und minimus • M. tensor fasciae latae • M. adductor magnus und longus • M. gracilis	
Hüftgelenk-abduktion	Orthopädische Aspekte • Labrumläsionen • Arthrose der Hüftgelenke • Entzündungen, Schrumpfungen und Vernarbungen der Kapsel- Bandstrukturen am Hüftgelenk, besonders im ventralen Bereich • Entzündungen und Schädigungen der das Hüftgelenk adduzierenden Muskeln und Sehnen Impingement (Einklemmung; Entrapement) • Impingement des Trochanter major am Pfannenrand • Entrapement des - N. genitofemoralis - N. obturatorius Reizung der Bursae (Schleimbeutel) • Bursa trochanterica m. glutei maximi • Bursa subcutanea trochanterica • Bursa ischiadica m. glutei maximi • Bursae intermusculares musculorum gluteorum • Bursa ischiadica m. obturatorii interni Eingeschränkter muskulärer Dehnfähigkeit • M. pectineus • M. gluteus maximus (unterer Teil – bei gestrecktem Hüftgelenk) • Mm. obturatoris externus, internus • Mm. gemelli superior, inferior • M. quadratus femoris • M. adductor magnus • M. adductor brevis, longus • (M. gracilis)	Potentiell schädigend bei • Verplattung einer instabilen Femurfraktur • Abriss/Refixation des Trochanter minor • Azetabulumfrakturen mit Abriss des kranialen Pfannenrandes • Durch Probleme in der Lendenwirbel-säule, den Iliosakralgelenken und den Beckenfugen können ebenfalls Abweichungen der Beweglichkeit verursacht sein

Tab. 11.3: *(Fortsetzung)*

Bewegungs-richtung	Eingeschränkt möglich bei (Auswahl)	Sonstige Aspekte
Hüftgelenk-adduktion	Orthopädische Aspekte • Labrumläsionen • Arthrose der Hüftgelenke • Entzündungen, Schrumpfungen und Vernarbungen der Kapsel- Bandstrukturen am Hüftgelenk • Entzündungen und Schädigungen der das Hüftgelenk abduzierenden Muskeln und Sehnen Impingement (Einklemmung; Entrapement) • Impingement am Pfannenrand Reizung der Bursae (Schleimbeutel) • Bursa trochanterica m. glutei maximi, medii (superficialis und profunda) • Bursa subcutanea trochanterica • Bursa ischiadica m. glutei maximi • Bursae intermusculares m. gluteorum • Bursa m. piriformis • Bursa ischiadica m. obturatorii interni Eingeschränkter muskulärer Dehnfähigkeit -• M. gluteus maximus (oberer Teil; bei gebeugtem Hüftgelenk) • M. gluteus medius, minimus • M tensor fasciae latae • M. piriformis • M. obturatorius internus (bei gebeugtem Hüftgelenk) • Mm. gemelli superior und inferior (bei gebeugtem Hüftgelenk) • (M. rectus femoris, M. sartorius)	Potentiell schädigend bei • Abriss/Refixation des Trochanter major • Abriss/Refixation der Abduktoren • Verplattung einer instabilen Femurfraktur • Durch Probleme in der Lendenwirbel-säule, den Iliosakralgelenken und den Beckenfugen können ebenfalls Abweichungen der Beweglichkeit verursacht sein
Hüftgelenk-traktion	Orthopädische Aspekte • Labrumläsionen • Arthrose der Hüftgelenke • Entzündungen, Schrumpfungen und Vernarbungen der Kapsel- Bandstrukturen am Hüftgelenk	Potentiell schädigend bei • Unverriegelter Nagelung des Femurs • Nach Implantation eines künstlichen Hüftgelenkes • Durch Probleme in der Lendenwirbel-säule, den Iliosakralgelenken und den Beckenfugen können ebenfalls Abweichungen der Beweglichkeit verursacht sein

Tab. 11.3: *(Fortsetzung)*

Kniegelenke

Bewegungs-richtung	Eingeschränkt möglich bei (Auswahl)	Sonstige Aspekte
Kniegelenk-beugung	Orthopädische Aspekte • Kapsel-Band-Schädigungen (u.a. vorderes und hinteres Kreuzband; Seitenbänder; Kapsel) • Knorpelschäden der Patella, der tibialen und femoralen Gelenkflächen • M. Osgood-Schlatter • M. Sinding-Larsen-Johanssen • Kniearthrose • Meniskusschäden • Bindegewebswucherungen (u.a. nach Operationen) • Gelenkerguß Impingement (Einklemmung) • Osteochondrosis dissecans • Freie Gelenkkörper • Meniskusriss Reizung der Bursae (Schleimbeutel) • Bursa subtendinea prepatellaris • Bursa infrapatellaris profunda Eingeschränkter muskulärer Dehnfähigkeit • M. rectus femoris • M. vastus lateralis • M. vastus medialis • M. vastus intermedius	Potentiell schädigend bei • Operativ versorgter vorderer bzw. hinterer Kreuzbandriss • Riss oder Refixation der Menisken • M. Osgood-Schlatter • M. Sinding-Larsen-Johanssen • Riss oder Refixation der Menisken • Abriss oder Refixation der Patellasehne • Abriss oder Refixation der Quadrizepssehne • Abriss oder Refixation der Tuberositas tibiae • Patella(quer)frakturen • Osteochondrosis dissecans
Kniegelenk-streckung	Orthopädische Aspekte • Kapsel-Band-Schädigungen (u.a. vorderes und hinteres Kreuzband; Seitenbänder; Kapsel) • Knorpelschäden der Patella, der tibialen und femoralen Gelenkflächen • Kniearthrose • Meniskusschäden • Gelenkerguß • Bindegewebswucherungen (u.a. nach Operationen) • (Bakerzyste) Impingement (Einklemmung) • Osteochondrosis dissecans • Freie Gelenkkörper • Hoff'ascher Fettkörper • Kapsel- und Schleimbeutelfalten	Potentiell schädigend bei • Operativ versorgter vorderer bzw. hinterer Kreuzbandriss • Riss oder Refixation der Menisken Sonstiges • Des öfteren eingeschränkt durch N. ischiadicus bei gebeugtem Hüftgelenk

Tab. 11.4: Beispiele für Begrenzungen der Beweglichkeit und mögliche negative Wirkungen von Dehnungen am Kniegelenk (verändert und ergänzt nach Frisch 2009; Engelhardt 2009; Schönle 2004; Tillmann 2005).

Bewegungsrichtung	Eingeschränkt möglich bei (Auswahl)	Sonstige Aspekte
	Reizung der Bursae (Schleimbeutel) • Bursa subtendinea m. sartorii • Bursa m. bizeps femoris superior, inferior • Bursa m. semimembranosi • Recessus subpopliteus • Bursa subtendinea m. gastrocnemii medialis und lateralis (oberes Sprunggelenk in dorsaler Flexion) Eingeschränkter muskulärer Dehnfähigkeit • M. biceps femoris • M. gracilis • M. sartorius • M. semitendinosus • M. semimembranosus • M. gastrocnemius • M. popliteus	
Kniegelenkinnenrotation (Tibia)	Orthopädische Aspekte • Kapsel-Band-Schädigungen (u.a. vorderes und hinteres Kreuzband; Seitenbänder; Kapsel) • Knorpelschäden der Patella, der tibialen und femoralen Gelenkflächen • Kniearthrose • Meniskusschäden • Gelenkerguß Impingement (Einklemmung) • (Sub-) luxierte Menisken Reizung der Bursae (Schleimbeutel) • Bursa subtendinea m. sartorii • Bursa m. bicipitis femoris Eingeschränkter muskulärer Dehnfähigkeit • M. biceps femoris	Potentiell schädigend bei • Operativ versorgter vorderer bzw. hinterer Kreuzbandriss • Riss oder Refixation der Menisken • Außenbandriss • Unverriegelter Nagelung der Tibia Sonstiges • Die Beweglichkeit begrenzen kann auch das Lig. poplieteum arcuatum sowie der Tractus iliotibialis wirken
Kniegelenkaußenrotation (Tibia)	Orthopädische Aspekte • Kapsel-Band-Schädigungen (u.a. vorderes Kreuzband; Seitenbänder; Kapsel) • Knorpelschäden der Patella, der tibialen und femoralen Gelenkflächen • Kniearthrose • Meniskusschäden • Gelenkerguß Impingement (Einklemmung) • Menisken	Potentiell schädigend bei • Operativ versorgter vorderer bzw. hinterer Kreuzbandriss • Riss oder Refixation der Menisken • Innenband- und medialer Kapselriss • Unverriegelter Nagelung der Tibia

Tab. 11.4: *(Fortsetzung)*

Bewegungs-richtung	Eingeschränkt möglich bei (Auswahl)	Sonstige Aspekte
	Reizung der Bursae (Schleimbeutel) • Bursa subtendinea m. sartorii • Bursa m. semimembranosi • Recessus subpopliteus (bei gebeugtem Knie) Eingeschränkter muskulärer Dehnfähigkeit • M. semimembranosus • M. semitendinosus • M. gracilis • M. popliteus (bei gebeugtem Knie) • M. sartorius • (Pes anserinus)	
Ventrale und dorsale Translation	Orthopädische Aspekte • Meniskusschäden • Schädigungen der ventralen und dorsalen Kapsel Kniegelenkkapsel • Schädigungen der Kapseln und Bänder • Schädigungen der Seitenbänder Impingement (Einklemmung) • Menisken • Knorpelschädigungen	Potentiell schädigend bei • Kreuzbandoperation • Riss oder Refixation der Menisken • Knieprothetik • Tibiakopffraktur • Kapsel- Bandverletzungen
Traktion	Orthopädische Aspekte • Kreuzband-, Kapsel- und Bandverletzungen	Potentiell schädigend bei • Kreuzband-, Kapsel- und Bandverletzungen • Unverriegelter Nagelung der Tibia

Tab. 11.4: *(Fortsetzung)*

Sprunggelenke

Bewegungs-richtung	Eingeschränkt möglich bei (Auswahl)	Sonstige Aspekte
Dorsal-extension	Orthopädische Aspekte • Arthrose der Sprunggelenke • Distale Tibiafraktur • Thrombose im Unterschenkel • Erguss in den Sprunggelenken • Plantarfaszitis • Syndesmosenruptur	Potentiell schädigend bei • Ruptur der Syndesmose • Ruptur des Lig. talofibulare anterius • Epiphysenverletzungen (Kinder und Jugendliche) • Knöchelfrakturen

Tab. 11.5: Beispiele für Begrenzungen der Beweglichkeit und mögliche negative Wirkungen von Dehnungen am oberen und unteren Sprunggelenk (verändert und ergänzt nach Frisch 2009; Engelhardt 2009; Schönle 2004; Tillmann 2005).

Bewegungs-richtung	Eingeschränkt möglich bei (Auswahl)	Sonstige Aspekte
	• Achillessehnenverletzungen, Über- und Fehlbelastungen der Achillessehne (Haglund-Exostose) • Bandrupturen am oberen Sprunggelenk (Lig. fibulocalcaneare) • Fibulafraktur • Blockade des Fibulaköpfchens • Verletzungen und Blockierungen der Fußgelenke • Sehnenluxationen -• Neurologische Aspekte (Spitzfußstellung) Impingement (Einklemmung) • Freie Gelenkkörper • Knöcherne Anbauten an der vorderen Tibiakante Reizung der Bursae (Schleimbeutel) • Bursa subtendinea m. gastrocnemii medialis und lateralis • Bursa tendinis calcanei • Bursa subcutanea calcanea • Bursa subtendinea m. tibialis posterioris Eingeschränkter muskulärer Dehnfähigkeit • M. soleus • M. gastrocnemius • M. tibialis posterior • M. flexor hallucis longus • M. flexor digitorum longus	• Achillessehnenruptur • Freie Gelenkkörper • Fibulafraktur • Verletzungen und Blockierungen der Fußgelenke • Freie Gelenkkörper • Knöcherne Anbauten an der vorderen Tibiakante • Syndesmosenruptur • Thrombose im Unterschenkel • Bandrupturen am oberen und unteren Sprunggelenk
Plantar-flexion	Orthopädische Aspekte • Arthrose der Sprunggelenke • Verletzungen des Volkmann-Dreieck • Syndesmosenruptur • Erguss in den Sprunggelenken • Plantarfaszitis • Syndesmosenruptur • Bandrupturen am oberen und unteren Sprunggelenk • Fibulafraktur • Blockade des Fibulaköpfchens • Verletzungen und Blockierungen der Fußgelenke • Sehnenluxationen • Tibialis Logensyndrom Impingement (Einklemmung) • Freie Gelenkkörper • Kapsel- Bandgewebe	Potentiell schädigend bei • Ruptur des Lig. talofibulare anterius • Verletzungen des Volkmann-Dreieck • Syndesmosenruptur • Tibialis Logensyndrom • Knöchelfrakturen • Bandrupturen am oberen und unteren Sprunggelenk • Freie Gelenkkörper

Tab. 11.5: *(Fortsetzung)*

Bewegungsrichtung	Eingeschränkt möglich bei (Auswahl)	Sonstige Aspekte
	Eingeschränkter muskulärer Dehnfähigkeit • M. tibialis anterior • M. extensor digitorum longus • M. extensor hallucis longus	
Pronation (Kombinationsbewegung des gesamten Fußes)	Orthopädische Aspekte • Arthrose der Sprunggelenke • Distale Tibiafraktur • Reizungen der Bursae Impingement (Einklemmung) • Freie Gelenkkörper • Kapsel- Bandgewebe Eingeschränkter muskulärer Dehnfähigkeit • M. triceps surae • M. tibialis posterior • M. tibialis anterior • M. flexor hallucis longus • M. flexor digitorum longus	Potentiell schädigend bei • Osteochondrosis oder Talusnekrose lateral • Ruptur der Syndesmose • Innenbandruptur • Knöchelfrakturen • Syndesmosenruptur • Tibia- und Fibulafrakturen • Freie Gelenkkörper
Supination (Kombinationsbewegung des gesamten Fußes)	Orthopädische Aspekte - Arthrose der Sprunggelenke - Distale Tibiafraktur - Reizungen der Bursae - Erguss in den Sprunggelenken - Plantarfaszitis - Syndesmosenruptur - Bandrupturen am oberen und unteren Sprunggelenk - Fibulafraktur - Blockade des Fibulaköpfchens - Verletzungen und Blockierungen der Fußgelenke - Sehnenluxationen Impingement (Einklemmung) - Freie Gelenkkörper - Kapsel- Bandgewebe Eingeschränkter muskulärer Dehnfähigkeit - M. extensor digitorum longus - M. peroneus longus - M. peroneus brevis	Potentiell schädigend bei - Ruptur der Außenbänder - Osteochondrosis oder Talusnekrose lateral - Syndesmosenruptur - Knöchelfrakturen - Tibia- und Fibulafrakturen - Freie Gelenkkörper

Tab. 11.5: *(Fortsetzung)*

11.5 Messung der Beweglichkeit – Orientierungswerte

Um der im letzten Abschnitt ausgeführten Problematik aus dem Wege zu gehen, werden im vorliegenden Buch keine Normwerte, sondern Orientierungswerte dargestellt. Bis zu dem Zeitpunkt, zu dem wissenschaftlich fundierte Werte für Sportler und Nichtsportler, junge und alte Menschen, Frauen und Männer sowie erkrankte und verletzte Menschen vorliegen, müssen die Orientierungswerte genügen.

11.5.1 Anatomische Achsen- und Ebenenbeschreibungen

Zur anatomischen Orientierung werden zur Achsen- und Ebenenbezeichnung die in Abb. 11.3 dargestellten Richtungsbezeichnungen verwendet.

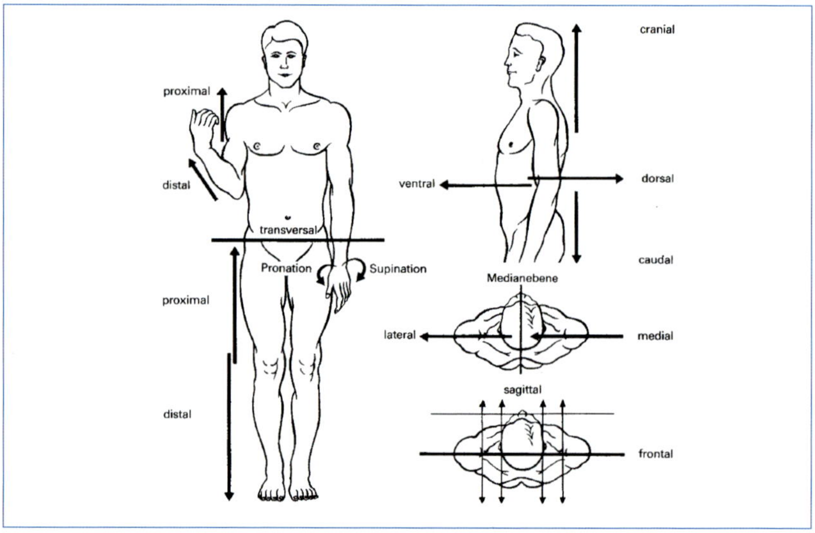

Abb. 11.3: Ebenen und Richtungen in einem dreidimensionalen Koordinatensystem (Tittel, 2000, S. 2).

11.5.2 Orientierungswerte – Halswirbelsäule

Die Beweglichkeit der Halswirbelsäule (HWS) ist in Alltag und Sport von größter Bedeutung. Sie dient u.a. der Orientierung im Raum. Bestehen Probleme mit der HWS, können viele Probleme auftreten. Dazu gehören Schwindel, Kopfschmerzen und fortgeleitete Probleme an anderer Lokalisation, z. B. Verspannungen der Hals- und Nackenmuskulatur. Weitere Ursachen von Beweglichkeitseinschränkungen sind in Kap. 3.2 aufgeführt.

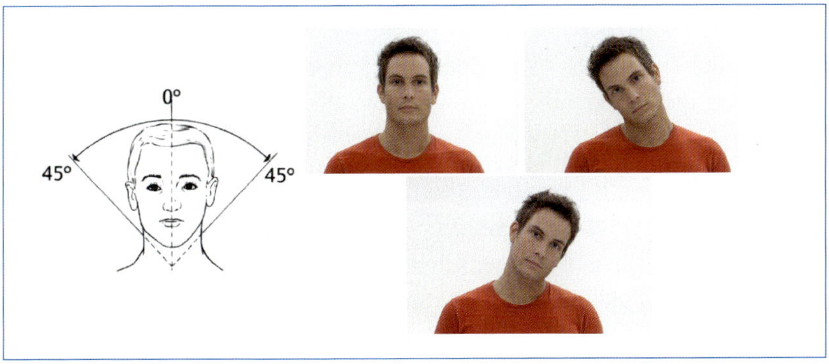

Abb. 11.4: Kopfseitneigung. Orientierung: ca. 45 Grad Seitneigung. Bei stark eingeschränkter Seitneigung können Probleme im Bereich der Halswirbelsäule, der Hals-Schultermuskulatur oder der Kopfgelenke bestehen.

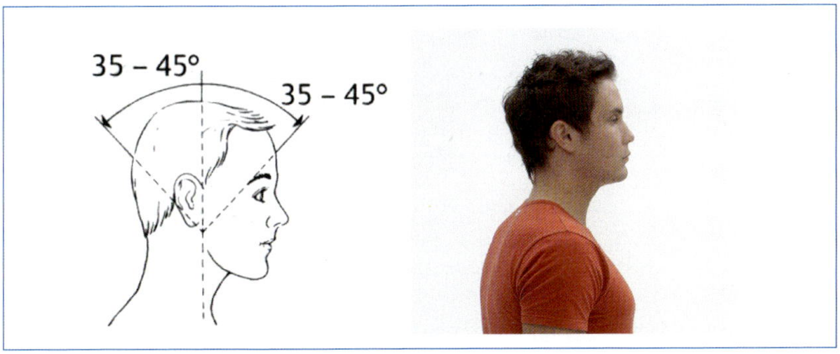

Abb. 11.5: Kopfneigung nach vorne und nach hinten. Orientierung: > 35 Grad Vorneigung; > 35 Rückneigung. Vorsicht: Bei stark eingeschränkter Vor- und Rückneigung können Probleme im Bereich der Halswirbelsäule, der Hals-Schultermuskulatur oder der Kopfgelenke bestehen.

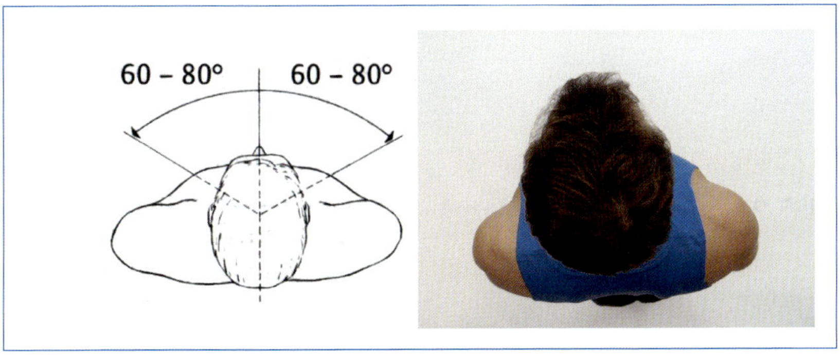

Abb. 11.6: Kopfdrehung. Orientierung: > 60 Grad Drehung zur jeweiligen Seite. Vorsicht: Bei stark eingeschränkter Seitdrehung können Probleme im Bereich der Halswirbelsäule, der Hals-Schultermuskulatur oder der Kopfgelenke bestehen.

11.5.3 Orientierungswerte – Handgelenk

Die Beweglichkeit der Handgelenke ist insbesondere für Sportler von Bedeutung, die z.B. Hand-, Basket- oder Volleyball spielen oder mit Schlägern, z.B. im Squash, Tischtennis oder Tennis, umgehen.

Manche Sportler, z.B. verstärkt Sportkletterer, leiden gegen Ende der Karriere unter Hand- und Fingergelenksarthrose; Gleiches betrifft ältere Menschen oder Menschen, die unter Gicht oder Rheuma leiden. Weitere Ursachen von Beweglichkeitseinschränkungen sind in Kap. 3.2 zu finden.

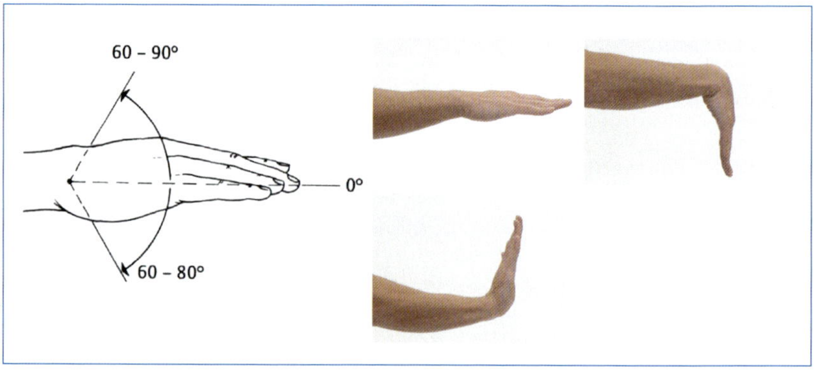

Abb. 11.7: Handgelenkstreckung und –beugung. Orientierung: > 60 Grad Handgelenksstreckung; > 60 Grad Handgelenksbeugung.

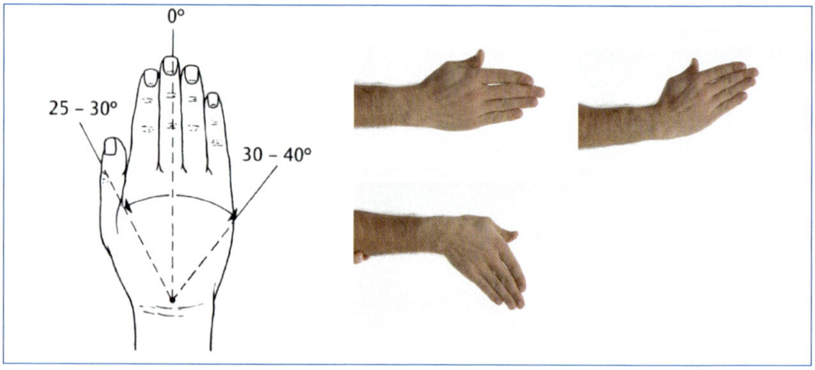

Abb. 11.8: Handgelenkadduktion und –abduktion. Orientierung: > 25 Grad Handgelenkadduktion; > 30 Grad Handgelenkabduktion.

11.5.4 Orientierungswerte – Schultergelenk und Schultergürtel

Die Schultergelenkbeweglichkeit ist für viele Sportarten, wie z.B. Baseball(Pitcher), Hand- und Volleyball, Tennis, Schwimmen oder Sportklettern, von besonderer Bedeutung.

Eine eingeschränkte Schulterbeweglichkeit wird meist mit verstärkter Beweglichkeit in anderen Gelenken kompensiert wird, was dort zu Problemen führen kann. Als Beispiel seien Tennisspieler genannt, die unter Rückenschmerzen leiden. Beim Aufschlag wird vielfach eine eingeschränkte Beweglichkeit der Schultergelenke mit einer erhöhten Rückneigung und Rotation in der Lendenwirbelsäule kompensiert. Weitere Ursachen von Beweglichkeitseinschränkungen sind in Kap. 3.2 zu finden.

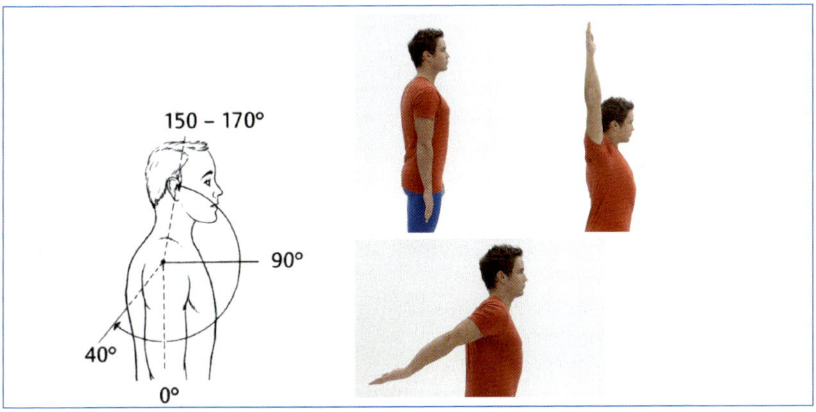

Abb. 11.9: Vor- Rückheben. Orientierung: > 160 Grad Vorheben: > 40 Grad Rückheben.

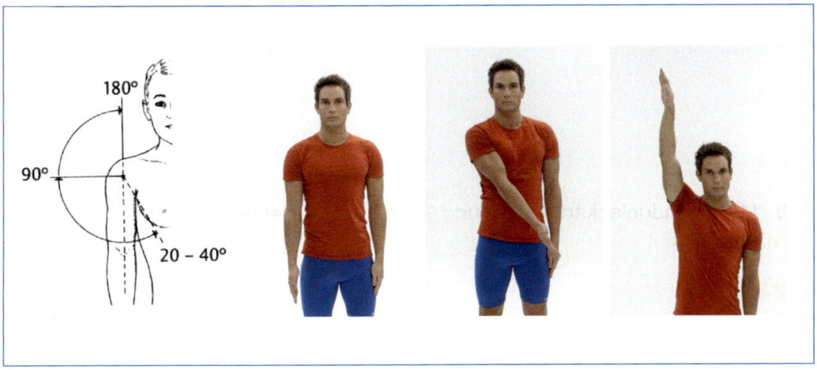

Abb. 11.10: Seitwärtsheben und –anziehen. Orientierung: > 170 Grad Seitheben: > 30 Grad Seitanziehen. Vorsicht: Für Einschränkungen beim Seitheben sind oft Schulterprobleme ursächlich. Achten auf Ausweichbewegungen.

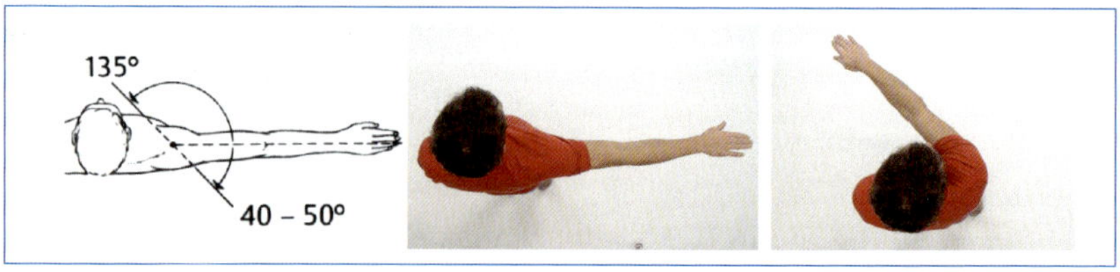

Abb. 11.11: Horizontalflexion und –extension in Schulterhöhe. Orientierung: > 130 Grad Horizontalflexion: > 40 Grad Horizontalextension.

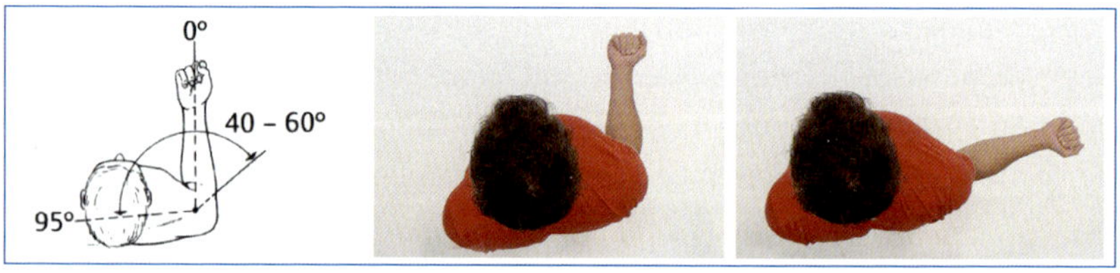

Abb. 11.12: Außen- und Innenrotation bei hängendem Arm. Orientierung: > 50 Grad Außenrotation; Innenrotation: Arm an den Körper anlegen (> 90 Grad).

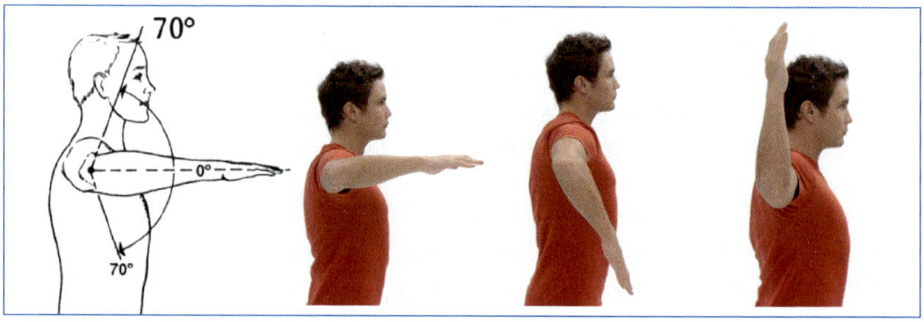

Abb. 11.13: Außen- und Innenrotation in Schulterhöhe. Orientierung: > 60 Grad Außenrotation: > 60 Grad Innenrotation.

11.5.5 Orientierungswerte – Schultergürtel

Die unter 11.5.4 gemachten Aussagen zur Schulterbeweglichkeit gelten auch für den Schultergürtel.

Probleme an Hals- und Kopfgelenken äußern sich daher häufig in einer Seitenungleichheit der Beweglichkeit und des Muskelreliefs des Schultergürtels, insbesondere des M. trapezius.

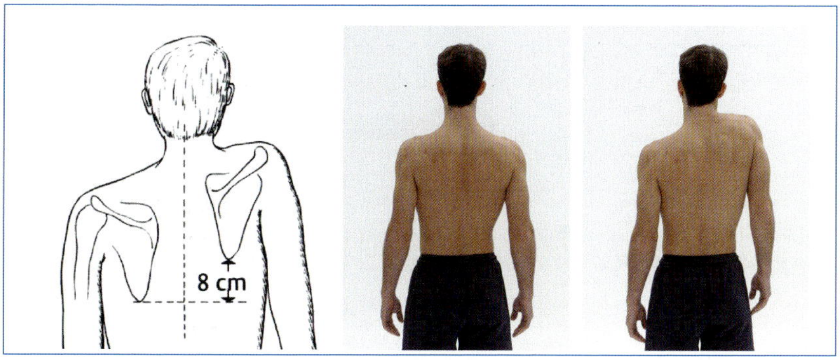

Abb. 11.14: Heben und Senken des Schulterblatts. Orientierung: ca. 8 cm Höhendifferenz.

11.5.6 Orientierungswerte – Wirbelsäule

Bei der Wirbelsäule wird ganz besonders deutlich, dass die Gesamtbeweglichkeit aus der Beweglichkeit zahlreicher, miteinander gekoppelter Gelenke resultiert.

Lokale Schmerzen beim Rückneigen können auf Probleme der kleinen Wirbelgelenke, der Muskelansätze und -ursprünge hindeuten.

Bei eingeschränkter Seitneigung oder Rotation können u.a. einseitige sportiche Bewegungsabläufe ursächlich sein, die zu muskulo-skeletösen Anpassungen führen, und nicht immer negativ, sondern z.T. auch leistungssteigernd, zu bewerten sind.

Bei der Vorneigung sollte auf eine gleichmäßige Entfaltung aller Wirbelsäulensegmente geachtet werden. Bei in das Gesäß und die Beine ausstrahlenden Schmerzen sollte an Probleme mit den Bandscheiben und dem N. ischiaticus gedacht werden (vgl. Niethardt & Pfeil, 1997).

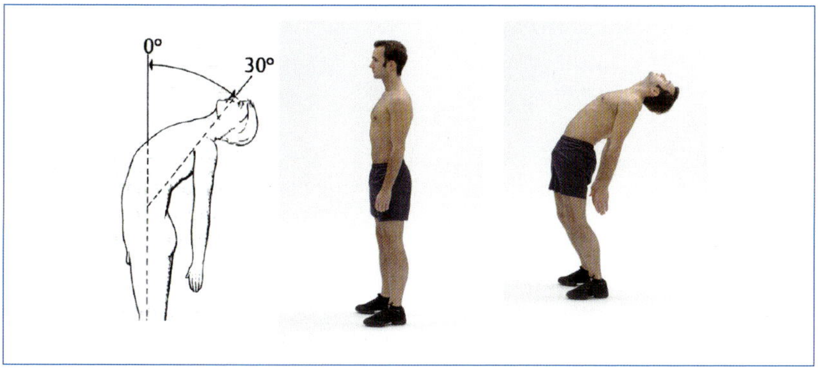

Abb. 11.15: Rückneigung. Orientierung: ca. 30 Grad Rückneigung.

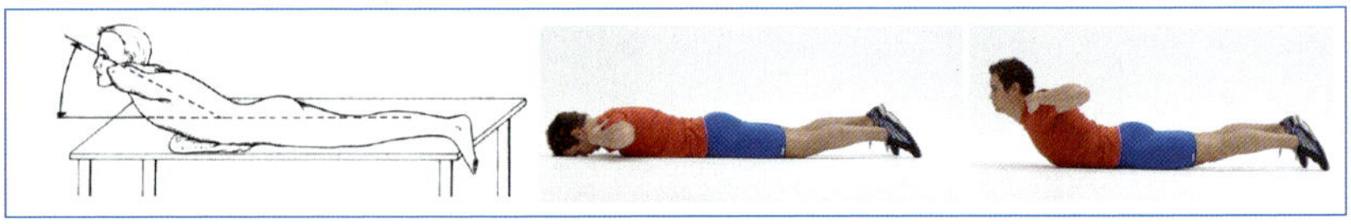

Abb. 11.16: Rückneigung der Wirbelsäule in Bauchlage im Liegen. Orientierung: ca. 30 Grad Rückneigung. Achtung: Eine Begrenzung der Beweglichkeit kann durch mangelnde Rückenmuskelkraft bedingt sein.

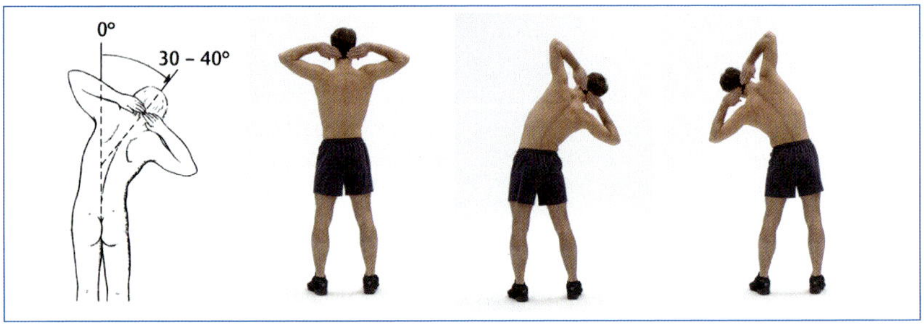

Abb. 11.17: Seitneigung. Orientierung: > 30 Grad Seitneigung.

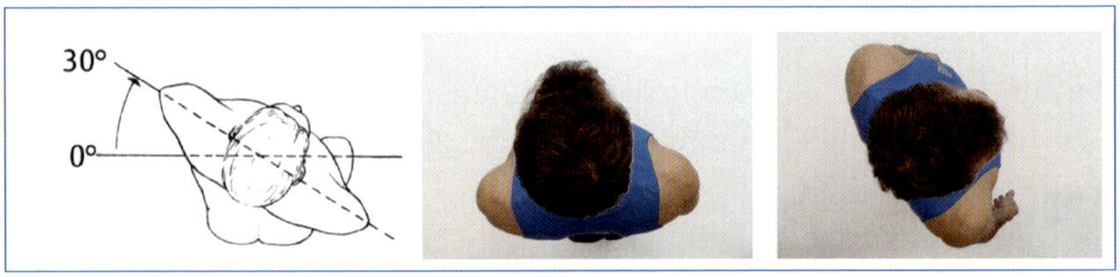

Abb. 11.18: Rumpfrotation. Schulterbreiter Stand. Orientierung: > 30 Grad Rumpfrotation.

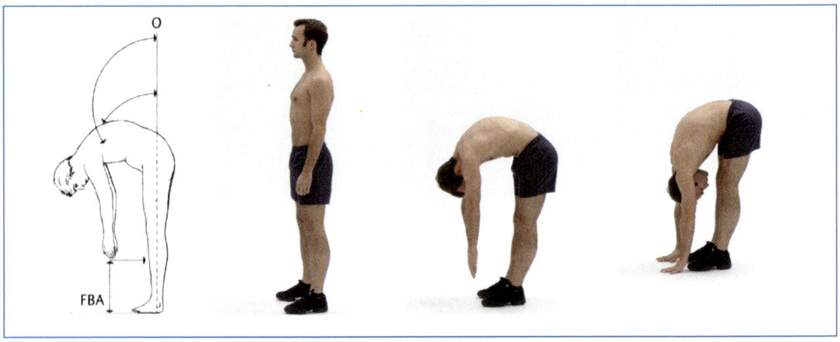

Abb. 11.19: Vorneigefähigkeit der Wirbelsäule (FBA = Finger-Boden-Abstand).

11.5.7 Orientierungswerte – Hüftgelenke

Die Hüftgelenksbeweglichkeit ist für Alltag und Sport von großer Bedeutung. Wenn sie eingeschränkt ist, muss u.a. an eine Arthrose der Hüftgelenke gedacht werden (vgl. Kap. 3.2 und Kap. 11.4). Sie kommt nicht nur bei älteren Menschen vor, sondern kann schon bei jungen Sportlern beginnen. Sie zeigt sich meist durch Einschränkung der Hüftbeuge-, Hüftinnenrotations- und Hüftabduktionsfähigkeit.

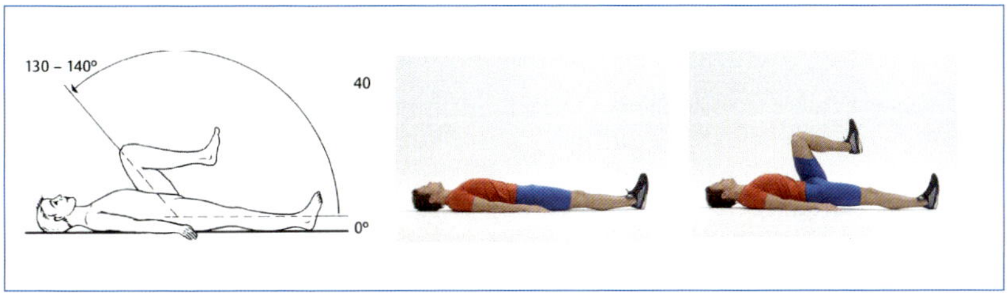

Abb. 11.20: Hüftbeugung. Orientierung: Hüftbeugung > 135 Grad.

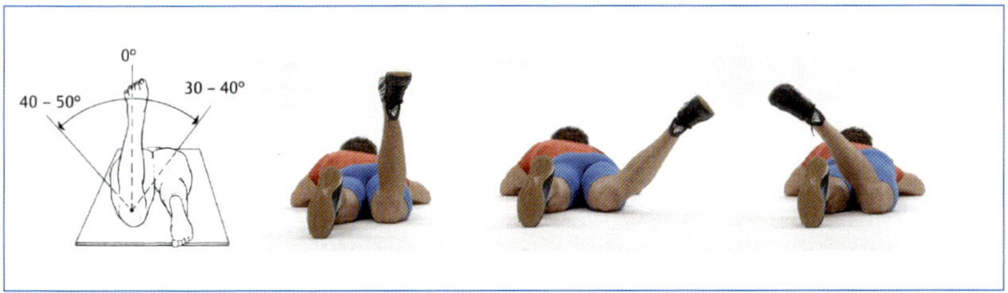

Abb. 11.21: Hüftinnen- und Hüftaußenrotation in Bauchlage. Orientierung: Hüftinnenrotation > 35 Grad; Hüftaußenrotation > 45 Grad.

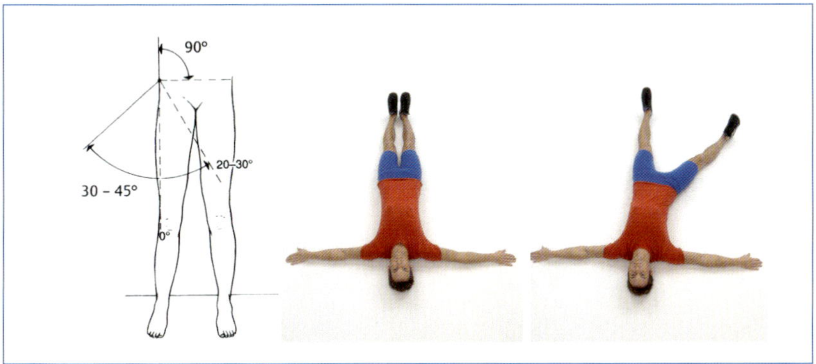

Abb. 11.22: Hüftabduktionsfähigkeit. Orientierung: Hüftabduktion > 30 Grad.

11.5.8 Orientierungswerte - Kniegelenke

Die Kniegelenke gehören neben den Hüft- und Sprunggelenken zu den großen, lasttragenden Gelenken. Mit beginnendem Verschleiß oder nach operativer Versorgung von Kniegelenksverletzungen ist die Beweglichkeit meist eingeschränkt. Weitere Ursachen von Beweglichkeitseinschränkungen sind in Kap. 3.2 und Tab 11.4 zu finden.

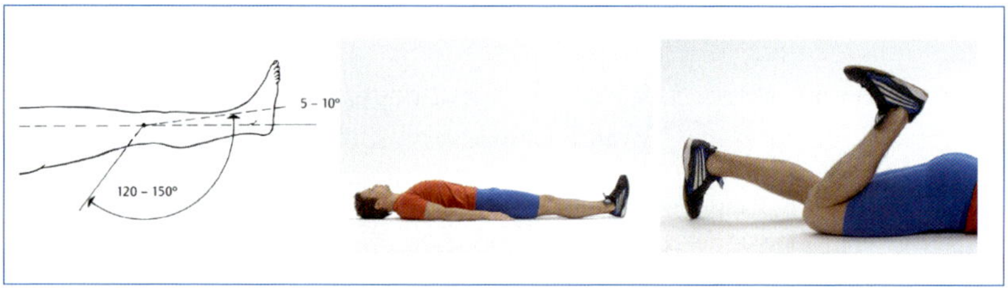

Abb. 11.23: Kniebeugung und –streckung. In der Rückenlage müssen die Kniegelenke vollständig zu strecken sein. Orientierung: < 0 Grad. In der Bauchlage sollen die Kniegelenke > 130 Grad zu beugen sein.

11.5.9 Orientierungswerte - Sprunggelenke

Die oberen Sprunggelenke sind neben den hier nicht dargestellten unteren Sprunggelenken für das Gehen auf unebenem Boden von entscheidender Bedeutung. Auch in vielen Sportarten ist die Beweglichkeit der oberen Sprunggelenke essentiell, z.B. für eine gute Torschusstechnik beim Volleyschuss des Fußballspielers oder bei Sprung- und Sprintbewegungen. Ursachen von Beweglichkeitseinschränkungen sind in Kap. 3.2 und Tab 11.5 zu finden.

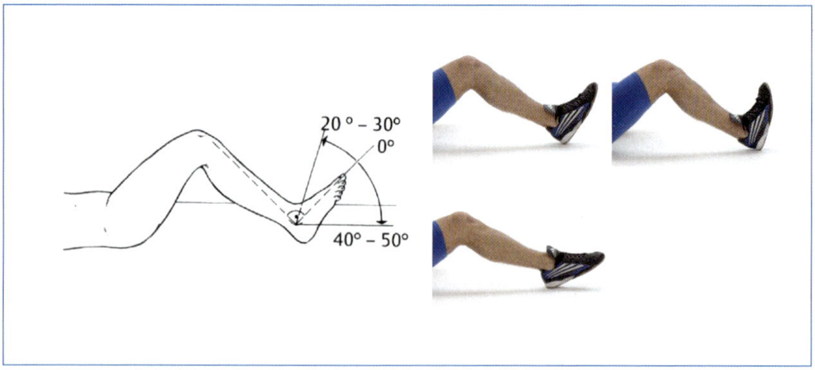

Abb. 11.24: Beugung und Streckung im oberen Sprunggelenk. Orientierung: Beugung: > 20 Grad. Streckung > 40 Grad.

11.6 Zusammenfassung und Konsequenzen

Zusammenfassung

- Zur Einschätzung von Beweglichkeitswerten müssen die Faktoren Alter, Geschlecht, Psyche, Sportart und Tätigkeitsprofile der Menschen in Alltag und Sport berücksichtigt werden.
- Einschränkungen der Beweglichkeit können Alltag und Beruf sowie die sportliche Leistungsfähigkeit beeinträchtigen.
- Sowohl durch akute Traumen als auch durch chronisch-degenerative Veränderungen der Muskeln, Kapseln, Bänder und Knorpel der Gelenke und des umliegenden Gewebes kann es zu Einschränkungen der Beweglichkeit kommen.
- Verluste der Beweglichkeit sind mit Veränderungen der Gesamtmotorik (Koordination) und der Beweglichkeit benachbarter Gelenke verbunden.
- Anpassungen der Gesamtmotorik, ob bewusst erlernte oder unbewusst erworbene Veränderungen, führen zur Verschiebung der mechanischen Belastungen der Gelenke.
- Zu hohe Beweglichkeit kann einen Risikofaktor für Verletzungen darstellen, da die Freiheitsgrade der Gelenke neuromuskulär kontrolliert werden müssen. Erhöhte Beweglichkeit erfordert eine optimale Koordination.
- Bestimmte Übungen (z.B. Fersensitz) können in Abhängigkeit vom Zustand der Gelenke schädigend wirken.
- Die Beweglichkeit kann in Minimal-, Majoritäts-, Optimal- und Spezialnorm differenziert werden.
- Beweglichkeitsmessungen eignen sich, um orientierende Werte zu gewinnen, Pathologien aufzudecken und um Dehnungstraining fundiert zu planen.

Konsequenzen

- In Zukunft müssen verstärkt tätigkeitsspezifische und sportartspezifische Normwerte der Beweglichkeit erstellt und Kriterien zur fundierten Einschätzung der erhobenen Werte entwickelt werden.
- Veränderungen der Gesamtmotorik können auf eingeschränkte Beweglichkeit in einem oder mehreren Gelenken hindeuten.
- Vor Beginn von Maßnahmen, die die Beweglichkeit fördern, muss zunächst eine Messung der Gelenksbeweglichkeit vorgenommen und Faktoren identifiziert werden, die für die Einschränkungen der Beweglichkeit verantwortlich sind.

12 Dehnen – Neuromuskuläre Balancen und Dysbalancen

Vorschau

Nachdem Sie das Kapitel 12 gelesen haben, werden Sie

- mehr darüber wissen, wie neuromuskuläre Dysbalancen definiert sind
- die Ursachen und Symptome von neuromuskulären Balancen und Dysbalancen kennen
- die besten Strategien zur Behebung neuromuskulärer Balancen und Dysbalancen kennen
- sechs verschiedene Formen neuromuskulärer Balancen und Dysbalancen differenzieren können
- die Verwendung von Normwerten besser einschätzen können

Schlüsselwörter

Neuromuskuläre Balancen; Neuromuskuläre Dysbalancen; Verkürzung; Abschwächung; Janda-Testung; Definitionen; Normwerte; Körperhaltung; Muskeltonus; Leistungsfähigkeit

Handlungsfelder

Neuromuskuläre Balancen und Dysbalancen können nur in Bezug auf die jeweiligen *Handlungsfelder* definiert werden, die im Kap. 12.2 näher erläutert werden. Sie beziehen sich nicht nur auf Aspekte, die mit Dehnungen und Beweglichkeit zu tun haben.

Bedeutung

In Medizin und Sport werden *Muskeldysbalancen* für Funktionsstörungen sowie für die Entstehung und Unterhaltung von Schädigungen des Haltungs- und Bewegungsapparates verantwortlich gemacht (Übersicht in Zichner et al., 2000).

Begrifflichkeiten

Im Jahre 1994 ersetzten Freiwald et al. den Begriff der »Muskeldysbalancen« durch den Begriff der »Neuromuskulären Balance und Dysbalance«. Grundlage der neuen Begrifflichkeit war die Einsicht, dass *die Muskulatur in erster Linie das ausführende Organ des Nervensystems* ist und sie daher nicht vom Nervensystem getrennt betrachtet werden kann.

Während sich in früheren Jahren der Begriff nur auf *Verkürzungen und Abschwächungen der Muskulatur* auf Basis der *Janda-Funktionstestung* bezog (Spring, 1981; Janda, 1959, 2000), hat man heutzutage differenziertere Modelle entwickelt (Abb. 12.1).

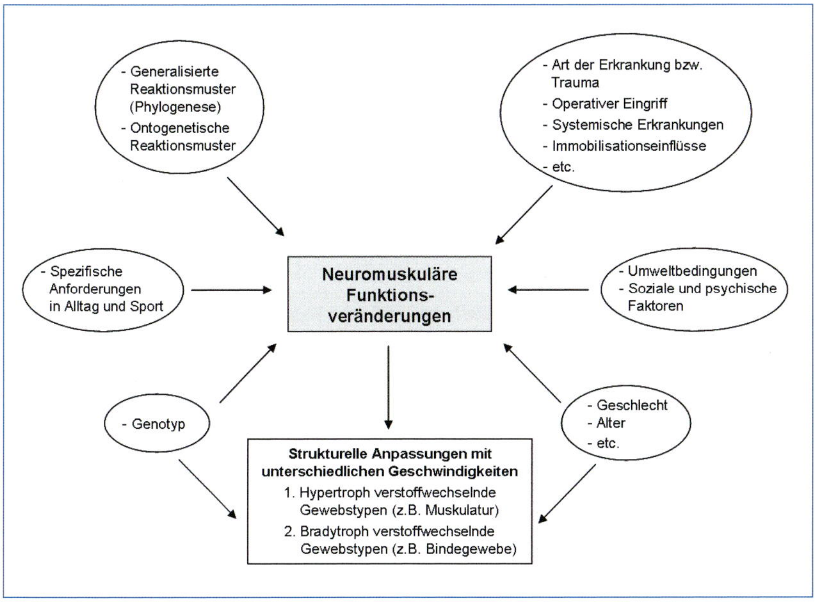

Abb. 12.1: Auswahl von Einflüssen, die auf den neuromuskulären Funktionszustand wirken (verändert nach Freiwald et al., 2000, S. 166).

Schmerzaktivierung

Neuromuskuläre Balancen und Dysbalancen können durch die direkte Verbindung von Nerven und Muskeln kurzfristig entstehen. Als Beispiel seien Schmerzen genannt, die sofort zur veränderten Aktivierung der Muskulatur führen. Folge sind (frühzeitige) *Reflexe* oder die *Ausprägung von Schonhaltungen.*

Vielfältige Einflussfaktoren

Wenn die funktionellen Veränderungen, die über das Nervensystem gesteuert werden, über einen längeren Zeitraum hinweg beibehalten werden, kommt es zu stabileren Veränderungen der zentralnervösen Ansteuerung (Motorik) und in Folge zur strukturellen Veränderung der nachgeschalteten Muskulatur und des Bindegewebes. An dieser Stelle muss deutlich gesagt werden, dass angesichts der Vielfalt der Faktoren, die zu neuromuskulärer Balance bzw. -dysbalance führen, ein einfaches Dehn- und Kräftigungsprogramm zwar hilfreich sein kann, jedoch meist nicht ausreichend ist, da es symptomatisch wirkt und nicht kausal angelegt ist..

12.1 Normwerte und neuromuskuläre Balancen und Dysbalancen

Trainer und Therapeuten sprechen in Zusammenhang mit neuromuskulären Balancen und Dysbalancen von *Normwerten*[89], die es durch Training anzustreben gilt.

Festlegung Normwerte

Auf die Beweglichkeit bezogen stellt sich die Frage, ob es überhaupt Normwerte gibt, die für einzelne Menschen über eine grobe Orientierung hinaus von Bedeutung sind.

Verkürzte Hüftbeugemuskulatur

Wenn in Bezug auf Beweglichkeit und Dehnungen Untersuchungen durchgeführt werden, dann kommen die Untersucher häufig zu dem Ergebnis, dass z.B. die Hüftbeugemuskulatur »verkürzt« sei. Es stellt sich die Frage, wo sich die »normalen Menschen« verstecken, wenn solche Untersuchungen anstehen? Ein weiteres Problem stellt die Frage nach der Begründung der Normwerte dar. Wer legt sie anhand welcher Kriterien fest? Wie Wydra (2004, 2006) ausführt, sind *Normwerte vielfach durch Fachleute und deren persönliche Überzeugung festgelegt,* was nun gut oder schlecht für den Sportler oder Patienten sei. *Wissenschaftliche Untersuchungen fehlen weitgehend* (vgl. Kap. 11.2).

12.1.1 Normwertabweichungen – Leistungsfähigkeit und Beschwerden

Normabweichungen der Beweglichkeit, aber auch anderer grundmotorischer Fähigkeitsbereiche, sind sowohl für Höchstleistungen als auch für Krankheiten typisch. Normwertabweichungen werden häufig auch als neuromuskuläre Dysbalancen bezeichnet[90].

89 Normwerte (Syn. Referenzwerte): Normwerte sollten in einer möglichst repräsentativen (der Gesamtbevölkerung entsprechenden) Stichprobe für eine bestimmte Kenngröße (z.B. Gelenkwinkel) statistisch ermittelt sein. Es wird ein Referenzbereich angegeben, innerhalb dessen sich die Normalwerte – die Mehrzahl der Messwerte – befindet. Messwerte innerhalb der Normgrenzen werden als Normvarianten, außerhalb der Normgrenze als Normabweichungen bezeichnet. Wenn Messwerte vorkommen, die z.B. mehr als die ein- oder zweifache Standardabweichung vom Mittelwert liegen, können sie per Konvention als Normwertabweichung (Dysbalance) bezeichnet werden. Was als Abweichung – und damit als behandlungswürdig – bezeichnet wird, wird meist durch Beschluss eines Gremiums definiert. Problematisch wird es dann, wenn z.B. der Beschluss eines Gremiums wünschenswerte, jedoch unrealistische Werte definiert. So sind die Hüftbeuger bei den meisten Menschen deshalb »verkürzt«, weil man unrealistische Werte festgelegt hat.

90 »Dys-» ist ein Präfix und bezeichnet »Störung«, »Fehlbildung«, »Fehlfunktion«, »krankhafte« (evtl. »schmerzhafte«) Erschwernis.

Sportartspezifik

Es ist bekannt, dass verschiedene, *sowohl normale als auch abweichende Werte in einem Organismus koexistieren.* So kann ein Gelenk von einer Beweglichkeitseinschränkung betroffen sein, jedoch in anderen Gelenken eine ausgeprägte Beweglichkeit vorliegen. In manchen Sportarten ist es geradezu typisch, dass einzelne Gelenke – je nach Sportart – über besondere Beweglichkeit verfügen.

Merke **Normwertabweichungen**

Das Abweichen von normativen Werten kann sowohl eine Prädisposition für erhöhte Leistungsfähigkeit oder – im negativen Sinne – eine Prädisposition für Leistungsabfall und gesundheitliche Risiken darstellen. Abweichungen von Normwerten können vielfältige Ursachen haben, zu denen genetische Dispositionen und spezifische Trainingsmaßnahmen gehören. Abweichungen der Beweglichkeit sind jedoch häufig auch Folge von Krankheit und Verletzung.

Normwertabweichungen und Leistungsfähigkeit

Wenn jemand im Vergleich zu »normalen Kollektiven«, z.B. im Leistungssport, besonders leistungsfähig ist, dann muss der Sportler in den leistungsbestimmenden Kennwerten zwangsläufig vom Durchschnitt aller Werte abweichen, ansonsten ist er Durchschnitt.

Beweglichkeit und Leistungsfähigkeit

In Bezug auf die Beweglichkeit muss demnach zunächst entschieden werden, welche *Beweglichkeitswerte die für eine individuelle bzw. kollektive, überdurchschnittliche Leistung relevanten Werte sind.*

- Im Ballett und in der rhythmischen Sportgymnastik ist u.a. die überdurchschnittliche Hüft-, Knie- und Sprunggelenksbeweglichkeit von entscheidender Bedeutung. In beiden Sportarten ist bei normaler Hüft-, Knie- und Sprunggelenksbeweglichkeit keine überdurchschnittliche Leistung möglich; manche Übungen und Ausdrucksformen sind ohne überdurchschnittliche Beweglichkeit gar unmöglich.
- Im Fußball oder Handball genügen hingegen normale Werte der Hüft-, Knie- und Sprunggelenksbeweglichkeit. Bei normaler Beweglichkeit sind sportartspezifische Techniken möglich.

Merke **Sportartspezifische Normwerte zur Orientierung**

In Zukunft wird es notwendig sein, in jeder Sportart und allen Leistungsklassen für alle Gelenke normative Werte zu bestimmen, zumal sich die »Gesamtreichweite« von Bewegungen aus der Kombination von Einzelbeweglichkeiten zusammensetzt.. Dieses Vorgehen ist in Teilbereichen natürlich problematisch, da es in jeder Sportart nur wenige Spitzenathleten gibt und daher verallgemeinernde Aussagen fast unmöglich sind.

Normwertabweichungen und Beschwerden

Vielfach werden Abweichungen von normativen Werten, insbesondere Abweichungen bei Kraft- und Beweglichkeitswerten, als Ursache oder Begleiterscheinung von Beschwerden beschrieben. Bei genauerer Analyse der Literatur ist die Befundlage jedoch nicht eindeutig.

Normwertabweichungen und Beschwerden

Beispiel – Beweglichkeit und Rückenschmerzen

In Bezug auf die Haltung und Rückenschmerz ist bisher völlig unklar, ob eine eingeschränkte Beweglichkeit überhaupt einen Einfluss auf die Entstehung bzw. die Stärke von Rückenschmerzen hat (Lundberg & Gerdle, 2000).

Freiwald und Beermann (2010) konnten zeigen, dass es Zusammenhänge zwischen der Wirbelsäulenbeweglichkeit und der Beschwerdebesserung bei Patienten mit chronischen Rückenschmerzen gibt.

Mc Gill (1998) bemerkt, dass die Beweglichkeit der Wirbelsäule keinen Vorhersagewert für Rückenschmerzen hat.

Andere Autoren gehen sogar weiter. Sie äußern, dass eine beweglichere Wirbelsäule durch die Instabilität der Kapseln und Bänder häufiger schmerzhaft sei. Parks et al. (2003) bemerken, dass es keine Beziehung zwischen der Wirbelsäulenbeweglichkeit und den funktionellen Kapazitäten gibt.

Normwertabweichung und sportliche Leistungsfähigkeit

Werte, die von normativen Vorgaben abweichen, bedeuten daher nicht, dass sich der Sportler bzw. Patient krank fühlt oder in seiner Leistungsfähigkeit merkbar eingeschränkt sein muss. Auch hier gibt es viele Beispiele, dass z.B. Sprinter mit geringfügig eingeschränkter Beweglichkeit und höherem *Mus-*

kelgewebstonus[91] höhere Leistungen zeigen als Sprinter mit höheren Beweglichkeitswerten und geringerem *Muskelgewebstonus* (vgl. Kap. 8.3).

12.2 Erscheinungsformen –Training und Therapie bei neuromuskulären Balancen und Dysbalancen

In den letzten Jahren haben wir (Freiwald & Engelhardt, 1999a und 1999b) versucht, neuromuskuläre Balancen und neuromuskuläre Dysbalancen in *verschiedene Erscheinungsformen* zu differenzieren, Ursachen und Symptome zu benennen und Trainingsstrategien vorzuschlagen.

Handlungs- und Trainingsstrategien

Die Auflistung reflektiert praktische Erfahrungen und erhebt keinen Anspruch auf Wissenschaftlichkeit; sie kann jedoch der Orientierung dienen. Zu beachten ist, dass die folgend vorgestellten Typen von neuromuskulären Balancen/Dysbalancen im Normalfall nicht isoliert, sondern meist in Kombinationen vorkommen.

12.2.1 Typ 1 – Trainingsbedingte, leistungsvoraussetzende neuromuskuläre Balancen

Ursachen

Trainingsbedingte, leistungsvoraussetzende Veränderungen bzw. Balancen (Spezialnorm) der neuromuskulären Aktivierung mit *physiologischer Potenz.*

Symptome

Deutliche Abweichung von normativen Werten, uneingeschränkte Leistungsfähigkeit; keine Beschwerden.

Strategien

Solange die Veränderungen des Systems (Abweichungen) keine Beschwerden auslösen, sind sie nicht als pathophysiologisch zu bewerten. Es erfolgt

91 Muskelgewebstonus: Spannungszustand des Muskels, der in Abgrenzung zu einer elektrischen, aktiven Kontraktion des Muskels aus einer passiven, viskös-elastischen Komponente besteht. Er lässt sich durch das Verfahren der Myomechanographie messen (vgl. Kap. 8.3).

keine Intervention, im Leistungs- und Hochleistungssport jedoch eine *engmaschige Beobachtung* (Sportmedizinische Untersuchungen).

Anmerkungen zu neuromuskulären Balancen und Dysbalancen – Typ 1

Zu den Ursachen

Sportliche Tätigkeiten, besonders wenn leistungssportliche Ziele verfolgt werden, sind immer mit spezifischen neuromuskulären Anpassungen verbunden, da *spezifische Trainingsmaßnahmen* immer zu *spezifischen Anpassungen* führen. So benötigt z.B. ein Kraulschwimmer eine besonders ausgeprägte Kraft und Dehnfähigkeit der Innenrotatoren der Schultermuskulatur, der Balletttänzer eine weit über der Norm liegende Beweglichkeit der Hüftgelenke. Die Anpassungen an sich bewirken jedoch noch keine Beschwerden, die außerhalb der Norm liegende Beweglichkeit ist für die Leistungsfähigkeit des Schwimmers bzw. des Balletttänzers unverzichtbar.

Zu den Strategien

Da die neuromuskulären Anpassungen und damit die Abweichung von normativen Werten durch spezifisches Training gezielt herbeigeführt werden, sind auch keine besonderen Maßnahmen erforderlich. Die Kunst des Trainers, der betreuenden Mediziner und Therapeuten liegt darin, Abweichungen zu erkennen, die negative Folgen haben können, bzw. ein ausgleichendes Training oder gar eine Therapie erfordern.

12.2.2 Typ 2 – Trainings- und wettkampfbedingte neuromuskuläre Dysbalancen mit pathophysiologischer Potenz

Ursachen

Durch Training und Wettkämpfe bedingte neuromuskuläre Dysbalancen mit *pathophysiologischer Potenz.*

Symptome

Abweichung von normativen Werten, *koordinative Störungen* (Verschlechterung sportlicher Techniken), *eingeschränkte Leistungsfähigkeit*, noch *keine oder beginnende Beschwerden.*

Strategien

Modifizierung der Trainingsplanung (kurz-, mittel- und langfristig), Ausgleichstraining (Kräftigung, Dehnung, Techniktraining, Aufbrechen von Bewegungsstereotypen, etc.), therapeutische Interventionen (Arzt, Physio- und Sporttherapeut), Überprüfung der Ausrüstung und der Umgebungsbedingungen, Modifikation der Regelwerke.

Anmerkungen zu neuromuskulären Balancen und Dysbalancen - Typ 2

Zu den Ursachen

Im Gegensatz zum Typ 1 können spezielle – besonders einseitige Trainingsmaßnahmen – nicht nur zu positiven, sondern auch zu negativen Anpassungen führen. Die Hauptursachen für neuromuskuläre Dysbalancen Typ 2 sind Fehler bei der Trainingsplanung. Wenn z.B. ein neuer Kunde im Fitnessstudio von einer eher unsportlichen Lebensweise von heute auf morgen in ein intensives Trainingsprogramm einsteigt, das drei und mehr Trainingseinheiten pro Woche vorsieht, sind die Beschwerden am Bewegungsapparat vorprogrammiert. Die aktuelle Belastung entspricht nicht der aktuellen Beanspruchbarkeit des Organismus.

Zu den Symptomen

Durch forciertes bzw. einseitiges Training können Schäden entstehen oder Verletzungen auftreten. Die Leistungsfähigkeit des Sportlers ist – anfangs meist nur gering – reduziert. Vielfach kündigen sich die Schädigungen im Vorfeld durch *koordinative Störungen* an. Sportler klagen darüber, dass sie z.B. beim Laufen den Eindruck haben, sich asymmetrisch zu bewegen oder das beim Fußball der Torschuss nicht mehr präzise ist.

Zu den Strategien

Da das Training für die Leistungsminderungen und die Beschwerden verantwortlich ist, muss natürlich primär an der *Trainingplanung* im kurz-, mittel- und langfristigen Bereich eingegriffen werden, statt ausschließlich auf Ausgleichstraining zu setzen. Ein weiterer Aspekt ist die *Überprüfung der Ausrüstung und der Umgebungsbedingungen* (z.B. Schuhwerk und Laufuntergrund). Auch die physiotherapeutische Begleitung von Training und Wettkampf hat einen positiven Effekt. Gezielte Kräftigungen und Dehnungen, die in ein Gesamtkonzept des Trainings eingebunden sind, können positiv wirken. Als letztes seien *Modifikationen der Regelwerke* genannt. Wenn z.B. beim hohen Abgang im Geräteturnen der Ausfallschritt erlaubt wäre (kein Punkteabzug!), dann würde die Belastung der Wirbelsäule der Sportler deutlich reduziert und die damit Beschwerdehäufigkeit und das Beschwerdeausmaß geringer.

12.2.3 Typ 3 – Reaktiv-symptomatische neuromuskuläre Dysbalancen

Ursachen

Neuromuskuläre Dysbalancen als Reaktion auf Erkrankungen oder Verletzungen.

Symptome

Beschwerden durch klinisch fassbare Erkrankungen und Verletzungen (z.B. durch Arthrose, Muskelzerrung, Blockierung, postoperativer Zustand, systemische Erkrankungen). Mit neuromuskulären Dysbalancen des Typs 3 sind sensomotorische und/oder strukturelle *Leistungsminderungen*[92] verbunden. Die neuromuskuläre Aktivierung ist den pathogenen Faktoren angepasst.

Strategien

Die Mechanismen, die den veränderten neuromuskulären Aktivierungen zugrunde liegen, müssen diagnostiziert und behandelt werden. Da nicht jeder Schaden vollständig behoben werden kann, kann das Ziel nicht immer die *vollständige Wiederherstellung (restitutio ad integrum*[93]*) sein.*

92 Sensorische Leistungsminderung z.B. als eingeschränkte Propriozeption oder als eingeschränkte Fähigkeit, die Muskulatur anforderungsgerecht zu aktivieren; strukturelle Leistungseinschränkung z.B. als muskuläre Atrophie oder als verminderte Reißfestigkeit von Kapseln, Bänder und Sehnen.

93 Restitutio ad integrum: die spontane oder operativ erzielte Heilung mit vollständiger Wiederherstellung der ursprünglichen Verhältnisse (engl.: full recovery). Nach Verletzungen oder Operationen ist eine vollständige Wiederherstellung nicht die Regel.

Anmerkungen zu neuromuskulären Balancen und Dysbalancen – Typ 3

Zu den Ursachen

Abweichungen neuromuskulärer Kennwerte von Normwerten sind vielfach auf *Verletzungen* und *Erkrankungen* zurückzuführen.

- Erkrankungen mit einem langen, symptomfreien Zeitintervall wie die degenerative *Arthrose*[94] zeigen typische und vielfach den klinischen Symptomen (Schmerz) vorausgehende neuromuskuläre Anpassungen wie koordinative und technische Einschränkungen.

Beispiel Arthrose

- Akute Schädigungen, wie z.B. die *Blockierung* eines Wirbelsäulengelenkes, führen zur spontanen Änderung des Muskelfunktionszustandes, der sich mit manuell durchgeführter Deblockierung sofort wieder zurückbilden kann.

Beispiel Blockierung

Zu den Symptomen

Am Beispiel der Wirbelblockierung und der Hüftgelenksarthrose wird deutlich, dass mit Hilfe der koordiniert aktivierten Muskulatur versucht wird, den *Schmerz zu vermeiden.*

Kompensationsstrategien

- Durch eine *Blockierung* kommt es zu typischen *Verspannungen der Muskulatur*, die in funktionellem Zusammenhang mit der Wirbelsäule steht[95].
- Die *Hüftgelenksarthrose* wird von einer Einschränkung der Beweglichkeit, besonders der Hüftflexion, der Abduktion und der Hüftinnerotation begleitet. Die Einschränkungen der Beweglichkeit und der Kraft gehen den akuten Beschwerden meist voraus. Die schmerzverursachende Muskulatur, die das Hüftgelenk belastet, wird weniger aktiviert; eine Atrophie ist die Folge.

Auch an dieser Stelle wird deutlich: *Muskuläre Veränderungen können sowohl Ursache als auch Folge von pathophysiologischen Veränderungen sein.*

Ursachen und Folgen

94 Arthrose: Gelenkerkrankung mit sekundär entzündlichen u. nichtentzündlichen Vorgängen. Die Ursachen sind vielfältig. Sie können im Stoffwechsel, in Fehlstellungen oder in Verletzungen mit Gelenkbeteiligungen liegen. Von der Arthrose ist nicht nur der das Gelenk überziehende Knorpel, sondern auch die Gelenkkapsel und weitere Strukturen betroffen.

95 Gleiche Mechanismen gelten auch für Extremitätengelenke.

Zu den Strategien

Angepasste Diagnostik

Bei neuromuskulären Balancen und Dysbalancen des Typs 3 muss zunächst eine exakte *trainingswissenschaftliche bzw. medizinische Diagnostik* erfolgen, die Ausmaß und Ursachen der neuromuskulären Veränderungen beleuchten. Erst folgend kann über geeignete Maßnahmen entschieden werden. Wenn Schädigungen vorliegen, ist eine vollständige Wiederherstellung nicht immer möglich; daher müssen *Kompromisslösungen* angestrebt werden.

Kompromisslösungen

So kann z.B. die Arthrose im Erwachsenenalter bisher nicht *kausal*[96] behandelt werden. Maßnahmen wie Kräftigung und Dehnung der Muskulatur können zur Linderung von Beschwerden hilfreich sein. Zum *Erhalt der Beweglichkeit* haben sich Dehnungen bewährt. Praxiserfahrungen zeigen, dass man bei Arthrose mit Dehnungen nur langsam beginnen sollte. Nach jeder Trainings- bzw. Therapieeinheit muss die Reaktion der Sportler bzw. Patienten sorgsam beobachtet werden. Nicht alle Patienten reagieren positiv auf Dehnungen, sie können sowohl hilfreich sein als auch Beschwerden verstärken, worauf Trainer und Therapeuten Rücksicht nehmen müssen.

12.2.4 Typ 4 – Reaktiv-kompensatorische neuromuskuläre Balancen und Dysbalancen

Ursachen

Erkrankungen und Verletzungen

Wie bei Typ 3 bilden sich beim Typ 4 neuromuskuläre Balancen und Dysbalancen als Reaktion auf *Erkrankungen* oder *Verletzungen* aus. Der Unterschied zum Typ 3 ist jedoch eine weitgehende *Kompensation*.

Symptome

Leistungsfähigkeit

Die *Leistungsfähigkeit* ist in Alltag und Sport auf reduziertem Niveau weitgehend stabil. Es treten wechselnde, schubartige und meist geringe Beschwerden auf. Die neuromuskuläre Aktivierung ist an die Ursache der Beschwerden und an die Belastbarkeit der Strukturen angepasst.

96 Kausal: die Ursache betreffend; auf die Ursache gerichtet, ursächlich.

Strategien

Funktionelle Kompensation

Funktionierende, kompensatorische Mechanismen sollten unterstützt werden. Man sollte versuchen, z.B. bei Arthrose, vor dem Einsatz weitergehender Maßnahmen – wie Gelenkersatz – die reduzierte neuromuskuläre Aktivierung der Streckmuskulatur ebenso wie die Veränderungen der Motorik (u.a. Gewichtsverlagerungen) zu akzeptieren. Dehnungen dienen in erster Linie dazu, die Gelenksbeweglichkeit so lange wie möglich zu erhalten.

Anmerkungen zu neuromuskulären Balancen und Dysbalancen – Typ 4

Zu den Ursachen

Gesundheitliche Probleme

Wie bei der neuromuskulären Dysbalance Typ 3 sind auch bei der neuromuskulären Dysbalance Typ 4 gesundheitliche Probleme ursächlich. Sie bestehen meist schon über einen längeren Zeitraum und der Organismus hatte Zeit, sich auf die veränderten Gegebenheiten (sensorische Informationen) unter Nutzung seiner Freiheitsgrade einzustellen.

Zu den Symptomen

Die neuromuskuläre Dysbalance Typ 4 zeichnet sich dadurch aus, dass die veränderten neuromuskulären Verhältnisse an die zugrunde liegende Störungen angepasst sind und die Funktion für den Menschen akzeptabel ist.

Zu den Strategien

Intervention nach Bedarf

Wenn die veränderten neuromuskulären Funktionen im Alltag eine zufrieden stellende Funktion garantieren, sollten die kompensatorischen Mechanismen unterstützt werden.

12.2.5 Typ 5 – Durch Alltagsbelastungen bedingte, pathogenetisch wirkende neuromuskuläre Dysbalancen

Ursachen

Durch Alltagsbelastungen bedingte, pathogenetisch[97] wirkende neuromuskuläre Dysbalancen.

Symptome

Alltagsbeschwerden

Beschwerden treten im Alltag bei statischer und dynamischer Belastung auf. Die Beschwerden sind mit spezifischen neuromuskulären Reaktionen verbunden (Abschwächung, Kontrakturen, Myogelosen, etc.).

Strategien

Veränderungen des Alltags

Um alltagsbedingte neuromuskuläre Dysbalancen zu beeinflussen, muss primär in den Alltag eingegriffen werden (Sitzhaltung, Arbeitshaltung, etc.). Sekundär bzw. begleitend zur Veränderung des Alltags empfiehlt sich ein gezieltes Ausgleichstraining, dass primär kräftigende und dehnende Inhalte hat.

Anmerkungen zu neuromuskulären Balancen und Dysbalancen – Typ 5

Zu den Ursachen

Industriegesellschaft

Alltagbelastungen sind in einer Industriegesellschaft vielfach von Einseitigkeit und unphysiologischen Belastungen gekennzeichnet.

- Stundenlanges Sitzen im Büro mit angenäherter Hüftbeugemuskulatur, mit vornüber geneigtem Oberkörper und nach vorne gezogenen, einwärts gedrehten Schultern kann zu Beschwerden führen.

Myogelosen und Muskelhartspann

Die Beschwerden können aus Über-, Fehl- oder Unterbeanspruchungen einzelner Muskelgruppen und dem Bindegewebe resultieren. Meist sind die

97 Pathogenese: Entstehung u. Entwicklung eines krankhaften Geschehens; pathogen: krank machend (Roche, 2003).

schmerzhaften Muskelgruppen nicht ausreichend trainiert; sie verspannen daher über den Tag hinweg. Vielfach entstehen schmerzhafte *Myogelosen*[98] oder *Muskelhartspann*[99].

Zu den Symptomen

Schmerzen

Bei neuromuskulären Dysbalancen Typ 5 fühlt man sich versteift und verspannt. Die Beweglichkeit ist meist in typischer Art und Weise eingeschränkt (Stereotypen). Die Muskulatur ist sowohl in Ruhe als auch unter beginnender Belastung schmerzhaft.

Zu den Strategien

Veränderungen der Ursachen

Es muss in die Beschwerden verursachenden Mechanismen eingegriffen werden.

- Die Sitzhaltung muss verändert werden und passende Möbel in Alltag und Beruf Verwendung finden. Im Arbeitsalltag sollte ein häufiger Wechsel zwischen Sitzen, Stehen und Gehen stattfinden.
- Da die vorgeschlagenen Maßnahmen nicht immer und überall möglich sind, ist bei solchen Beschwerden ein ausgleichendes Training von größtem Nutzen. Die verspannte Muskulatur sollte sowohl gekräftigt als auch gedehnt werden. Besonders die Hüftbeuge- und Schultergürtelmuskulatur, die sich beim Sitzen in angenäherter Position befindet, sollte zum Ausgleich gedehnt werden. (Ausgleichstraining)
- Sollten alle vorher genannten Maßnahmen nichts nutzen, ist es ratsam eine sport- oder physiotherapeutische Behandlung aufzunehmen. (Physiotherapie)

12.2.6 Typ 6 – Neuromuskuläre Balancen und Dysbalancen als Ausdruck der Persönlichkeit

Ursachen

Neuromuskuläre Aktivierung als Ausdruck der Persönlichkeit.

98 Myogelose: spindelig-knotige, druckschmerzhafte, auch in Narkose nicht schwindende Muskelverhärtung meist infolge längerer Fehlbeanspruchung.

99 Muskelhartspann: reflektorischer Dauertetanus eines quer gestreiften Muskels (wie Myogelose, jedoch den ganzen Muskelbauch betreffend).

Symptome

Psychomotorik

Bei der neuromuskulären Balance bzw. Dysbalance vom Typ 6 sind die Bewegungshandlungen und -ausführungen im Vergleich mit normativen Werten verändert. Die Abweichungen der Bewegungshandlungen resultieren aus der Abhängigkeit zwischen Persönlichkeit und Bewegung (Psychomotorik). Die Veränderungen der Bewegungs- und Haltungsmuster können orthopädische Beschwerden verursachen.

Strategien

Individualität

Zunächst ist zu betonen, dass jeder Mensch seine eigene »Psychomotorik« hat und dass man sehr vorsichtig sein sollte, Haltungen zu bewerten ohne die Persönlichkeit zu berücksichtigen. Bei Beschwerden des Bewegungsapparates müssen zunächst die Ursachen abgeklärt werden; insbesondere die Frage, ob die psychische Verfasstheit für die Beschwerden des Bewegungsapparates (mit-)verantwortlich ist. Erst wenn diese Fragen eindeutig beantwortet sind, kommen psychologische, medizinische, pädagogische oder trainingstherapeutische Interventionen in Betracht.

Anmerkungen zu neuromuskulären Balancen und Dysbalancen – Typ 6

Zu den Ursachen

Die Ursachen für die neuromuskuläre Balance bzw. Dysbalance des Typs 6 liegen in der Persönlichkeit des Menschen begründet. Sie sind nur schwer und nur in Zusammenarbeit mit fachlich qualifiziertem Personal zu beeinflussen (Psychiater, Psychologe).

Psychosoziale Einflüsse

Die neuromuskulären Balancen bzw. Dysbalancen entstehen nicht nur mittel- und langfristig. Auch kurzfristige Einflüsse können sie auslösen. Schicksalsschläge verändern die neuromuskuläre Ansteuerung. Wer kennt nicht die Sprüche: »Es liegt mir im Magen« oder »Man hat einen Nackenschlag erhalten« oder »Lass Dich nicht so hängen«.

Depression und Medikamente

Bekannt und hinreichend untersucht sind Veränderungen des Gangbildes bei depressiver Verstimmung oder unter dem Einfluss von Medikamenten. Bei Depression sind die Ganggeschwindigkeit und die Beweglichkeit reduziert, was auf die Struktur der Muskulatur zurückwirkt. Aber auch das Gegenteil ist möglich, so z. B. die Aufrichtung des Körpers bei einem „Freudensprung" oder einer guten Nachricht, mit schnellen, weiträumigen Bewegungen..

Zu den Symptomen

Die psychomotorischen *Haltungs- und Bewegungsmuster* weichen von der Norm ab und können zu Beschwerden führen.

Zu den Strategien

Interdisziplinarität

Zunächst müssen die Ursachen für neuromuskuläre Balancen und Dysbalancen des Typs 6 in Erfahrung gebracht werden. Die Berufsgruppen der Psychologen, Pädagogen, Mediziner oder andere, speziell ausgebildete Personen, können bei Diagnostik und der Strategiefindung beteiligt werden. Im Einzelfall kann psychologisch interveniert werden oder ein aktives Training erfolgen, das auch auf die Psyche wirkt. In diesem Kontext haben sich auch Dehnungen zur Entspannung sehr bewährt; sie sind vielfach Teil von langjährig bewährten Verfahren, wie z. B. Yoga oder anderen Entspannungstechniken. Ausdauer- und Krafttraining haben sich u.a. bei Patienten mit Depressionen als wirksam, d.h. die Stimmung aufhellend, erwiesen..

12.3 Zusammenfassung und Konsequenzen

Zusammenfassung

- Neuromuskuläre Balancen und Dysbalancen können sowohl Ursache als auch Folge von Störungen des Haltungs- und Bewegungsapparates sein.
- Die Ansicht, neuromuskuläre Dysbalancen wären ausschließlich mit verkürzter oder abgeschwächter Muskulatur zu erklären oder zu therapieren, greift zu kurz.
- Die Orientierung an Normwerten ist nicht unproblematisch. Die Normwerte müssen in Bezug auf Alter, Geschlecht, Sportart, etc. erstellt und beurteilt werden.
- Es konnten bisher sechs verschiedene Formen der neuromuskulären Balance und Dysbalance, deren Ursachen, Symptome und Strategien identifiziert werden.

Konsequenzen

- Vor Behandlungen und Trainingsmaßnahmen der neuromuskulären Dysbalancen müssen zunächst die Ursachen abgeklärt werden.
- Einfache Dehn- und Kräftigungsprogramme können hilfreich sein, beseitigen jedoch meist nicht die Ursachen der neuromuskulären Dysbalancen.
- Anhand der sechs differenzierten Formen der neuromuskulären Balancen und Dysbalancen, deren Ursachen und Symptome, können gezielte Strategien zu deren Beeinflussung entwickelt werden.

13 Dehnen – Fakten statt Legenden

Vorschau

Wenn Sie das Kapitel 13 gelesen haben, wissen Sie

- wie Vorurteile und Legenden in Bezug auf Dehnungen einzuschätzen sind
- welche Zeiträume für Dehnungen notwendig sind, um die Beweglichkeit zu erweitern
- welchen Einfluss Dehnungen auf die sportliche Leistungsfähigkeit haben
- welchen Einfluss Dehnungen auf die Verletzungshäufigkeit haben
- wie und warum man nach Verletzungen dehnen sollte und ob Dehnungen nach Verletzungen und Operationen schaden können
- ob man vor oder nach Muskelkater dehnen sollte, um diesen zu vermeiden oder schneller abklingen zu lassen
- welchen Einfluss das Dehnen auf die körperliche Regeneration hat
- ob Dehnungen einen Kontraktionsrückstand nach vorheriger Muskelanspannung verhindern
- ob Dehnungen den Dehnungswiderstand und die elektrische Aktivierung der Muskulatur reduzieren
- ob spezielle Dehnungstechniken auf neurophysiologischer Basis eine besondere Wirksamkeit haben
- ob dynamisches Dehnen zu Verletzungen führen kann und Muskelreflexe auslöst
- ob Dehnungen bei Muskelkrämpfen sinnvoll sind
- welchen Einfluss Dehnungen in Bezug auf Persönlichkeit und Haltung haben

Schlüsselwörter

Kurz-, mittel- und langfristige Dehnungseffekte; Dehnungsspannung; Gelenkreichweite; Leistungsfähigkeit; Verletzungsprophylaxe; Metaanalysen; Normative Werte; Laktat; Kontraktur; Verletzungen; Erkrankungen; Bindegewebseinlagerungen; Kraftwirkungen; Cross-Links; Narbengewebe; Muskelkater; Endoprothetik; Ödeme; Regeneration; Laktat; muskuläre Entspannungsfähigkeit; Sofortregeneration; Kontraktionsrückstand; Dehnungswiderstand; elektrische Aktivierung; EMG; Neurophysiologie; postisometrische Relaxation; PNF; Sherrington-Prinzip; H-Reflex; Achillessehnenreflex; dynamisches Dehnen; Muskeleigenreflexe; Muskelkrampf; Persönlichkeit; Haltung

13.1 Dehnen erhöht die Beweglichkeit

Gelenkbeweglichkeit

Neben vielen anderen Zielen wird mit Dehnungen eine Erweiterung der Gelenkbeweglichkeit angestrebt. Zunächst müssen die Zeiträume definiert werden, in denen Anpassungen erwartet werden. Es kann in kurz-, mittel- und langfristige Effekte differenziert werden (verändert nach Wydra, 1997, Wydra et al., 1999, vgl. Tab. 13.1).

Kurzfristige Dehnungseffekte
Unter kurzfristigen Effekten sind die Dehnungseffekte zu verstehen, die *unmittelbar* nach einem Dehnen zu beobachten sind.

Mittelfristige Dehnungseffekte
Unter mittelfristigen Effekten sind die Dehnungseffekte zu verstehen, die über *Stunden bis Tage bis maximal zwölf Wochen* nach Dehnen zu beobachten sind.

Langfristige Dehnungseffekte
Unter langfristigen Effekten sind die Dehnungseffekte zu verstehen, die über *Wochen bis Monate (Jahre)* nach Dehnen zu beobachten sind.

Tab. 13.1: Definition von kurz-, mittel- und langfristigen Dehnungseffekten (verändert nach Wydra et al., 1999).

Kurzfristige Effekte von Dehnen auf die Beweglichkeit

Subjektive Toleranz

Nach Dehnungen zeigt sich – bei gesunden Menschen – durchgängig eine Erhöhung der Beweglichkeit. Ursache ist in erster Linie eine höhere subjektive Toleranz gegenüber Dehnungsreizen, weniger ein Nachlassen der Dehnungsspannung durch Verformung der gedehnten Gewebe (Abb. 13.1).

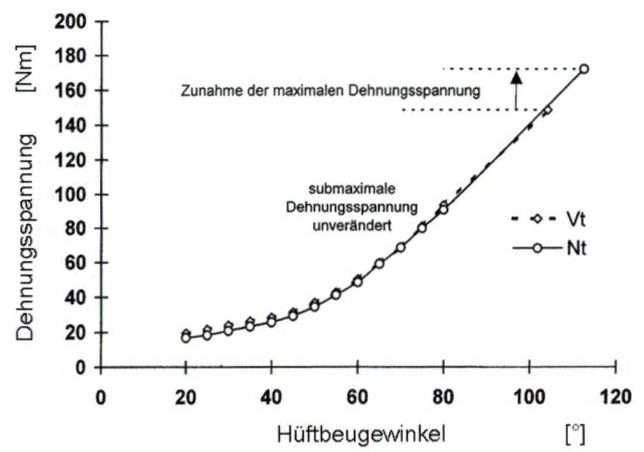

Abb. 13.1: Dehnungsspannung der hinteren Oberschenkelmuskulatur vor Beginn der Dehnung (VT) und nach einem 15-minütigen, dynamischen Dehnen (verändert nach Wiemann, 1994, aus Klee, 2003, S. 173).

Merke **Subjektive Begrenzung der Beweglichkeit**

Die Begrenzung der Dehnspannung und damit der Beweglichkeit ist subjektiv und variabel. Nach wiederholter Dehnung geben die Sportler (Patienten) bei subjektiv gleichem (Schmerz-)Gefühl das Signal, dass sie nun an der Dehngrenze angekommen sind. Durch wiederholtes Dehnen verändert sich jedoch diese subjektive (Schmerz-)Schwelle – die Personen lassen bei subjektiv gleicher Empfindung höhere Dehnungsreize zu und erweitern dadurch (kurzfristig) die Beweglichkeit (vgl. Kap. 6.5.1).

Mittel- und langfristige Effekte von Dehnen auf die Beweglichkeit

Durch Dehnungen, die über mittel- und langfristige Zeiträume durchgeführt werden, werden andere Anpassungen als durch kurzzeitige Dehnungen bewirkt. Zunächst wird durch Dehnen die Bewegungsamplitude bis zu einem genetisch disponierten Maximum entwickelt.

Verbesserte Beweglichkeit

Die Mehrzahl wissenschaftlicher Untersuchungen zeigen, dass der Widerstand der Bindegewebe gegenüber Dehnungen im Laufe von Wochen höher wird (vgl. Abb. 13.2). Die Ursachen sind einleuchtend: Das wiederholt gedehnte Gewebe passt sich an die mechanischen Beanspruchungen in für biologisches Material typischer Art und Weise an. Es kommt zur Festigung von Bindegewebe; die Dehnspannung ist folglich erhöht, wobei die Dehnspannung und die Gelenkbeweglichkeit zu unterscheiden ist (Josza & Kannus, 1997).

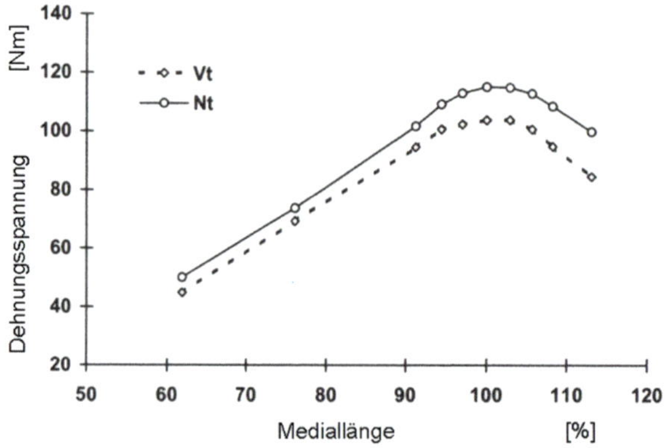

Abb. 13.2: Kraft-Längen-Kurve der hinteren Oberschenkelmuskulatur von 12 weiblichen Versuchspersonen vor (Vt) und nach (Nt) einem 10-wöchigen Dehnungstraining (verändert nach Wiemann, 1994, aus Klee, 2003).

Erhöhter Dehnungswiderstand

Bestätigt werden die Annahmen und Ergebnisse durch eigene Untersuchungen mit Bundesliga-Hockeyspielern und Spielern der Hockey-Nationalmannschaft; im Vergleich zu untrainierten Kollektiven konnten wir eine erhöhte Beweglichkeit bei gleichzeitig erhöhtem Dehnungswiderstand messen (Jäger et al., 2003).

Alternative Einflüsse auf die Beweglichkeit

Aufwärmen und Beweglichkeit

Auch an dieser Stelle ist zu betonen, dass neben Dehnungen auch andere Maßnahmen wie aktives oder passives Aufwärmen Einfluss auf die Beweglichkeit haben – jedoch ohne den negativen Effekt der Leistungsminderung, der nach Dehnungen vielfach gemessen wurde (Gremion, 2005; Radford, Burns, Buchbinder, Landorf, & Cook, 2006; Rosenbaum & Hennig, 1995).

Merke **Nicht nur Dehnungen erhöhen die Beweglichkeit**

Rosenbaum & Henning (2005) zeigten, dass langsames Laufen im Rahmen von Aufwärmprogrammen zu ähnlichen Effekten bzgl. der Erhöhung der Beweglichkeit im oberen Sprunggelenk führt wie Dehnungen der Wadenmuskulatur. Radford et al. (2006) konnten diese Ergebnisse im Rahmen einer Meta-Analyse bestätigen. Je nach Anforderungen kann Dehnen demnach durch Einlaufen ersetzt werden.

Zusammenfassend kann festgestellt werden, dass durch Dehnungen über kurz-, mittel- und langfristige Zeiträume die Beweglichkeit gesteigert wird. Parallel dazu wird durch die belastungsbedingten Anpassungen des Bindegewebes *der Dehnungswiderstand höher*. Ob es durch übliche Dehnungen, z.B. im Sport, tatsächlich zu einer Längenzunahme der Muskulatur kommt, bleibt unklar (vgl. Kap. 4.3). Zur Effektivität der verschiedenen Dehnmethoden sei auf Kap. 15.5 verwiesen.

13.2 Dehnen erhöht die Leistungsfähigkeit

Dehnen soll die Leistungsfähigkeit des Sportlers steigern. Diese sehr allgemeine Aussage ist in der Trainingspraxis häufig zu hören. Bei genauer Nachfrage werden die Aussagen undifferenzierter.

Welche Leistungsfähigkeit?

- Welche Leistungen sollen durch Dehnungen gesteigert werden?
- Wie viel Beweglichkeit benötigt der Sportler in welcher Sportart?

Strukturierung der Sportarten

Um diesen Fragen besser nachgehen zu können, wurden sportliche Leistungen, auf die Dehnen wirken sollen, in folgende Gruppen unterteilt:

- Dehnen vor und nach sportlichen Beanspruchungen, die primär von der Ausdauer abhängig sind
- Dehnen vor und nach sportlichen Beanspruchungen, die primär von der Maximal- und Schnellkraft abhängig sind
- Dehnen vor und nach sportlichen Beanspruchungen, die keine überdurchschnittliche Beweglichkeit erfordern
- Dehnen vor und nach sportlichen Beanspruchungen, die eine überdurchschnittliche ausgeprägte Beweglichkeit erfordern
- Dehnen vor und nach sportlichen Beanspruchungen, die eine Kombination sowohl von überdurchschnittlicher Beweglichkeit als auch von Maximal- und Schnellkraft erfordern.

13.2.1 Dehnen – Ausdauerleistungen

Lückenhafte Befundlage

In der wissenschaftlichen Literatur existieren – erstaunlicherweise – keine Untersuchungen zum Einfluss von Dehnungen auf Ausdauerleistungen. Athleten berichten jedoch immer wieder davon, dass sie sich nach Dehnungen »lockerer« fühlen.

Neurophysiologische Kalibrierung

Aus Sicht der Physiologie könnte diese Wahrnehmung auf eine dehnungsbedingte »Kalibrierung« des neurophysiologischen Systems hindeuten, was jedoch biomechanischen Messungen nicht zugänglich ist. Trotz der Forschungslücke gibt es in Zusammenhang mit der Beweglichkeit und der Steifheit der Bindegewebe einige Befunde, die in Beziehung zur Ausdauerleistung von Bedeutung sind.

Einfluss Beweglichkeit

- Untersuchungen von Craib et al. (1996) zeigten, das bei 19 gut trainierten männlichen Leistungsläufern eine geringere Beweglichkeit in der Hüft- und Wadenregion mit einer höheren Ausdauerleistungsfähigkeit verbunden ist.

Steifheit (Stiffness)

- In gleicher Art und Weise sind die Untersuchungen von Bret et al. (2002) und Gleim & Hugh (1997) zu interpretieren. Sie zeigen, dass »steifere« Sportler einen geringeren Sauerstoffverbrauch beim Gehen und Laufen haben. Wird das Bindegewebe durch Dehnen plastisch (vor-)verformt, verringert sich auch hier die Fähigkeit, im Bindegewebe Energie zu speichern und wieder abzugeben. Dehnen führt zur plastischen Verformung des Bindegewebes. Sportliche Leistungen im Dehnungs-Verkürzungs-Zyklus, wie beim Laufen oder Sprinten mit und ohne Richtungswechsel oder bei Sprüngen, sind reduziert.

- Zu gleichen Ergebnissen kam Jones (2002). Er zeigte, dass Sportler mit geringerer Rumpf- und Extremitätenbeweglichkeit über eine bessere Laufökonomie verfügen. Dazu wurde eine Relation von Sauerstoffaufnahme und relativer Laufgeschwindigkeit gebildet.

Laufökonomie

Bei der Umsetzung der Ergebnisse in die Praxis muss man vorsichtig sein. Es stellt sich die Frage, wie *beweglich* ein Sportler sein muss, um für Ausdauerleistungen optimale Leistungsvoraussetzungen zu haben? Wie *steif* muss das Bindegewebe (»Stiffness«) sein, um optimale sportliche (Ausdauer-)Leistungen zu ermöglichen?

Diese Fragen sind bisher nicht eindeutig beantwortet. Daher muss in Zukunft der Einfluss von Dehnungen auf die Technik und die Ökonomie von Bewegungsabläufen überprüft werden; erst dann können konkrete und fundierte Empfehlungen zur Kombination von Dehnungen und Ausdauertraining gegeben werden.

Dehnen – Kraftausdauer

Statisches Dehnen

Untersuchungen der letzten Jahre zeigen, dass Dehnungen Einfluss auf die Maximal- und Schnellkraft sowie die Kraftausdauer haben. Nelson et al. (2005) konnten zeigten, dass statische Dehnungen die Kraftausdauerleistungen signifikant um bis zu 28 % reduzieren.

Reduzierte Durchblutung

Trotz erster Untersuchungen ist der Kenntnisstand lückenhaft. Aus den wenigen Untersuchungen kann man nicht die Empfehlung ableiten, direkt vor Kraftausdauerbelastungen intensiv-statische Dehnungen zu vermeiden. Als Ursache für die Leistungsminderung im Kraftausdauerbereich durch Dehnungen kommt – neben anderen Faktoren – u.a. die durch bzw. während statischer Dehnungen reduzierte Durchblutung der Muskulatur in Frage (vgl. Kap. 7).

13.2.2 Dehnen – Kraft-, Schnellkraft- und Schnelligkeitsleistungen

Dehnen als Vor- und Nachbereitung

Von Trainern (und Therapeuten) werden Dehnungen häufig als Vor- und Nachbereitung von Belastungen empfohlen, die hohe Anforderungen an die Schnell- und Maximalkraft stellen. Den meist pauschalen Empfehlungen mit den Argumenten der »Verletzungsprophylaxe« und »Leistungssteigerung« stehen jedoch Aussagen von Sportlern gegenüber, die behaupten, dass nach Dehnungen ihre Muskulatur »weich« und »weniger leistungsfähig« sei. Besonders Kraft- und Schnellkraftsportler (z.B. Gewichtheber, Kugelstoßer, Sprinter) argumentieren in der vorgenannten Art und Weise.

In den letzten Jahren wurden verstärkt Untersuchungen zu den Auswirkungen von Dehn- und Aufwärmübungen auf die sportliche Leistungsfähigkeit durchgeführt. Unter anderem wurden Vertikalsprungleistungen und sonstige Leistungsparameter, wie z.B. Sprintzeiten mit oder ohne vorherige Dehnungen erhoben (Freiwald et al., 2007; Papadopoulos, Siatras & Kellis, (2005); (Bazett-Jones, Winchester, & McBride, 2005; Fletcher & Jones, 2004; Gleim & McHugh, 1997; Godges, MacRae, & Engelke, 1993; Kokkonen, Nelson, & Cornwell, 1998; Little & Williams, 2006; McMillian, Moore, Hatler, & Taylor, 2006; Nelson, Allen, Cornwell, & Kokkonen, 2001; Nelson, Driscoll, & Landin, 2005; Nelson & Kokkonen, 2001; Nelson, Kokkonen, & Arnall, 2005; Shrier, 2004; Unick, Kieffer, Cheesman, & Feeney, 2005; Wallmann, Mercer, & McWhorter, 2005; Wiemeyer, 2002; Worrell, Smith, & Winegardner, 1994; Yamaguchi & Ishii, 2005).

Dehnen und Vertikalsprunghöhe

Einfluss – Aufwärmen und Dehnen

Untersuchungen von Henning & Podzielny (1994) zeigten nach aufwärmenden Inhalten (10-minütiger Lauf) eine mehr als sechsprozentige, hochsignifikante Zunahme der Sprungleistungen. Nach einem standardisierten Dehnprogramm mit statischen Dehnungsübungen kam es zu einer hochsignifikanten, etwa vierprozentigen Einbuße der Vertikalsprunghöhe.

	Einheit	Vor Dehnung	Nach Dehnung	Nach Warmlaufen
Hauttemperatur	°C	32,9±0,7	32,8±0,7	34,6±0,6
Maximale Dorsalflexion	o	29,9±6,9	30,6±7,4	31,4±6,8
Kraftmaximum	N	384,9±175,3	368,1±171,2	442,3±176,7
Impuls (Kraft-Zeit-Integral)	Ns	84,9±47,0	78,2±43,2	92,9±47,1
Kraftanstiegrate	N/s	3447±1243	3328±1238	3980±1292

Tab. 13.2: Einfluss von Dehnungen und Warmlaufen auf ausgewählte Parameter (verändert aus Rosenbaum und Hennig, 1997, S. 97).

- Rosenbaum & Hennig (1997) untersuchten die Wirkungen von Dehnungen und Warmlaufen auf verschiedene Fähigkeiten, u.a. auf die Fähigkeit, explosiv hohe Kräfte zu entwickeln. 55 männliche Sportler nahmen an den Untersuchungen teil. Zunächst wurden diverse Parameter im »kalten Zustand« erhoben (vgl. Tab. 13.2). Es folgte ein dreimal 30-sekündiges statisches Dehnen der Wadenmuskulatur. Direkt nach Abschluss der Dehnungen wurden die Messungen wiederholt. Anschließend liefen die Probanden bei frei wählbarer Geschwindigkeit auf einem Laufband. Wiederum wurden die Messungen direkt nach dem Laufen wiederholt. Die Hauttemperatur veränderte sich nach dem Dehnen nicht, stieg nach der Laufbelastung jedoch um 1,7° C an. Durch das Dehnen fielen die Werte der maximalen Kraftentwicklung und des Kraftimpulses (Schnellkraft) gegenüber den Ausgangswerten deutlich ab. Durch anschließendes Warmlaufen stieg sowohl das Kraftmaximum als auch der Kraftimpuls gegenüber den Ausgangswerten signifikant an. Die Fähigkeit, den Fuß maximal weit zu beugen (Dorsalflexion) verbesserte sich durch Dehnen. Erstaunlicherweise war jedoch das anschließende Warmlaufen in Bezug auf die maximale Beugefähigkeit des Fußes effektiver als alleiniges Dehnen (vgl. Tab. 13.2).
- Young & Elliott (2001) zeigten nach statischen Dehnungen einen signifikanten Abfall des Quotienten aus Sprunghöhe und Kontaktzeiten bei Drop- und Squat-Jumps.
- Begert & Hillebrecht (2003) zeigten bei 35 Sportstudierenden nach statischen Dehnungen einen deutlichen Leistungsabfall bei Drop-Jumps (-8 bis -10 %), während dynamische Dehnungen keinen Einfluss auf die Leistungsfähigkeit hatten.
- Wiemeyer (2002) konnte bei 23 Basketballspielern durch statisches Dehnen einen signifikanten Abfall der Sprunghöhe (-3,1 bis -5,6 %) messen

- Bazett-Jones et al. (2005) wiesen negative Effekte von statischen Dehnungen auf die Explosivkraft[101] nach.
- Freiwald et al. (2007) konnten durch Aufwärmen positive Effekte auf die Vertikalsprunghöhe, durch dynamisches Dehnen keine Effekte und durch statisches Dehnen negative Effekte messen (vgl. Abb. 13.3). Zu beachten sind jedoch die hohen Standardabweichungen. Sie bedeuten, dass die Sportler auf Dehnungen individuell sehr unterschiedlich reagieren und dass in Zukunft die Personen identifiziert werden müssen, die auf Dehnungen positiv oder negativ reagieren, um angepasste Dehnungsprogramme – wenn überhaupt – anzuwenden.

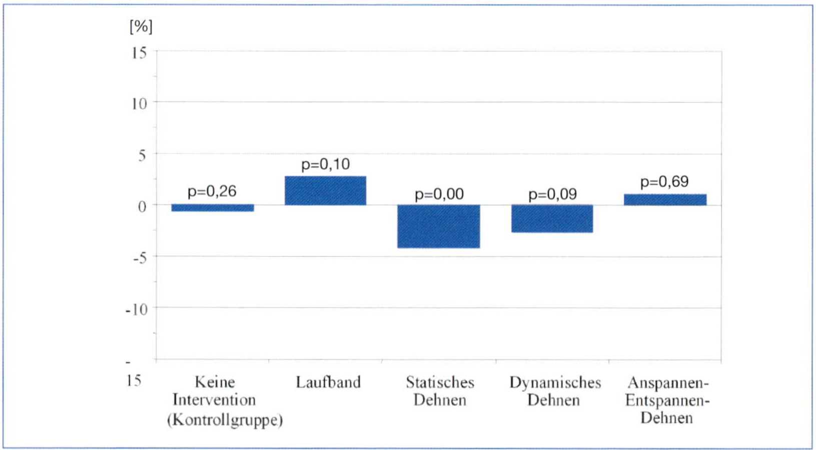

Abb. 13.3: Die Auswirkungen von 10 Minuten lockeres Laufen auf dem Laufband, 3 x 20 Sekunden statisches Dehnen; 3 x 20 Sekunden dynamisches Dehnen sowie 3 x 20 Sekunden AED-Dehnen auf die Vertikalsprunghöhe (Freiwald et al. 2007).

Negativer Einfluss von Dehnungen

Zusammenfassend lässt sich zu den Wechselwirkungen zwischen Dehnungen und Vertikalsprungleistungen eine durchgängige Befundlage festhalten: Durch statisches Dehnen wird die Vertikalsprunghöhe negativ beeinflusst; die Wirkungen von dynamischen Dehnungen auf die Vertikalsprungleistung hingegen sind indifferent.

Subjektivität

Den objektiven Ergebnissen stehen des Öfteren subjektive Einschätzungen gegenüber. Während die Sportler *subjektiv* überzeugt sind, nach Dehnungen z.B. höher zu springen, zeigen die *objektiven Messungen* der Sprunghöhen das Gegenteil. Dies mag ein Grund dafür sein, dass die Befunde der Wissenschaft in der Praxis nur schwer Gehör finden.

101 Im Beitrag als »Rate of force development (RFD)« bezeichnet.

Dehnen – Sprintzeiten, Sprungweiten und komplexe Bewegungsabläufe

Bis vor wenigen Jahren galt die Auffassung, dass Sprintleistungen durch Dehnungen vorbereitet werden müssen. Sie sollten die Leistungen steigern und Verletzungen vermeiden. Auch hier wurden wissenschaftliche Untersuchen durchgeführt, die zu einer eindeutigen Befundlage führten. Exemplarisch werden einige wissenschaftliche Befunde zur Thematik aufgelistet:

Wissenschaftliche Befundlage

- Schon 1993 konnten Wiemann & Klee zeigen, dass ein 15-minütiges Dehnprogramm die 35 Meter Sprintzeit bei aktiven Sportlern um rund 0,14 Sek. (!) verlängerten.
- Wiemeyer (2003) konnte bei 18 weiblichen und männlichen Volleyballspielern durch statisches Dehnen einen signifikanten Abfall der Sprunghöhe (-5,3 %) nachweisen.
- Fletcher & Jones (2004) zeigten bei Rugby Spielern der nationalen Spitzenklasse einen negativen Einfluss von Dehnungen auf die 20 Meter Sprintzeit.
- Nelson et al. (2005) konnten bei Sprintern der amerikanischen Spitzenklasse zeigen, dass durch 30 Sekunden dauerndes statisches Dehnen die Sprintzeit für den 20 Meter Sprint signifikant um 0,04 Sekunden ansteigt, was angesichts der Laufzeiten im internationalen Spitzenbereich als extrem bedeutsam zu werten ist.
- McMillian et al. (2006) konnten leistungssteigernde Effekte eines Aufwärmprogramms nachweisen (Shuttle-run; Medizinballwurf und 5er Sprünge). Sobald in das Aufwärmprogramm statische Dehnungen integriert wurden, drehten sich die positiven Effekte um und es fand keine Leistungsverbesserung statt.
- Im Gegensatz zu den vorher aufgelisteten Untersuchungen konnten Little & Williams (2006) bei Fußballspielern der Spitzenklasse keine negativen Effekte von Stretching auf Sprintzeiten nachweisen; hingegen konnten durch dynamische Dehnungen sogar Verbesserungen der Sprintleistungen gemessen werden.

Durch die Auflistung ist zu erkennen, dass – insbesondere statische – Dehnungen auf Sprintzeiten und Sprungweiten einen *leistungsnegativen Einfluss* haben.

Für die Erklärung der Ergebnisse kommen folgende Ursachen in Betracht, die einzeln bzw. in Kombination wirken:

- Dehnungen bewirken einen psychophysiologischen Entspannungseffekt, der insbesondere durch statisches Dehnen ausgelöst wird und über die Hemmung des H-Reflexes und der Flimmerverschmelzungsfrequenz messbar ist.

- Die mechanischen Eigenschaften der Bindegewebe, der Muskulatur und der Sehnen werden durch plastische Verformungen verändert. Die Fähigkeit des Bindegewebes, kurzfristig Energie zu speichern und wieder abzugeben wird gemindert.
- Durch statische Dehnungen wird die Durchblutung der Muskulatur eingeschränkt, was ebenfalls leistungsnegativ wirken kann.

13.2.3 Dehnen – Schnellkraft- und Maximalkraftleistungen bei großen Gelenksamplituden

Kombinationsbewegungen

Einfache Rezepte versagen, wenn z.B. Kombinationsbewegungen vorliegen. Wenn man z.B. den Hochsprung analysiert, dann wird schnell deutlich, dass der Erfolg im Hochsprung von einer Kombination von schneller und maximaler Kraftentwicklung in Verbindung mit großen Bewegungsamplituden abhängt. Empfehlungen zum Training müssen daher sehr differenziert erfolgen.

Beispiel: Hochsprung – Dehnungen als direkte Wettkampfvorbereitung

In der direkten Wettkampfvorbereitung wenige Minuten vor dem Hochsprung sollte der Hochspringer seine Sprungkraft entwickelnde Muskulatur nicht über längere Zeit statisch dehnen (Gesäß-, vordere Oberschenkel- und Wadenmuskulatur); stattdessen sollte sie durch geeignete Maßnahmen, z.B. Krafttraining, aktiviert werden.

Der Hochspringer sollte jedoch die Gelenke und die Muskulatur, die beim Überqueren der Latte auf maximale Beweglichkeit beansprucht werden, vor dem Wettkampf in der Bewegungsreichweite durch Dehnungen optimieren (Schulter-, Brust-, Bauch- und Hüftbeugemuskulatur).

Zur Leistungssteigerung muss demnach eine Kombination von Dehnen und Nicht-Dehnen erfolgen. Das Training muss auf die Sportart, die individuellen Voraussetzungen und den Zeitpunkt der Intervention zugeschnitten sein.

13.2.4 Dehnen – Beanspruchungen bei submaximaler Beweglichkeit

Techniktraining

Ein leistungsfördernder Aspekt erhöhter Beweglichkeit kann durch die Zunahme der Schrittlänge beim Läufer gegeben sein. Bei Werfern kann durch die Verlängerung des Beschleunigungsweges die Wurfleistung verbessert werden. Um die Leistungen zu optimieren und die verbesserte Beweglichkeit auszunutzen, muss im Trainingsprozess sichergestellt werden, dass die Koordination bzw. die Bewegungstechnik auf die erhöhte Beweglichkeit abgestimmt wird.

Es muss ein Techniktraining angeboten werden, das dem Sportler die neuen Bewegungsmöglichkeiten verdeutlicht und selbst erfahren lässt.

13.2.5 Dehnen bei Beanspruchungen, die von maximaler Beweglichkeit abhängig sind

Zunächst stellt sich die Frage, welche sportlichen Leistungen primär von maximalen Bewegungsamplituden abhängig sind. Sicherlich trifft dies bei Akrobatik, Ballett, Turnen oder rhythmischer Sportgymnastik zu, wobei sich bei Akrobatik oder Ballett die Frage stellt, ob es sich hierbei um eine sportliche Leistung oder nicht eher um eine künstlerische Tätigkeit handelt. Auch der Kampfsport oder der Schwimmsport gehören zu den Sportarten, deren technische Meisterschaft nur auf der Basis einer weit über der Norm liegenden Beweglichkeit realisiert werden kann.

Beispiel: Schwimmen und Beweglichkeit

Beim Schwimmer kann eine mangelnde Beweglichkeit im Schultergelenk dazu beitragen, dass der Athlet beim Kraulen nicht »weit genug vorne Wasser greift«. Dadurch wird die Strecke des wirksamen Vortriebs verkürzt – eine eingeschränkte Beweglichkeit könnte demnach Leistungseinbußen bedeuten. Untersuchungen dazu gibt es bisher nicht.

Eingeschränkte Beweglichkeit kann die Leistungsfähigkeit auch in Sportarten einschränken, die keine besonders ausgeprägte Beweglichkeit erfordern.

Wenn Sportler z.B. durch mangelndes Beweglichkeitstraining, durch Alterung oder durch entzündliche Veränderungen der Gelenke (Arthrose) an die Grenzen ihrer individuellen Beweglichkeit stoßen, ist die Leistungsfähigkeit reduziert. Das kann in Sportarten wie Fußball, Tennis oder Golf der Fall sein.

Beispiel: Fußball, Tennis und Beweglichkeit

Fußballspieler benötigen keine über der Norm liegende Beweglichkeit (vgl. Kap. 11). Viele ältere Spieler haben jedoch Einschränkungen der Beweglichkeit, z.B. der Hüftgelenke. Durch die Beweglichkeitseinschränkung sind die Fußballspieler gezwungen, ihre Techniken bzw. Taktiken zu ändern. So muss der Stürmer bei der Annahme eines hoch einfallenden Balls nach Abschlag des Torwarts einen Schritt zum Gegenspieler machen, um den Ball anzunehmen, was es dem Gegenspieler erleichtert, den Ball zu erobern.

Tennisspieler klagen in höherem Alter vielfach über eingeschränkte Schultergelenksbeweglichkeit. Beim Aufschlag wird die eingeschränkte Schultergelenksbeweglichkeit häufig mit vermehrter Wirbelsäulenbewegung ausgeglichen, was häufig zu Rückenbeschwerden führt.

13.3 Dehnen verhindert Verletzungen

Wenige Fakten

Über viele Jahre hinweg wurden Dehnungen pauschal in Verbindung zur Verletzungsprävention gebracht. Obwohl die Praxis so eindeutige Vorgaben machte, ist die wissenschaftliche Befundlage nach wie vor dürftig; erst in den letzten Jahren wurden die Annahmen wissenschaftlich untersucht.

Definitionen und Randbedingungen

Im folgenden Kasten sind Definitionen aufgelistet, die die weiteren Darstellungen eindeutiger machen (Freiwald et al., 2006, S. 142).

Definitionen – Verletzungen, Über- und Fehlbelastungen

Sportverletzung, Über- und Fehlbelastungen

Als *Sportverletzung* werden Schädigungen von Geweben bezeichnet, die durch äußere oder innere, einmalige oder wiederholte Kräfte entstehen.

Bei *Überbelastungen* steht weniger das einmalige, sondern das chronische Überschreiten der Gewebstoleranz im Vordergrund (Summation von Mikrotraumen bei nicht ausreichender Fähigkeit zur Adaptation).

Bei *Fehlbelastungen* steht das Missverhältnis von Belastung und Belastbarkeit – oft auf der Basis von Fehlstellungen oder Vorschädigungen – im Vordergrund.

Sportunfall

Ein *Sportunfall* ist ein plötzliches und unerwartetes Ereignis, das durch exogene (Gegner) oder endogene Einwirkungen (z.B. Muskelkraft) zu einer Schädigung von Geweben führt.

Einfluss – Dehnen

Bei der Diskussion zum Einfluss von Dehnungen auf die Häufigkeit von Sportverletzungen, Über- und Fehlbelastungen sowie auf Sportunfälle muss berücksichtigt werden, dass es eine Vielzahl von Einflussfaktoren gibt und einfache Ansätze wie »du musst dehnen« schnell versagen. Auf den Fußballsport bezogen haben wir eine Auswahl von endogenen und exogenen Faktoren aufgelistet, die mit Modifikationen auch auf andere sportliche Tätigkeiten übertragbar sind (Tab. 13.3).

Genetik – Anthropometrische Faktoren
- Alter
- Geschlecht

Anthropometrische Faktoren
- Hebelarme
- Muskelmasse (Body Mass Index; Verhältnis Muskel-Fettmasse)
- Interkondyläre Weite der Notch
- Genetisch disponierte (verlangsamte) Reaktionszeiten

Psychologische Faktoren
- Psychische Belastung - Überlastung
- Verlust des Stammplatzes
- Vereinswechsel
- Umzug
- Sexuelle Probleme
- Kulturwechsel
- Veränderung der Essgewohnheiten
- Wachsames Wahrnehmen auch geringer Beschwerden (Technikverlust)

Negative Lebensereignisse
- Partnerschaft (Trennung)
- Todesfälle in der Familie
- Krankheiten, Verletzungen
- Negatives Selbstbild
- Mangelndes Selbstvertrauen

Tab. 13.3: Endogene und exogene Faktoren und der Einfluss auf Verletzungen, Über- und Fehlbelastungen am Beispiel »Fußball« (verändert nach Freiwald et al., 2006, S. 144).

Medizinische Faktoren
- Kein systematisches, medizinisch-individuelles Screening der Spieler
- Medizinische Ausrüstung (Arztkoffer zur adäquaten Erstversorgung)
- Aktueller Gesundheitszustand
- Orthopädischer Status
- Internistisch-kardiologischer Status
- Zahngesundheit
- Frühere Verletzungen und Vorschädigungen der Gelenke
  - Menisken
  - Bänder- und Kapseln
  - Knorpel (Arthrose?)
  - Muskel- und Bindegewebe

Ernährung
- Rauchen
- Häufiger als 2x in der Woche Alkohol
- Mangelnder Immunstatus (Immunstimulanzien)
- Vitamine, Mineralstoffe, Spurenelemente (Nahrungsergänzungen)
- Eisenmangel (Frauen)
- Zu geringe Flüssigkeitsaufnahme (bes. bei feucht-heißen Umgebungsbedingungen)
- In der Halbzeit und während des Spiels zu geringe Flüssigkeits- und Kohlenhydrataufnahme
- Nach Training und Spiel zu geringe Flüssigkeitsaufnahme mit Kohlenhydraten, Vitaminen, Mineralstoffen, Aminosäuren und Spurenelementen

Umgebungsfaktoren
- Wetter, Wetterwechsel, Untergrund, Kälte, Wärme, Luftfeuchtigkeit, Luftdruck

Trainingsmethodische Aspekte
- Kein systematisches, trainingswissenschaftlich-individuelles Screening der Spieler
- Später Beginn mit der Sportart
- Ungenügendes Aufwärmen und mentale Vorbereitung
- Mangelnder Trainingszustand
- Mangelnde Regeneration
- Ermüdet bzw. mental und/oder physisch erschöpft in das Spiel gehen
- Zu schnelles Wiedereingliedern verletzter Spieler
- Zu lange Spielzeiten bei der Wiedereingliederung nach Verletzungen
- Keine ausreichende Rumpf- und Beinachsenstabilität
- Missachtung von Trainingsprinzipien
- Keine trainingsmethodische Differenzierung zwischen jüngeren und älteren Spielern (Unterschiedliche Anpassungs- und Regenerationszeiten)

Tab. 13.3: *Fortsetzung*

Dehnen und Verletzungen

Wissenschaftliche Befundlage

Die Studienergebnisse zum verletzungsprophylaktischen Einfluss von Dehnungen sind zwar nicht einheitlich, aber sie weisen in eine gemeinsame Richtung.

- Herbert & Gabriel (2002) zeigten in einer viel beachteten Meta-Analyse, dass Dehnungen keinen bedeutsamen Einfluss auf die Verletzungshäufigkeit haben.
- Pope et al. (1998) zeigten bei 1093 Armeerekruten keinen Einfluss von Dehnungen auf die Verletzungshäufigkeit[102].
- Pope et al. (2000) konnten durch eine Studie, die mit 1538 männlichen Armeerekruten durchgeführt wurde, keinen verletzungsprophylaktischen Einfluss dehnender Maßnahmen zeigen.
- Andersen (2005) konnte zeigen, dass Dehnungen (Stretching) keinen Einfluss auf die Verletzungsquote bei Sportlern haben.
- Thacker et al. (2004) konnten ebenfalls keinen Effekt von Dehnungen auf die Prophylaxe von Verletzungen zeigen, sie warnen jedoch vor dem Ziehen voreiliger Schlüsse.
- Weldon & Hill (2003) kommen in ihrem systematischen Review ebenfalls zu dem Schluss, dass Dehnungen keinen (direkten) Schutz vor Verletzungen leisten.
- Wiemann & Klee (2000, S. 9) folgern, dass »...intensives statisches Dehnen in der Aufwärmphase genau das Gegenteil von dem bewirkt, was man sich in der Regel erhofft: statt Leistungssteigerung und Verletzungsprophylaxe eher Leistungsminderung und Anheben des Verletzungsrisikos«.

Merke **Dehnen – Verletzungshäufigkeit und -schwere**

Die wissenschaftliche Befundlage ist eindeutig: Dehnungen haben keinen Einfluss auf die Verletzungshäufigkeit und -schwere. Trotzdem muss man mit den Ergebnissen vorsichtig umgehen, da bei großen Untersuchungen mit Mittelwertbildungen die einzelnen Personen und ihre Besonderheiten keine Berücksichtigung finden.

102 Sie konnten jedoch zeigen, dass eine eingeschränkte Beweglichkeit im oberen Sprunggelenk mit einer erhöhten Verletzungsquote einhergeht.

Detaillierte Betrachtungen

So eindeutig die Befundlage scheint, so differenziert müssen die Ergebnisse im Detail betrachtet werden.

- Bei Befunden mit großen Populationen mitteln sich die individuellen Effekte aus. Manche Sportler profitieren von Dehnungen, andere profitieren nicht, wobei sich im Mittel (Mittelwert) nichts ändert.
- Klee (2007) macht darauf aufmerksam, dass in den großen epidemiologischen Studien keine Unterscheidung zwischen Kurz- und Langzeiteffekten von Dehnungen getroffen wird; er macht ebenfalls darauf aufmerksam, dass nicht in allen Studien zwischen Muskel-, Sehnen-, Kapsel-Band-, sowie Knochenverletzungen differenziert wird.
- Gremion (2005) macht in seinem Review darauf aufmerksam, dass je nach Sportart und Leistungsanforderung, unterschiedliche Befunde vorliegen. Weiterhin müsse auch immer eine Abwägung zwischen den Effekten von Dehnungen auf die Verletzungsquote sowie auf die Leistungsfähigkeit vorgenommen werden.
- Marschall & Ruckelshausen (2004) zeigen in ihrer Metaanalyse, dass sich in einigen Studien zur Beziehung zwischen Beweglichkeit und Verletzungshäufigkeit sowohl eine zu hohe als auch eine zu geringe Beweglichkeit als Risikofaktor für Verletzungen zeigte. Es gibt offensichtlich eine U-förmige Beziehung zwischen Gelenksbeweglichkeit und der Häufigkeit von Verletzungen (Abb. 13.4).

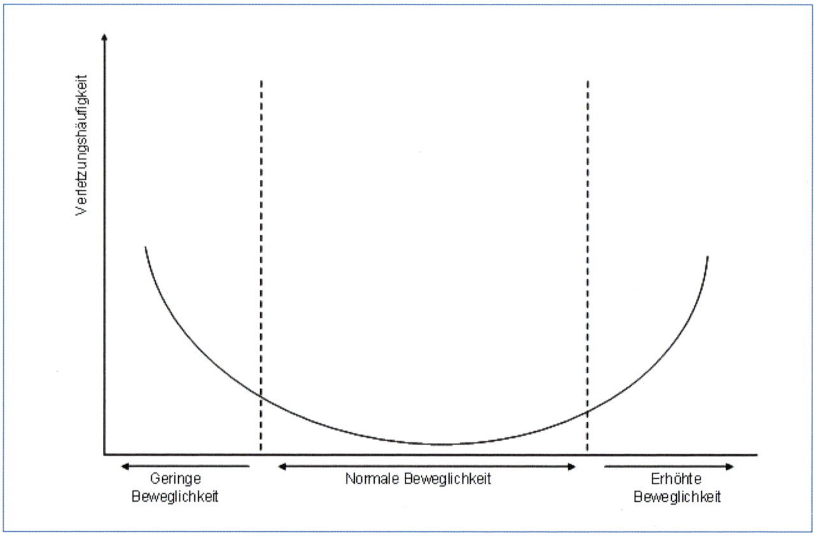

Abb. 13.4: Schematische Darstellung eines U-förmigen Zusammenhangs zwischen Beweglichkeit (in der jeweiligen Sportart) und der angenommenen Verletzungshäufigkeit.

Zukünftige Fragen

In Zukunft muss die Frage beantwortet werden, welche Arten von Verletzungen durch Dehnungen vermieden werden sollen. Durch Dehnungen, die auf eine »Verlängerung der Muskulatur« zielen, müssten demnach besonders Verletzungen vermieden werden, die im *endgradigen Gelenkwinkelbereich* geschehen. Das Überschreiten der *physiologischen Muskellänge* ist im sportlichen Alltag jedoch nicht möglich (vgl. Kap. 4).

Verletzungsarten definieren

Meist erleidet der Sportler eine Muskelzerrung in mittleren Gelenkwinkeln, z.B. beim Laufen oder während einer Schussbewegung, besonders während der exzentrischen Muskelaktionsphase.

Muskelzerrung

Die Muskelverletzung ist dann typischerweise nicht im Quer-, sondern im Längsverlauf der Muskulatur lokalisiert. Dies deutet darauf hin, dass nicht etwa eine »zu kurze Muskulatur« für Muskelverletzungen verantwortlich ist, sondern mangelnde Koordination. Durch nicht angepasste Koordination (Diskoordination) werden einzelne Muskelfasern über ihre mechanische Reißgrenze hinaus belastet und erleiden einen Strukturschaden bzw. reißen.

Exzentrische Muskelkontraktionen

In Zukunft muss daher untersucht werden, welchen Beitrag die Schulung der allgemeinen und der sportartspezifischen Koordination (Technik) zur Verletzungsprophylaxe leisten kann. In den letzten Jahren gibt es hierzu immer mehr Untersuchungen.

Koordination und Technik

Es zeigt sich eindeutig, dass ein Training der Koordination (Sensomotorik) die Verletzungsraten in bedeutendem Maße reduzieren hilft (vgl. Exkurs).

Verletzungsraten und Fußball

Exkurs **Exkurs: Fußball und Verletzungsprophylaxe**

Präventionsprogramme, die bei Frauen wie bei Männern im Leistungsfußball durchgeführt wurden, zeigen ein beträchtliches Potential der Verletzungsprävention. Bei Jugendfußballern im Amateur- und Leistungsbereich konnten durch ein präventives Trainingsprogramm die Verletzungen um 6 bis 37 % reduziert werden (Dvorák & Junge, 2006). Noch positiver waren die Ergebnisse einer Untersuchung zur Prävention von vorderen Kreuzbandverletzungen bei Frauen. Durch ein spezielles präventives Trainingsprogramm konnte die Häufigkeit vorderer Kreuzbandrisse um 74 bis 88 % reduziert werden (Mandelbaum et al., 2005). In allen Studien waren die eingesetzten Maßnahmen vielfältig. Die Maßnahmen reichten von der verbesserten Ausbildung der Trainer bis zum Einsatz von kräftigenden, dehnenden sowie koordinativ schulenden Übungen. Durch die Komplexität sowohl der Verletzungsursachen als auch der präventiven Maßnahmen ist es schwierig, eindeutige Ursachen- und Wirkungsmechanismen zu identifizieren oder die Verletzungen gar monokausal auf mangelndes Dehnen zurückzuführen.

Verletzungen und Häufigkeitsgipfel

Analysen aus dem Fußballsport zeigen, dass Verletzungen zwei Häufigkeitsgipfel haben (Freiwald et al., 2006). Der erste Verletzungsgipfel liegt zum Ende der ersten Halbzeit, der zweite zum Ende der zweiten Halbzeit. Auf den ersten Blick ist man geneigt, für die Häufung der Verletzungen eine zunehmende zentralnervöse oder periphere Ermüdung zum Ende der jeweiligen Spielhälften verantwortlich zu machen. Beim der genaueren Analyse fällt jedoch auf, dass die Spielhandlungen am Ende der ersten und zweiten Halbzeit weitaus intensiver werden und in dieser Zeit auch die meisten Tore fallen. Demnach hängt die Verletzungshäufigkeit und -schwere auch von der Intensität der Spielhandlungen ab. Ob Dehnungen dabei einen (präventiven) Einfluss haben ist unwahrscheinlich.

Dehnen – Koordination und Laxität

Verformungen biologischer Gewebe

Aus biomechanischer Sicht stellt sich die Frage, ob die durch Dehnungen verursachten (plastischen) Verformungen biologischer Gewebe eine Bedeutung für Verletzungen haben. Je nach Dehnübungen werden die die Gelenkbeweglichkeit begrenzenden Bänder und Kapseln verformt. Die plastische Verformung der Führungs- und Begrenzungsbänder durch Dehnübungen verändert ihre mechanischen Eigenschaften. Sie können die Gelenksführung und -sicherung nicht mehr optimal garantieren; erhöhte Verletzungsanfälligkeit kann die Folge sein.

Auslockerungen von Bändern und Kapseln

In eigenen Experimenten konnten wir zeigen, dass übliche Dehnungen zu ähnlichen Auslockerungen der Bänder und Kapseln im Kniegelenk führen wie sie nach einem 90-minütigem Fußballspiel auftreten (Freiwald et al., 2007). In Abb. 13.5 ist der Einfluss eines 90-minütigen Fußballspiels auf die Laxität der Kniegelenke (insbesondere des vorderen Kreuzbandes) zu sehen. Deutlich wird, dass sich während sportlicher Beanspruchungen die Kreuzbänder auslockern.

In der Abb. 13.6 ist das Ausmaß der Auslockerung in Millimetern [mm] dargestellt. Je nach Zugstärke (67 Newton, 89 Newton oder maximaler Zug) wird deutlich, das übliche Dehnungen[103], wie sie im Sport verwendet werden, zu einer Auslockerung des Kapsel-Bandgewebes – hier des vorderen Kreuzbandes – führen können.

103 Als Dehnungen wurde durchgeführt: 1. Dehnung des vorderen Oberschenkelmuskels im Fersensitz, 2. Dehnungen des hinteren Oberschenkels in der Rückenlage, 3. Dehnungen der Adduktoren im Stand und 4. Dehnung der Wadenmuskulatur im Stand. Jede Muskelgruppe wurde 3 x 20 Sekunden gedehnt.

Merke **Sportliche Beanspruchung und Bindegewebe**

Sowohl sportliche Tätigkeiten als auch Dehnungen führen zu einer (temporären) Auslockerung der Bindegewebe (Gelenkkapseln, Gelenk, Bänder).

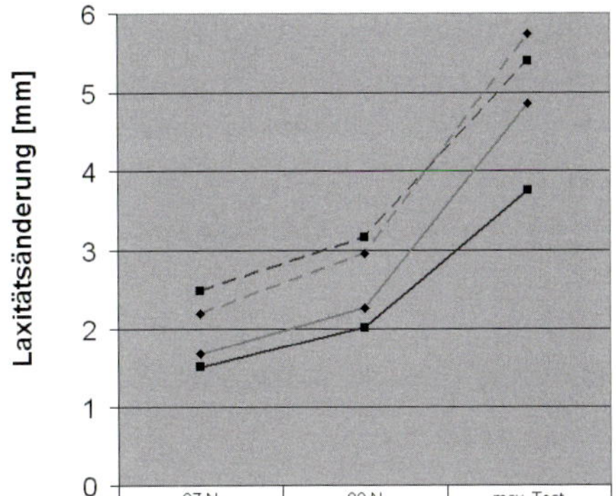

	67 N	89 N	max. Test
1. Messung, Frauenfußball	1,66	2,26	4,85
2. Messung, Frauenfußball	2,20	2,95	5,74
1. Messung, Männerfußball	1,50	2,01	3,75
2. Messung, Männerfußball	2,49	3,16	5,40

Abb. 13.5: Vergleich der Laxitätsänderung in Millimeter vor (1. Messung) und nach (2. Messung) einem 90-minütigem Fußballspiel (Frauen und Männer); gemessen mit einem Kniearthrometer (KT-1000).

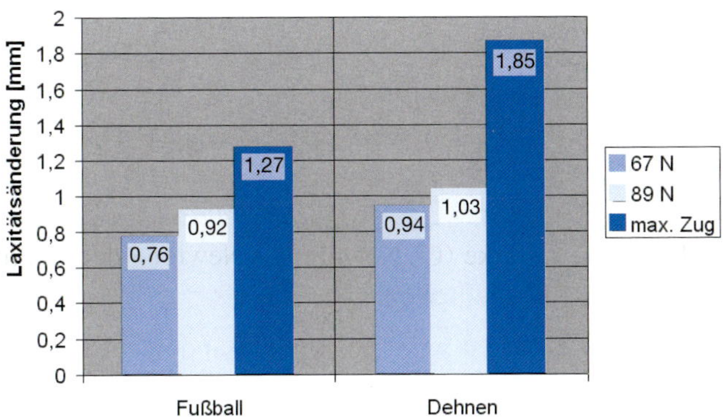

Abb. 13.6: Vergleich der Laxitätsänderungen in Millimeter zwischen der Personenstichprobe Dehnen und der Fußballgesamtstichprobe bei drei verschiedenen Zugkräften (67 N, 89 N und max. Zug). Angegeben sind die Zunahme der Laxität gegenüber dem Zustand vor dem Fußballspiel bzw. vor dem Dehnen.

Erhöhte mechanische Freiheitsgrade

Durch Dehnungen werden die mechanischen *Freiheitsgrade der Gelenke* erhöht. Ein durch Dehnungen *kurzfristig ausgelockertes Bindegewebe* oder eine insgesamt zu *hohe Beweglichkeit* könnte daher die Koordination durch einen erhöhten *Kontrollaufwand* erweiterter mechanischer Freiheitsgrade beeinträchtigen. Ob dieser Mechanismus zur Erhöhung der Verletzungsgefahr führt, ist bisher unklar (Freiwald et al., 2007).

Erhöhter nervöser Kontrollaufwand

Es ist bekannt, dass Muskeln, Sehnen, Kapseln und Bänder nicht nur mechanische, sondern auch sensorische Funktionen haben (vgl. Kap. 6). Wenn Bindegewebe sowohl durch sportliche Tätigkeiten als auch durch Dehnen plastisch verformt werden, stellt sich die Frage, ob es dadurch zu *Veränderungen oder gar Einschränkungen der Sensorik (Propriozeption)* kommt. Nach Ruhigstellungen (Immobilisationen), die zu Veränderungen des Bindegewebes und dessen mechanischen Eigenschaften führten, wird von einer Verschlechterung der Eigenwahrnehmung *(Propriozeption)* berichtet (Übersicht in Lephart & Fu, 2000).

Dehnen und Verletzungen – Mittel- und langfristige Wirkungen

Bindegewebsanpassungen

Mittel- und langfristig durchgeführtes Dehnen – über Wochen und Monate – führt tendenziell zu einem festeren Bindegewebe und daher zu einem höheren Dehnungswiderstand.

Ein positiver, dehnungsbedingter Einfluss auf die Verletzungsgefahr ist daher theoretisch denkbar. Kräftigeres Bindegewebe ist in der Lage, mehr Energie zu absorbieren. Aber auch hier muss man Vorsicht walten lassen. Besser trainierte Sportler sind nicht zwangsläufig weniger verletzungsanfällig – wie die Statistiken zeigen. Durch den besseren Trainingszustand nutzen sie ihre höheren Leistungspotentiale, wie höhere Kraftentwicklung oder Schnelligkeit, und sind daher ähnlich verletzungsgefährdet wie weniger gut trainierte Sportler.

Dehnen – Zukünftige Aspekte

Wenn darüber nachgedacht wird, wie viele Stunden mit Maßnahmen zum Schutze vor Verletzungen verbracht werden, die offensichtlich keinen generellen Effekt zeigen, dann muss man in Zukunft diesen Bereich genauestens analysieren. Lohnt sich für das Dehnen der zeitliche Aufwand? Lohnen sich nicht eher Maßnahmen, wie z.B. Aufwärmen und koordinativ akzentuiertes Training, um gleiche oder bessere Effekte zu erzielen?

Ökonomiekriterien

Weitere Aspekte des Dehnens, die in Zukunft verstärkt bedacht werden müssen:

- Wie ist die Art der sportlichen Belastungen (Intensität, Umfang, Bewegungsamplituden, etc.)?
- Wann sind die typischen Verletzungszeitpunkte (Am Anfang oder am Ende sportlicher Belastungen)?
- Wo sind Verletzungen lokalisiert und wie ist die Art der Verletzungen (Knochen, Muskeln und Weichteile, Kapsel-Bandapparat, Sehnen)?
- Sind die Bewegungsabläufe monoton oder abwechslungsreich (motorische Stereotypen, z.B. stundenlanges Fahrradfahren)?
- Kommt es im Verlaufe der sportlichen Tätigkeiten zu einer zentralnervösen oder peripheren Ermüdung mit Koordinationsstörungen?
- Wie lange ist die Wirkungsdauer von Dehnungen? Kommt es in Folge von Dehnungen und durch Sport für einen Zeitraum zur Auslockerung von Bindegewebe? Erhöhen diese Lockerungen die mechanischen Freiheitsgrade und wie sind sie zu kontrollieren (Koordination)?

13.4 Dehnen nach Ruhigstellungen und Verletzungen

Verletzungen und Erkrankungen führen je nach Gelenk zu typischen Einschränkungen der Beweglichkeit, daher werden Dehnungen sowohl zum Erhalt als auch zur Wiederherstellung der Gelenksbeweglichkeit genutzt.

Beweglichkeitseinschränkungen nach Ruhigstellungen

Nach Verletzungen und Ruhigstellungen kommt es je nach betroffenem Gelenk zu typischen und individuellen Einschränkungen der Gelenksbeweglichkeit.

Einschränkungen der Gelenksbeweglichkeit

- Bei den Fingergrundgelenken führt eine Ruhigstellung (Immobilisation) in Streckstellung zur Versteifung des Gelenks – wahrscheinlich durch *Kontraktur*[104] der Gelenkkapsel.
- Bei den Fingermittelgelenken kommt es bei Ruhigstellung (Immobilisation) in Beugestellung zur Beugekontraktur. Ursache sind in den meisten Fällen kontrakte Kapseln und Beugesehnen.
- Um das Ellenbogen- und Schultergelenk herum kommt es nach Verletzungen und Operationen häufig zu Verkalkungen der Muskulatur und der Kapsel.

104 Kontraktur: unwillkürliche Dauerverkürzung bestimmter Muskeln bzw. Bindegewebe (z.B. Kapsel) als rückbildungs- oder nichtrückbildungsfähiges Geschehen mit dem Effekt einer anhaltenden Gelenkzwangsstellung.

- Am Schultergelenk kommt es nach Verletzungen oftmals zu *Kontraktur* des Kapselgewebes.
- Nach Operationen der Hüftgelenke kommt es nicht selten zur Verkalkung der das Gelenk umgebenden Muskulatur. Zur Unterdrückung der Verkalkungstendenzen werden Medikamente eingesetzt.
- Nach Operationen des Kniegelenks, besonders nach vorderer Kreuzbandrekonstruktion, kommt es des Öfteren zu Streckhemmungen. Ursachen können eine »verklebte Patella« oder eine durch bindegewebige Wucherungen ausgelöste Verengung im Gelenk sein.

Beweglichkeitseinschränkungen – Vielfältige Ursachen

Die exemplarische Auflistung zeigt, dass es je nach Gelenk vielfältige Arten und Ursachen von Einschränkungen der Beweglichkeit gibt. Im Kapitel 3.2.1 und Kapitel 3.2.2 sind Faktoren von Beweglichkeitseinschränkungen aufgelistet. Anhand der Aufzählung ist erkennbar, dass das richtige Dehnen in Verbindung mit Verletzungen, Operationen und Erkrankungen eine spezielle Ausbildung erfordert (Medizin, Physiotherapie, Sporttherapie), da ansonsten durch Dehnen auch Schäden entstehen können.

Können Dehnungen nach Erkrankungen und Verletzungen schaden?

Dehnungen bei Verletzungen und Erkrankungen können nur dann empfohlen werden, wenn die genaue Ursache der Beweglichkeitseinschränkung bekannt ist. Durch Dehnungen muss die Einschränkung der Gelenkbeweglichkeit oder die Qualität der gedehnten Gewebe zu beeinflussen sein, ohne dass neue Schäden gesetzt werden. Es ist zu beachten, dass der Mensch seine Gelenkbeweglichkeit meist selbstständig einschränkt, z.B. nach Verletzungen oder bei Erkrankungen, um Schmerzen zu vermeiden. Diese Reaktionsweise hat sich im Laufe der Evolution bewährt – nicht nur beim Menschen. Daher sollte man die Gründe der Beweglichkeitseinschränkungen zunächst sorgfältig analysieren und erst dann behandeln.

Schonung und Ausheilung

Die unbewusst und bewusst selbst herbeigeführten Einschränkungen der Gelenksbeweglichkeit dienen – aus einer phylogenetischen Perspektive – der Schonung und dem Ausheilen verletzter Strukturen. Daher muss immer im Einzelfall entschieden werden, wie sinnvoll Dehnungen sind.

Dehnen – Wiederherstellung der Gelenkbeweglichkeit

Kapselfunktionen

Dehnen nach Verletzungen führt über die Verbesserung der Gelenkbeweglichkeit zur Optimierung des Kapselgewebes, das die Gelenke umgibt. Da die Innenhaut der Gelenkkapsel für die Produktion der gelenkernährenden Synovialflüssigkeit verantwortlich ist, ist eine möglichst vollständige Wiederherstellung der Gelenkbeweglichkeit nicht nur rehabilitativ, sondern auch präventiv von Bedeutung (vgl. Abb. 13.7). Neben der Verbesserung der Beweglichkeit und der Ernährungsfunktion der Kapsel normalisieren sich auch die mechanischen Eigenschaften, da die Kapseln neben den Muskeln und Bändern auch für die physiologischen Roll-Gleitbewegungen der Gelenke verantwortlich sind. Durch die Normalisierung der Gelenkmechanik (u.a. der Roll-Gleitbewegungen) wird der gelenküberziehende Knorpel geschont.

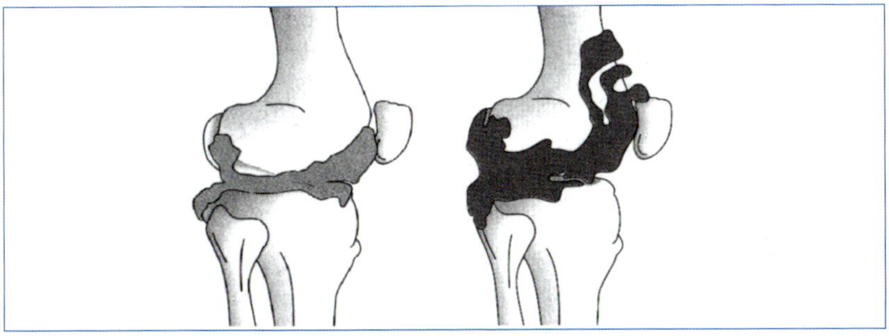

Abb. 13.7: Links ein über längere Zeit ruhiggestelltes Kniegelenk; rechts ein gesundes Kniegelenk. Im gesunden Kniegelenk verteilt sich das Kontrastmittel gut – im ruhiggestellten Gelenk verteilt sich durch Verklebungen der Kniegelenkskapsel das Kontrastmittel weniger gut (Kapandji, 1985, aus Schönle, 2004, S. 166).

Dehnen – Bindegewebe- und Fetteinlagerungen

Ruhigstellung und Gewebeveränderungen

Durch Verletzungen und während Phasen der reduzierten Muskelaktivität (z.B. durch Ruhigstellung) kommt es zur verstärkten Einlagerung von Bindegewebe und von Fetten in die Muskulatur. Bei sehr langen Immobilisationszeiträumen in verkürzter Muskellänge kann – zumindest theoretisch – die Zahl der in Serie geschalteten Sarkomere abnehmen. Durch Training der motorischen Fähigkeiten und durch Dehnungen kommt es zur Normalisierung des Bindegewebsanteils der Muskulatur (Jozsa & Kannus, 1997; Williams, 1990).

Dehnen – Ausgeprägte und langjährige Einschränkungen der Beweglichkeit

Spezielle Dehnungen

Wenn Einschränkungen der Beweglichkeit über längere Zeiten bestehen (> Wochen; Monate) genügen keine üblichen Dehnungen, um die durch Bindegewebe fixierten Einschränkungen der Beweglichkeit auszugleichen.

In der Orthopädie hat sich daher die Verwendung von Lagerungsschienen, angepassten Verbänden sowie speziellen Schienen bewährt (Baehler 1996;

Baumgartner & Greitemann, 2002; Baumgartner & Stinus, 2001; Burmester & Riemekasten, 1999; Stein & Greitemann, 2005; Niethard & Pfeil, 1997).

Dehnen – Welche Dehntechniken bei Verletzungen?

Statische Dehnungen

Beim erkrankten Sportler und beim Sportler mit Beschwerden an den Gelenken haben sich insbesondere statische Dehnungen bewährt. Nach Verletzungen werden die Dehnungen länger und öfter als im sportlichen Anwendungsfeld durchgeführt.

Orientierung am Schmerz

Die Dehnungen müssen sich am Schmerz orientieren und daher sanft durchgeführt werden. Auch AC- und AED-Dehnungen eignen sich in der Phase der Rehabilitation (vgl. Kap. 15). Bei diesen Techniken kommt es neben der Dehnung auch zur Kräftigung und Mehrdurchblutung des gedehnten Gewebes.

Dehnen – Risiken bei Gesunden?

Hohe Zug- und Druckbelastungen

Bei unsachgemäßer Ausführung sind Dehnungen auch bei Gesunden mit Risiken behaftet. Dazu gehören die dehnungsbedingten Lageveränderungen von Gelenkstrukturen sowie Zug- und Druckbelastungen in den Gelenken. Während gesunde Gelenke diese Belastungen tolerieren, kann es bei vorgeschädigten Gelenken zu Problemen kommen.

Als Beispiel soll hier das Kniegelenk dienen. Bei typischen Dehnungen der Kniegelenkstrecker (M. quadriceps femoris) kommt es zur ausgeprägten Lageveränderungen der Menisken, zu hohen Spannungen der Kniegelenkkapsel und der Kniegelenkbänder sowie zu einem hohen Anpressdruck auf den Knorpel des Oberschenkels und hinter der Kniescheibe (vgl. Abb. 13.8).

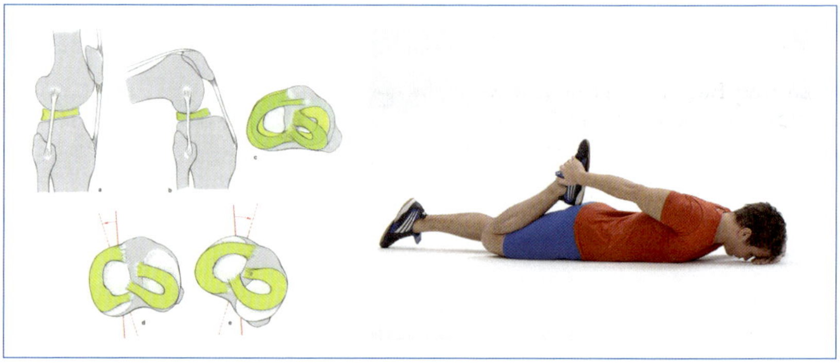

Abb. 13.8: Linke Seite: Lageveränderungen der Menisken in einem rechten Kniegelenk bei Beugung (b) und Rotation (d, e) . Der Außenmeniskus bewegt sich mehr als der Innenmeniskus (bis zu > 2 cm). Rechte Seite: Typische Dehnstellung, durch die Lageveränderungen der Menisken ausgelöst werden (Leonhardt et al., 2003, S. 551).

Dehnen – Risiken bei verletzten und erkrankten Personen?

Als Beispiel für Dehnungen mit verletzten oder erkrankten Personen und den damit verbundenen Risiken soll die Auflistung von Schönle (2004) dienen. Er zeigt am Beispiel des Kniegelenkes, was bei Übungen zur Verbesserung der Beweglichkeit zu beachten ist und was passieren kann, wenn man ohne fachliche Vorkenntnisse dehnt (vgl. auch Tab. 11.3 - 11.5, Tab. 13.4).

Dehnen – Beispiel: Arthrose des Hüftgelenkes

Am Beispiel der recht häufigen Arthrose des Hüftgelenkes sollen sowohl positive als auch negative Wirkungen von Dehnungen verdeutlicht werden. Durch die Arthrose nimmt die Beweglichkeit im Hüftgelenk ab. Die Abnahme der Beweglichkeit wird im Anfangsstadium vom Betroffenen meist gar nicht wahrgenommen. Ursachen sind entzündliche Veränderungen des Gelenkes, der Gelenkkapsel und der Muskulatur. In diesem Stadium sind Dehnungen häufig hilfreich. Sie helfen, die Beweglichkeit des Hüftgelenkes zu erhalten.

Pathologische Einschränkungen

In späteren Stadien können sich Randzacken an der Gelenkpfanne entwickeln (Abb. 13.9). Folge ist, dass bei Dehnungen die kalkartigen Randzacken mit Knochen in Kontakt kommen können und die Beweglichkeit mechanisch durch Knochen- bzw. Kalkkontakt eingeschränkt ist. Wenn mit solchen Voraussetzungen gedehnt wird, kommt es zu verstärkten Reizungen und Entzündungen. Die Beweglichkeit nimmt weiter ab, die Beschwerden vielfach zu.

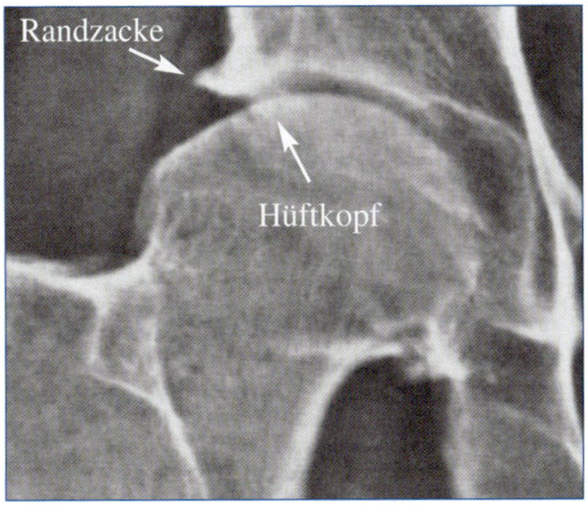

Abb. 13.9: Hüftgelenk einer 36-jährigen Frau. Beginnende Hüftgelenkarthrose mit beginnender Entrundung des Oberschenkelkopfes. Am Pfannenrand sitzt eine starke Randzacke. Bei maximaler Abspreizung des Beines ist ein knöcherner Kontakt denkbar (verändert aus Debrunner, 1988, S. 502).

Freie Gelenkkörper

Im fortgeschrittenen Stadium der Hüftgelenksarthrose kann es gar zur Bildung freier Gelenkkörper kommen. Sie liegen zwischen den Gelenkflächen. Bewegungen des betroffenen Gelenkes – auch Dehnungen – können zur weiteren Schädigung des Gelenkes und des Knorpels führen (Abb. 13.10).

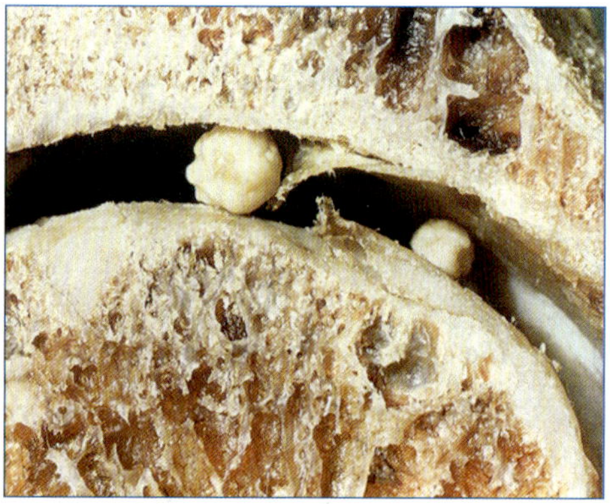

Abb. 13.10: Hüftgelenk mit aufgefasertem Knorpel, unter dem Knorpel liegenden (subchondralen) Zysten, subchondraler Sklerosierung (Kalkbildung) und freien Gelenkkörpern. Lichtmikroskopische Aufnahme Vergr. 1:2 (Annefeld et al. 1983).

Dehnen – Beispiel: Künstlicher Ersatz des Kniegelenkes

Prothesenkonstruktion

Bei Einschränkung der Beweglichkeit nach künstlichem Kniegelenkersatz[105] muss man darauf achten, dass jedes künstliche Kniegelenk ein durch die Konstruktion vorgegebenes maximales Bewegungsmaß hat. Durch die Art des operativen Einbaus (u. a. Neigungswinkel der Prothesenteile) kommt es zu individuellen Bewegungsmaßen[106]. Wenn man die durch die Prothese vorgegebenen Gelenkamplituden überschreitet, hebelt man im schlimmsten Falle die Prothese aus.

Überschreiten der mechanischen Gelenksamplitude

Am Beispiel einer Bewegungseinschränkung nach Implantation eines künstlichen Kniegelenkes hat Schönle (2004) beispielhaft die Palette der Möglichkeiten zur Verbesserung der Gelenkbeweglichkeit aufgezeigt, die in der Therapie zur Verfügung stehen. Dehnungen spielen dabei eine wichtige Rolle; sie stellen jedoch nicht die einzigen Maßnahmen dar (vgl. Tab. 13.4).

105 Die Aussagen gelten auch für alle anderen Implantate (Gelenke).

106 Als Beispiel sei z.B. am Hüftgelenk der so genannte »Antetorsionswinkel« genannt. Ist das eingebaute Gelenk verstärkt nach vorne gekippt, ist die Streckfähigkeit verbessert, jedoch die Beugefähigkeit verschlechtert.

Ursache eines Beugedefizits	Therapie des Beugedefizits	Ursache eines Streckdefizits	Therapie des Streckdefizits
Verklebung der Patella, Verklebung und Verkürzung des M. quadriceps femoris, M. sartorius, Mm. adductor magnus, longus und brevis	Manuelle Patellamobilisation	Verklebung und Verkürzung des M. gastrocnemius oder/und M. semtendinosus, M. semimembranosus, M. sartorius, M. popliteus	Physiotherapie, Wärme, Querdehnung, Lagerung in Streckung, Eigendehnung
Schmerz-Engramm, Angst	Schmerzmittel, Traktion, Motorschiene, Eigendehnung	Hämatom im Unterschenkel oder der Kniekehle	Kühlung, später Wärme zur Resorption, vorsichtige Dehnung
Verkürzung des M. quadriceps	Wärme, Physiotherapie (Querdehnung etc.), Eigendehnung, vorsichtige Massage, Motorschiene, Lagerung in Beugung	Balance der Außenbänder: sehr fest in Streckung	Physiotherapie (leichte Traktion, Translation etc.), Motorschiene, Eigendehnung
Spannung der Hautnarbe	Kühlung, Hochlagerung		
Intraartikulärer Erguss	Kühlung, Hochlagerung, Punktion nur unter streng sterilen Bedingungen		
Proliferative Prozesse (Arthrofibrose)	Physiotherapie mehrfach täglich, Kühlung, Hochlagerung, Motorschiene, vorsichtige Lagerung		

Tab. 13.4: Therapieplanung bei Bewegungseinschränkungen des Kniegelenkes nach Implantation einer Knietotalendoprothese (verändert und ergänzt nach: Schönle, 2004, S. 172).

Narbengewebe und Crosslinks

Nach Verletzungen und Operationen kommt es zu typischen Veränderungen der Bindegewebe. Es entwickeln sich Narben und es können sich Cross-Links bilden (vgl. Kap. 5.2.6). Dehnungen, die in den Phasen der Rehabilitation durchgeführt werden, verhindern bzw. minimieren Beweglichkeitseinschränkungen und die Ausbildung von Cross-Links.

Bindegewebe

Durch dehnende Reize erfährt das Bindegewebe einen Reiz. Diese Reize sind notwendig, damit sich die bindegewebigen Strukturen an den mechanischen Belastungen funktionell ausrichten, anstatt orientierungslos zu wuchern und eine große Narbe zu bilden.

13.5 Dehnen verhindert und beseitigt Muskelkater

Zerreißungen der Zellmuskulatur

Muskelkater wird durch Zerreißungen der Muskelzellmembran verursacht. Die Schädigung ist zunächst auf Strukturen innerhalb der Muskelfaser beschränkt. Da Schmerzrezeptoren (freie Nervenendigungen) jedoch nur außerhalb der Muskelzelle liegen, verspürt der Sportler nach Muskelkater auslösender Belastung zunächst keinen Schmerz.

Entzündung, Schwellung und Schmerz

In den nächsten Stunden entwickelt sich jedoch eine Entzündung, und es kommt zu Schwellungen sowie Ansammlungen von Gewebswasser. Die Schwellungen erhöhen den Druck innerhalb der Muskulatur und führen zu einer Mangeldurchblutung des Gewebes. In Folge lösen sowohl die Entzündung, die Mangeldurchblutung als auch der erhöhte Druck im Gewebe Schmerzen aus.

Erhöhter Gewebsdruck

Die Empfehlungen aus der Praxis fallen uniform aus. Man solle vor sportlicher Belastung dehnen, um Muskelkater zu vermeiden – und man solle nach sportlicher Belastung dehnen, um Muskelkater zu vermeiden bzw. schneller zu regenerieren.

Die meisten Studien zeigen jedoch, dass Dehnungen vor oder nach sportlicher Betätigung keinen bedeutsamen Einfluss auf die Entstehung, die Stärke und das Abklingen des Muskelkaters haben (Herbert & de Noronha, 2007; Herbert & Gabriel, 2002).

Auch Marschall & Ruckelshausen (2004) kommen zum gleichen Ergebnis: »Aufgrund der vorliegenden Befunde ist anzunehmen, das sich Muskelkater durch praxisrelevante Dehnmaßnahmen nicht beeinflussen lässt« (Marschall & Ruckelshausen, 2004, S. 40).

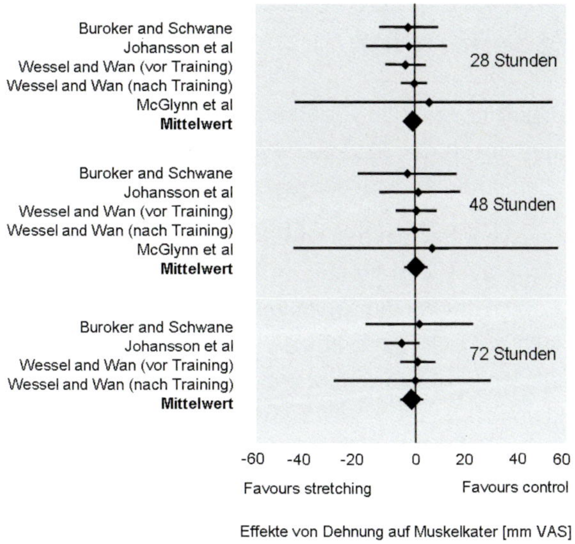

Abb. 13.11: Zusammenfassung von Untersuchungen zur Entstehung von Muskelkater nach 24, 48 und 72 Stunden (Meta-Analyse). Der Schmerz wurde mit einer Visual Analog Skala (VAS) gemessen. Der Muskelkaterschmerz wurde in mm auf der Skala dargestellt. Die große Raute zeigt den Mittelwert der Ergebnisse. Es ist kein Einfluss von Dehnen auf die Entstehung und Stärke von Muskelkater festzustellen (Herbert & Gabriel, 2002).

Veränderungen im Blutbild

Muskelkater ist durch die begleitende Entzündung mit einer Veränderung des Blutbilds verbunden. So verändern sich die Entzündungsparameter und die Muskelenzyme. Lund et al. (1998) untersuchten, ob passives statisches Dehnen die Muskelschmerzen beeinflusst. Weiterhin untersuchten sie, ob sich Dehnungen nach sportlichen, Muskelkater auslösenden Belastungen dazu eignen, das veränderte Blutbild schneller zu normalisieren. Sie kamen zu dem Ergebnis, dass durch statische Dehnungen weder auf die Schmerzen noch auf das Blutbild Einfluss genommen werden kann.

Kein Einfluss durch Dehungen

Dehnen und Auslösen von Muskelkater

Was weit weniger bekannt ist, ist die Tatsache, dass durch zu intensives Dehnen Muskelkater ausgelöst und verstärkt werden kann. Wiemann und Kamphöfner (1995) konnten ebenso wie Smith et al. (1993) zeigen, dass (intensives) Stretching nach Belastungen, die Muskelkater auslösten, den Muskelkater weiter verstärkten (vgl. auch Buroker & Schwane, 1989, High et al., 1989, Wessel & Wan, 1994).

13.6 Dehnen fördert die körperliche Regeneration

Trainer und Sportler erwarten von Dehnungen, die im Anschluss an Training und Wettkampf absolviert werden, sowohl eine Verbesserung der physiologischen Regeneration als auch der psychischen Entspannung.

Physiologische und psychologische Parameter

Aus physiologischer Perspektive wird Regeneration in Verbindung mit dem Abbau von Stoffwechselprodukten in Zusammenhang gebracht, z.B. dem Abbau von Laktat, das bei intensiven muskulären Belastungen gebildet wird (Weidner 1999; Wilmore & Costill 1999). Die Regeneration ist jedoch nicht nur von einem Stoffwechelprodukt wie Laktat abhängig. Auch funktionelle Aspekte sind von Bedeutung. So ist die Fähigkeit nach muskulären Anspannungen die Muskulatur wieder schlagartig zu entspannen von großer Wichtigkeit (Freiwald et al., 2007).

Eigene Untersuchungen zur Regeneration durch Dehnungen

Muskuläre Entspannungsfähigkeit

In Anlehnung an Untersuchungen, die zu Beginn der 90er Jahren des letzten Jahrhunderts von Kraft et al., 1990, 1991, 1993; Schober et al., 1990, Wittekopf et al., 1991 durchgeführt wurden, untersuchten wir die muskuläre Entspannungsfähigkeit nach hoher Kraftbelastung.

Laktatabbau und Kraftabfall pro Zeiteinheit

Nach 150 Hock-Strecksprüngen überprüften wir bei den Probanden die Fähigkeit zur muskulären Regeneration. Wir definierten die muskuläre Regeneration einerseits über den Abbau des Blutlaktats und andererseits über die Fähigkeit, die Muskulatur nach einer vorherigen isometrischen Anspannung möglichst schnell zu entspannen. Die Fähigkeit zur schnellen Entspannung wurde als Abfall der Kraft pro Zeitintervall definiert. Vier Gruppen wurden gebildet:

- Die *erste Gruppe* diente als Kontrollgruppe
- Die *zweite Gruppe* lag nach der Sprungbelastung für 45 Minuten auf einer Massageliege
- Die *dritte Gruppe* dehnte nach den Sprungbelastungen statisch die Oberschenkelmuskulatur
- Die *vierte Gruppe* führte nach den Sprungbelastungen ein lockeres Auslaufen durch.

Regeneration

Als Ergebnis der Untersuchungen zeigten sich unabhängig von den regenerativen Maßnahmen *keine Unterschiede bei den Laktatwerten*. Bei der Fähigkeit zur muskulären Entspannung nach vorheriger isometrischer Anspannung zeigte das *Auslaufen* einen äußerst positiven Einfluss auf die muskuläre Regeneration, während *Dehnungen* und das *Liegen* auf der Massageliege *keinen positiven Einfluss auf das muskuläre Entspannungsverhalten* zeigten. Das *statische Dehnen* führte im Vergleich zu anderen Maßnahmen tendenziell zur geringsten muskulären Regeneration (vgl. Abb. 13.12 und 13.12).

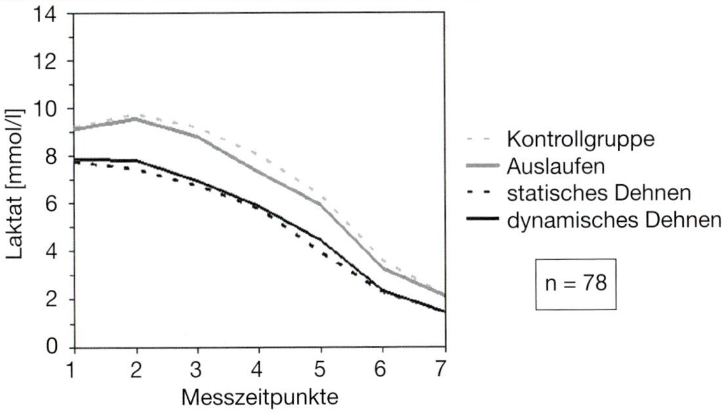

Abb. 13.12: Einfluss verschiedener Regenerationsmaßnahmen auf den Abbau von Laktat (vgl. Text, aus Freiwald & Weidner, 1999).

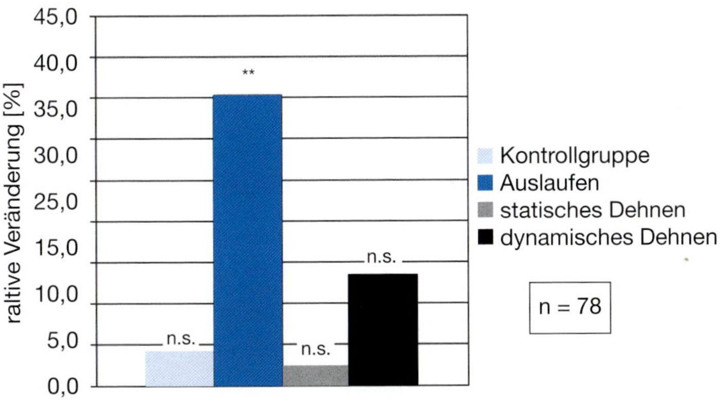

Abb. 13.13: Einfluss verschiedener Regenerationsmaßnahmen auf die muskuläre Entspannungsfähigkeit nach vorheriger isometrischer Kraftbelastung, ns = nicht signifikant, ** $p \leq 0{,}01$ (vgl. Text, aus Freiwald & Hamachers, 2000).

Verminderte Muskeldurchblutung

Als Erklärung für die fehlende Wirksamkeit des statischen Dehnens zur Regeneration kommt, wie wir über Ultraschall nachweisen konnten, eine durch statisches Dehnen verminderte Durchblutung während der Dehnungen in Frage. Durch die dehnungsbedingte Kompression der Kapillaren wird die Muskulatur nicht im gleichen Maße wie beim Auslaufen mit Sauerstoff und Kohlenstoffen versorgt. Auch der Abbau und Abtransport von Zwischen- und Endprodukten (u.a. Laktat) ist durch die verminderte Durchblutung reduziert.

Sauerstoffmangel und Laktatabbau

Unsere Befunde entsprechen dem subjektiven Empfinden der Sportler. Soll ein Sportler nach Milchsäure produzierenden Belastungen sofort dehnen, z.B. direkt nach einem 400 Meter Lauf oder einem Kraftausdauertraining auf dem Leg Curl im Sportstudio, sperrt sich der Sportler intuitiv gegen die Dehnung. Der 400 Meter Läufer trabt lieber und schüttelt die Beine – Maßnahmen, die den zur Sofortregeneration notwendigen Blutfluss nicht wie beim (statischen) Dehnen beeinträchtigen bzw. unterbrechen.

Sofortregeneration

Als Konsequenz läßt sich folgende Empfehlung ableiten: Erst nach Abklingen der Übersäuerung des Muskelgewebes (Sofortregeneration) mit Auffüllen von Flüssigkeits-, Mineralstoff- und Vitaminverlusten sollte gedehnt werden. Zu diesem Zeitpunkt bewähren sich auch statische Dehnungen. Sportler berichten, dass sie durch statisches Dehnen nach hohen muskulären Beasnpruchungen ein sehr angenehmes Gefühl der »Neukalibrierung« der Muskulatur empfinden, was über die dehnungsbedingten Einflüsse auf die Muskelspindel gut nachvollziehbar ist.

13.7 Dehnen verhindert einen Kontraktionsrückstand

Historische Experimente

Immer wieder wird auf der Basis historischer tierexperimenteller Befunde von einem Kontraktionsrückstand gesprochen. So wurde von Holt (1970) der von Knebel (1985) und anderen Autoren übernommene Begriff »Kontraktionsrückstand« in die Literatur eingeführt.

Widerruf aufgrund methodischer Probleme

Es wird angenommen, dass nach Muskelkontraktionen (z.B. durch Krafttraining) eine Verkürzung der Muskulatur verbleibt und es zur Erhöhung der Dehnungsspannung kommt. Daher wird vielfach nach Kraftbeanspruchungen ein anschließendes Dehnen empfohlen. Die Annahmen können jedoch experimentell nicht bestätigt werden. Im Gegenteil kommt es nach vorherigen isometrischen und konzentrischen Kraftbeanspruchungen zur *Absenkung des Dehnungswiderstandes.* Nur bei exzentrischen Muskelkontraktionen in Intensitätsbereichen, mit denen auch Muskelkater verursacht wird, kommt es zur Steigerung der Dehnungsspannung, die jedoch durch Dehnungen spontan nicht reduziert werden können. Interessant ist auch die Tatsache, dass die Autoren, die den Begriff Kontraktionsrückstand in die Literatur eingeführt haben (Ramsey & Street, 1940), die Annahmen später aufgrund methodischer Probleme ihrer eigenen Untersuchungen (!) widerrufen haben.

13.8 Dehnen reduziert den Dehnungswiderstand

Erhöhung des Dehnungswiderstandes

Beim Dehnen steht die Erwartung im Vordergrund, dass das gedehnte Gewebe durch häufiges Dehnen – über Wochen hinweg durchgeführt – den Dehnungen immer weniger Dehnungswiderstand entgegensetzt. Das ist jedoch nicht der Fall. Tendenziell steigt durch wiederholte Dehnungen der Dehnungswiderstand. Wiemann (1994) zeigte, dass nach einem 10-wöchigen Dehnungstraining der Dehnungswiderstand erhöht ist.

Kräftigung des Bindegewebes

Was auf den ersten Blick überraschend erscheint, ist aus biologischer Perspektive logisch. Wiederholte, überschwellige Trainingsreize, die auf das Bindegewebe wirken, führen zu dessen Kräftigung und daher zu einem verstärkten Widerstand gegenüber Dehnungsreizen (Abb. 13.14).

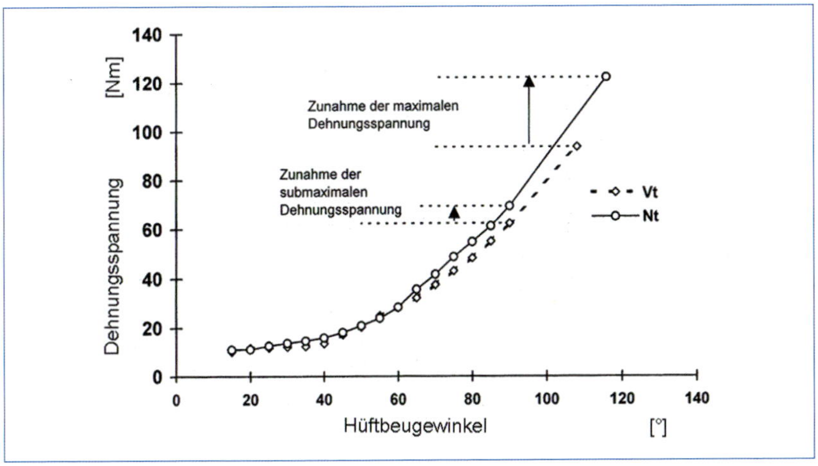

Abb. 13.14: Dehnungsspannungen von 12 weiblichen Versuchspersonen vor (VT) und nach (NT) einem 10-wöchigen Dehnungstraining (verändert nach Wiemann 1994, aus Klee 2003, S. 174).

Leistungssportler – höherer Dehnungswiderstand

Wir konnten bei Hockeyspielern der Bundesliga und Olympiateilnehmern zeigen, dass die Dehnungswiderstände bei hochtrainierten Sportlern höher sind als bei untrainierten Personen – bei gleichzeitig besserer Beweglichkeit (Jäger et al., 2003).

Frühfunktionelle Nachbehandlung

Den gleichen Mechanismus zur Kräftigung und Ausrichtung des Bindegewebes macht man sich auch in der frühfunktionellen Nachbehandlung nach Sportverletzungen zunutze. Durch gezielte Dehnungsreize erfährt das heilende Bindegewebe einen formativen Reiz – es wuchert nicht unstrukturiert sondern entwickelt sich entlang den Kraftvektoren und wird kräftiger.

Beispiel: Was erwartet man aus biologischer Sicht vom Dehnen?

Die Erwartungen, die mit Dehnungen verbunden sind, sind nicht selten von Wunschdenken bestimmt. In diesem fiktiven Beispiel möchte ich drei scheinbar dumme und eine scheinbar ganz besonders dumme Frage stellen und beantworten.

Erste dumme Frage:
Was erwarten Sie von Bodybuilding? Mehr oder weniger Muskulatur?

Antwort: Mehr Muskulatur. Richtig!

Zweite dumme Frage:
Was erwarten Sie von Ausdauertraining? Ein vergrößertes oder verkleinertes Herz?

Antwort: Ein vergrößertes (Sportler-) Herz. Richtig!

Dritte dumme Frage:
Was erwarten Sie bei einem Tennisspieler der Weltklasse? Wird der Schlagarm dickere Muskeln, Knochen und Sehnen als der Nichtschlagarm haben?

Antwort: Dickere Muskeln, Knochen und Sehnen als beim Nichtschlagarm. Richtig!

Nun die ganz besonders dumme Frage:
Was erwarten Sie vom Dehnen? Dass die Muskulatur immer verformbarer wird und der Dehnungswiderstand nachlässt?

Antwort: Nein. Eigentlich müsste sich der Dehnungswiderstand erhöhen, da wiederholte überschwellige Beanspruchungen von Muskulatur und Bindegewebe zu deren Kräftigung führen, wie in den vorherigen Beispielen gezeigt.

Und genau so ist es. Dehnungen über längere Zeiträume führen zu einer Zunahme der Gewebsfestigkeit, was ein natürlicher, biologischer Prozess ist.

13.9 Dehnen reduziert die elektrische Aktivierung der Muskulatur

Subjektive Selbstwahrnehmung

Viele Dehnmethoden basieren auf der Annahme, dass durch Dehnen die elektrische Aktivität der Muskulatur reduziert wird. Diese Annahmen – abgeleitet aus subjektiver Selbstwahrnehmung und nicht durch elektromyographische Messungen (!) – führte in den letzten Jahren zur Begründung und Anwendung so genannter detonisierender Muskeldehntechniken, wie z.B. Anspannen-Entspannen und Dehnen (AED), oder zur Formulierung des so genannten Sherrington-Prinzips, das vom Tierexperiment auf den dehnenden Menschen übertragen wurde (Alter, 2004; Freiwald, 2006b, 2007).

Postisometrische Hemmung

Um eine *optimale Dehnfähigkeit der Muskulatur* zu ermöglichen, wird vielfach gefordert, dass die Muskulatur während der Dehnung elektrisch inaktiv ist. Bei bestimmten Dehntechniken – wie z.B. beim statischen Dehnen (Stretching) – geht man davon aus, dass der zu dehnende Muskel schwach oder gar nicht aktiviert ist. Durch andere Techniken, z.B. dem Anspannen-Entspannen-Dehnen (AED), soll eine postisometrische Hemmung (geringere Aktivierung) der folgend zu dehnenden Muskulatur herbeigeführt werden.

Andere Dehnungstechniken versuchen *Reflexaktivitäten* so zu beeinflussen, dass die zu dehnende Muskulatur während der Dehnung gehemmt wird (z.B. PNF-Techniken[107]; Sherrington-Prinzip).

SEMG-Messungen

Ob die Annahmen über die neuromuskuläre Hemmung durch bestimmte Vorgehensweisen (Dehntechniken) zutreffen, kann mit Hilfe von SEMG-Messungen[108] überprüft werden. Durch die bis vor wenigen Jahren mangelnde Verfügbarkeit geeigneter Geräte, die hohe Kosten verursachen und Untersuchungen nur mit großem Aufwand ermöglichen, sind bis zum heutigen Tag elektromyographische Messungen während Dehnungen eher die Ausnahme (Freiwald et al., 2007).

Anhand einer typischen Dehnübung, die in *Sport, Prävention* und *Rehabilitation* Anwendung findet (Abb. 13.15), soll in den folgenden Abschnitten die Wirkung *verschiedener Dehnmethoden* auf die *elektrische Aktivierung* verdeutlicht werden.

107 PNF-Methode: Sie wurde in den Jahren von 1946 bis 1951 vom Neurophysiologen Dr. Kabat und der Physiotherapeutin Margaret Knott in den USA entwickelt. Die Methode soll zwar auf den Grundlagen der Neurophysiologie aufbauen, ist aber in erster Linie aus und für die Praxis entwickelt worden und geht weit über wissenschaftlich gesichertes Wissen hinaus.

108 SEMG: Surface Electro Myography (Oberflächige Elektromyographie)

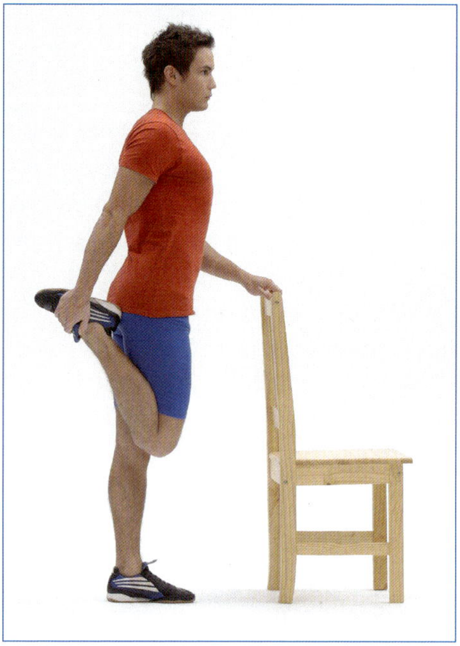

Abb. 13.15: Beispiel für eine typische Dehnübung der vorderen Oberschenkelmuskulatur, die in den folgenden Beispielen verwendet wird (Freiwald 2006, S. 142).

13.9.1 Statisches Dehnen

Endgradige Gelenkstellung

Während dem statischen Dehnen wird eine endgradige Gelenkstellung eingenommen und gehalten (vgl. Abb. 13.15). Durch die Dehnung wird versucht, die Muskulatur maximal zu verlängern, dabei orientiert sich der Sportler an seiner *subjektiven Wahrnehmung* (»Dehnspannung«, »Dehnschmerz«).

Reflexhemmung

Als Vorteile von statischen Dehnmethoden werden die gute *Dosierbarkeit* und das Verhindern von *Reflexen* und *Muskelaktivierung* genannt. Die statische Dehnmethode sei daher besonders gut für untrainierte und verletzte Personen geeignet und besonders effektiv, da sie bei völlig entspannter (elektrisch inaktiver) Muskulatur stattfinde.

Fehlende wissenschaftliche Grundlagen

Meist werden solche Annahmen *ohne jede wissenschaftliche Fundierung* publiziert (vgl. u.a. Knebel, 1988, 2005).

In einer Untersuchung an der Bergischen Universität Wuppertal dehnten 26 Personen für dreimal 15 Sekunden die vordere Oberschenkelmuskulatur. Die Dehnposition entsprach der Position, die in Abb. 13.15 gezeigt wird. Abgeleitet wurde die gedehnte ein- und zweigelenkige Muskulatur (M. vastus medialis; M. rectus femoris).

In Abb. 13.16 a-b sind die neuromuskulären Aktivierungsmuster zweier Probanden während statischer Dehnung gegenüber gestellt.

Übungsausführungen

Während bei dem Proband in der Abb. 13.16 a keinerlei neuromuskuläre Aktivierung der gedehnten Muskulatur messbar ist, zeigt der Proband in Abb. 13.16 b *bei gleicher Dehntechnik, Übungsausführung und subjektiver Wahrnehmung eine ausgeprägte neuromuskuläre Aktivierung der gedehnten Muskulatur.*

In der Praxis zeigen sich immer wieder solche Phänomene, die scheinbar jeder theoretischen Grundlage widersprechen. Von 26 untersuchten gesunden Probanden zeigten bei neun Probanden der M. vastus medialis und bei fünf Probanden der M. rectus femoris während der statischen Dehnübung eine ausgeprägte neuromuskuläre Aktivierung, wobei die Probanden die gleichen Anweisungen erhielten.

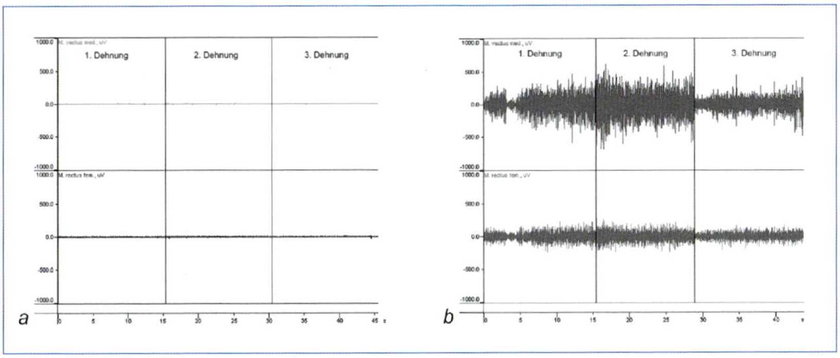

Abb. 13.16: SEMG-Rohsignale zweier Probanden während dreimal 15 Sekunden statischen Dehnens. In Abb. 13.16 a ist keine neuromuskuläre Aktivierung messbar – in Abb. 13.16 b ist bei gleicher Übungsausführung eine ausgeprägte neuromuskuläre Aktivierung der gedehnten M. vastus medialis und M. rectus femoris messbar (Freiwald et al., 2007, S. 208 f.).

13.9.2 Dynamisches Dehnen

Das dynamische Dehnen ist durch wiederholte (federnde) Bewegungen gekennzeichnet. Die Ausführung dynamischer Dehnungen ist nicht eindeutig festgelegt. Sowohl die *Amplitude* als auch die Frequenz der *federnden Bewegungen* können variiert werden.

Frequenz und Amplitude

Die dynamischen Dehnungen wurden ebenfalls von uns untersucht. Die Dehnpositionen entsprachen ebenfalls der Position, die in der Abb. 13.15 gezeigt wird. Die federnden Bewegungen (dynamisches Dehnen) wurden mit einer Frequenz von 0,5 – 0,7 Hz absolviert. Abgeleitet wurde die gedehnte ein- und zweigelenkige Muskulatur (M. vastus medialis, M. rectus femoris).

Individuelle Differenzen

Wie auch beim statischen Dehnen variiert *die neuromuskuläre Aktivierung bei dynamischen Dehnungen intra- und interindividuell stark* (vgl. Abb. 13.17 a, b).

Beim Probanden in Abb. 13.17 a ist keine neuromuskuläre Aktivierung messbar.

Die Muskulatur des in Abb. 13.17 b dargestellten Probanden ist dagegen bei jeder Wiederholung (unbewusst) aktiviert. Die Höhe der neuromuskulären Aktivierung nimmt von Dehnserie zu Dehnserie ab.

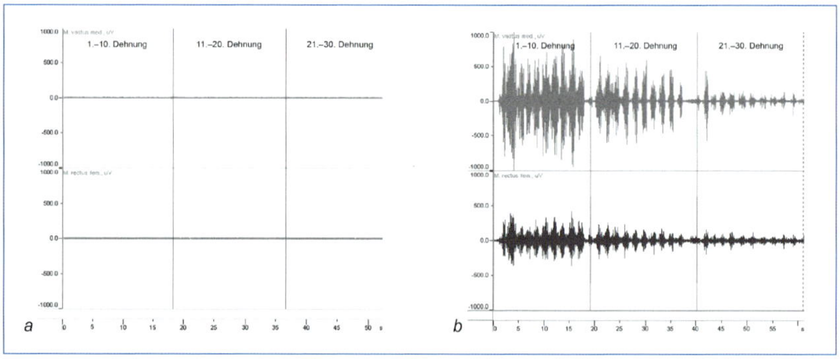

Abb. 13.17: SEMG-Rohsignale zweier Probanden während dynamischen Dehnens (je 3 mal 10 Wiederholungen). In Abb. 13.17 a ist eine nur sehr geringe neuromuskuläre Aktivierung messbar – in Abb. 13.17 b ist bei gleicher Übungsausführung eine ausgeprägt-rhythmische, neuromuskuläre Aktivierung messbar (Freiwald et al., 2007, S. 210 f)

Merke **Dehnen, Reflexauslösung und neuromuskuläre Aktivierung**

Dynamischen Dehntechniken wird immer wieder unterstellt, dass sie Muskelreflexe auslösen. Dehnungsreflexe können jedoch nur ausgelöst werden, wenn Bewegungen sehr schnell und/oder unerwartet geschehen und/oder bei denen plötzlich Schmerz ausgelöst wird. Im Normalfall ist dies weder bei therapeutischen noch bei sportlichen Dehnungen der Fall.

Wichtig erscheint auch der Hinweis, dass die neuromuskuläre Aktivierung während dynamischer Dehnungen gegenüber statischen Dehnungen im Mittel nur marginal höher liegt und daher keine praktische Bedeutung hat.

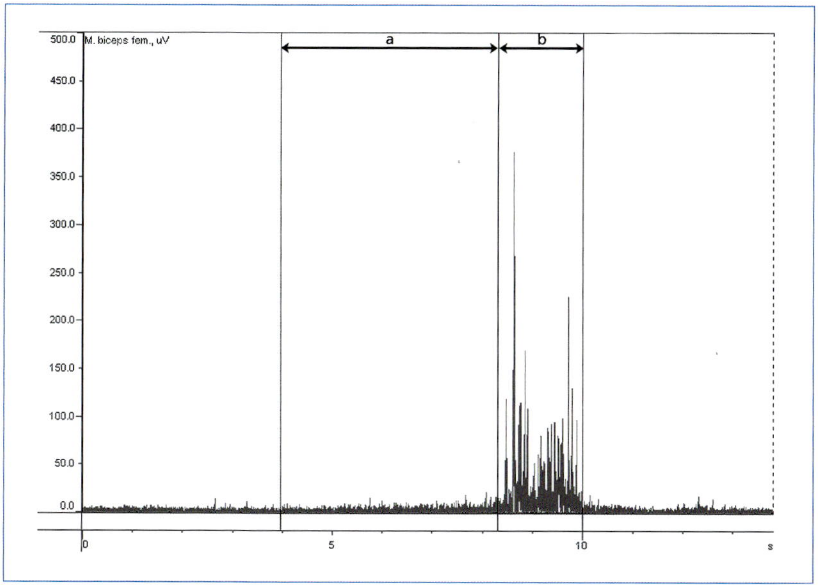

Abb. 13.21: Gleichgerichtetes SEMG-Signal des M. biceps femoris während des Bragard-Tests (vgl. auch Abb. 6.4). Im Bereich a wird an der subjektiven Grenze der individuellen Beweglichkeit gedehnt. Es kommt typischerweise zu keiner nennenswerten Erhöhung der elektrischen Aktivierung. Im Bereich b wird durch den Untersucher der Fuß dorsalflektiert – es kommt zur Dehnung des N. ischiadicus und zu einer deutlichen Aktivierung des M. biceps femoris, obwohl die Hüft- und Kniegelenkwinkel unverändert bleiben und damit auch die Muskellänge konstant (Freiwald et al., 2007, S. 217).

Merke **Dehnen und Nervenstrukturen**

Bei Dehnungen sind nicht nur die Muskeln, sondern immer auch das Nervensystem als Schmerz auslösende und die Beweglichkeit begrenzende Strukturen in Betracht zu ziehen

13.10 Dehnen und psychische Faktoren

Beruhigende Einflussnahme

Von besonderer Bedeutung für die Aktivierung der Muskulatur unter Dehnung scheinen *psychische Einflüsse* zu sein. Die subjektive Entspannung der Person, die dehnt, hat Einfluss auf die elektrische Aktivierung der Muskulatur. Wichtig ist daher, einen Rahmen zu schaffen, der ein ruhiges Dehnen ermöglicht. Unterstützung kann das Dehnen durch beruhigende Einflussnahme seitens des Trainers oder des Therapeuten erfahren (vgl. Abb. 13.22).

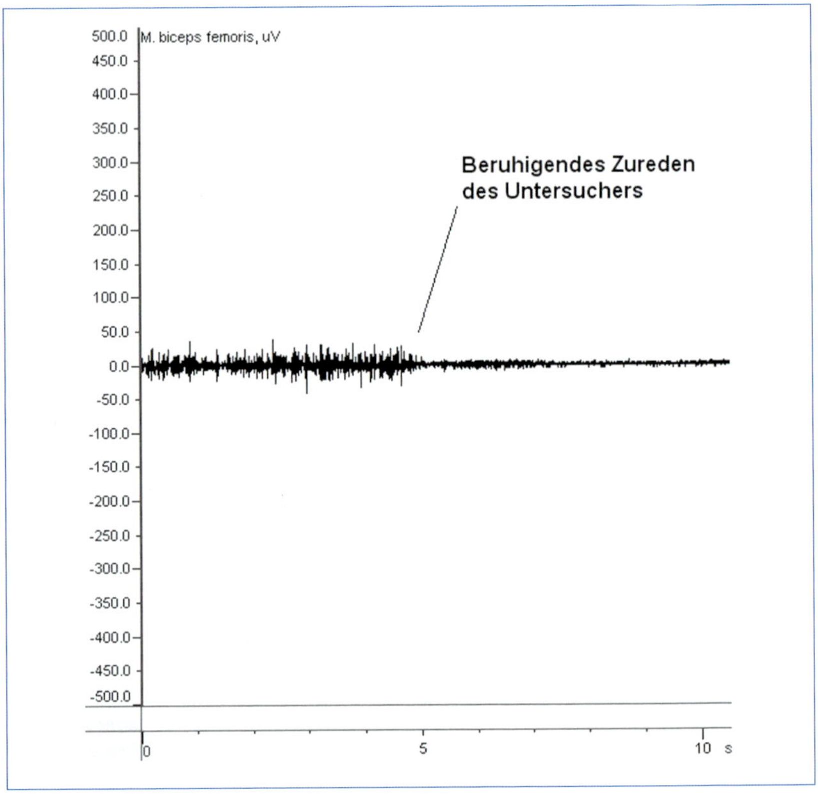

Abb. 13.22: a) Dehnung der hinteren Oberschenkelmuskulatur unter Ableitung des M. biceps femoris ohne beruhigendes Zureden des Trainers. b) Dehnung unter beruhigendem Zureden des Trainers, was zur deutlichen Abnahme der neuromuskulären Aktivität führt.

13.11 Dehnen bei Muskelkrämpfen

Ursachen

Unwillkürliche Muskelkrämpfe treten unter Aktivierung in verkürzter Muskelposition auf, im Sport besonders unter Ermüdung. Sie sind durch gezielte Dehnungen meist spontan zu beheben. Die Dehnung des »krampfenden

Muskels« kann durch ein aktives Anspannen des Gegenspielers forciert werden – der Krampf lässt noch schneller nach. Muskelkrämpfe können durch Willkürbewegungen, durch mechanische Reize (z.B. zu enge Schienbeinschoner), durch Ermüdung, durch Mangelversorgung und -durchblutung und auch spontan, z.B. in Bettruhe, auftreten. Muskelkrämpfe sind hochfrequente Entladungen des Axons des motorischen Nervens und kein primär muskuläres Phänomen und zeigen ein hochfrequentes Entladungsmuster (Freiwald et al., 2007).

Muskelkrämpfe können jedoch auch auf Erkrankungen der Nerven oder des (Muskel-)Stoffwechsels hinweisen oder durch Mangelzustände, z.B. im Spurenelemente-, Mineral- oder Zuckerstoffwechsel, verursacht sein. Nächtliche Muskelkrämpfe scheinen auf gezielte – tägliche – Dehnungen ebenfalls gut anzusprechen und gehen in Folge in ihrer Häufigkeit zurück (Daniell, 1979).

13.12 Dehnen, Persönlichkeit und Haltung

Dehnung und Persönlichkeit

Dehnung und Kräftigung

Dehnungen und gleichzeitige Kräftigungen sollen eine bessere Haltung garantieren. Das ist leicht gesagt – würde es doch bedeuten, dass jeder Sportler mit gut ausgeprägter Muskulatur auch eine gute Haltung hat. Das ist jedoch nicht der Fall – auch Hochleistungssportler können eine äußerst schlechte Haltung haben.

Beurteilung der Haltung

Bei der Beurteilung der Haltung sollte man immer bedenken, dass die Körperhaltung mit der Persönlichkeit des Menschen in Zusammenhang steht. Man kann »vor Gram gebeugt« sein, einen »Nackenschlag« erleiden oder es kann einem Menschen »etwas im Magen liegen«. Auch Aufregung in bestimmten Situationen, z.B. beim Sportler vor einem Wettkampf oder beim ersten Besuch eines Fitnesszentrums, kann die Dehnfähigkeit der Muskulatur beeinträchtigen.

Dehnen und Psyche

Wie die Psyche auf die Dehnfähigkeit Einfluss nimmt, kann man am Beispiel der Atmung erkennen. Während der Phase des Ausatmens kann man sich besonders gut entspannen, was man sich auch im Rahmen meditativer Techniken zunutze macht. Die Erklärung dafür, dass die Psyche auf die Muskulatur wirkt ist recht einfach, da der Zustand der Psyche mit nervösen und hormonellen Veränderungen gekoppelt ist.

Stress ist mit der Ausschüttung von speziellen Hormonen (z.B. Katecholaminen) gekoppelt, die innerhalb weniger Millisekunden, z.B. auf die Mus-

Stresshormone

kelspindelaktivität, wirken. Unter Stress (Sportler = z.B. Vorstartzustand, Patient = Angst z.B. vor Schmerz) wird die Muskulatur verstärkt aktiviert und der Sportler (Patient) reagiert sensibler auf Änderungen der Muskellänge (Dehnen).

Dehnen und Körperhaltung

Haltung und Persönlichkeitsmerkmale

Dehnfähige und kräftige Muskulatur ist *nur eine* Voraussetzung für eine gute Haltung. Für eine aufrechte Haltung sind – je nach gemessener Muskulatur – beim gesunden Menschen keine 5–10 % der maximalen Muskelkraft notwendig. Daher ist es falsch zu behaupten, dass *in erster Linie* die Muskelkraft für eine gute Haltung verantwortlich sei. Eine gute Haltung ist sowohl von Persönlichkeitsmerkmalen als auch vom *Wissen um eine gute Haltung* abhängig. Zur Beeinflussung der Körperhaltung genügt es demnach nicht, ausschließlich die Muskulatur zu trainieren. Um die Haltung des Menschen grundlegend zu beeinflussen, muss seine gesamte Persönlichkeit in den Blick genommen werden.

Wenn Dehnung und Kräftigung der Muskulatur für den Haltungsaufbau alleine genügen würde, müsste die wissenschaftliche Befundlage eindeutig sein. Sie ist es aber nicht! Dazu einige Befunde:

- Toppenberg & Bullock (1986) sowie Gajdosik et al. (1991) untersuchten den immer wieder behaupteten Zusammenhang zwischen einem nach vorn gekippten Becken und der Dehnfähigkeit der hinteren Oberschenkelmuskulatur. Sie fanden keinen Zusammenhang zwischen beiden Parametern.
- Wiemann et al. (1998) und Klee et al. (2002) untersuchten in Trainingsexperimenten, ob durch Dehnungen die Beckenkippung beeinflusst werden kann. Als Folge ihrer Untersuchungen empfehlen sie ein Krafttraining anstatt einem Dehnungstraining, wobei auch bei dieser Vorgehensweise die Effekte bzgl. der Beckenkippung nur gering sind.
- Winchenbach (2003) untersuchte den Zusammenhang von Kraftparametern der Hüftbeugemuskulatur und einem Haltungsindexes – auch er fand keinen Zusammenhang zwischen beiden Parametern.
- Jonsson & Nachemson (2000) konnten nachweisen, dass es keinerlei Zusammenhang zwischen Haltungsabweichungen (außer schwerer Skoliose) und Rückenschmerzen gibt.

Als Resümee bleibt nur die Forderung nach weiterer Forschung – und die Warnung vor voreiligen Schlüssen und Handlungen!

13.13 Zusammenfassung und Konsequenzen

Die folgende Zusammenfassungen und Konsequenzen fassen das Kapitel 13 in Stichworten zusammen.

Zusammenfassung

- Dehneffekte sind in kurz-, mittel- und langfristige Reaktionen zu unterteilen.
- Kurzfristiges Dehnen (insbesondere statisches Dehnen) führt zu einem geringfügigen und kurzzeitigen Absenken der Dehnungsspannung (»Hysterese«).
- Durch Dehnen kommt es kurzfristig zur Erhöhung der Gelenkbeweglichkeit.
- Durch Dehnen kommt es mittel- und langfristig zur Festigung des Bindegewebes.
- Durch mittel- und langfristiges Dehnen kommt es durch Kräftigung des Bindegewebes tendenziell zur Erhöhung des Dehnungswiderstandes.
- Um die Gelenkbeweglichkeit zu erhalten, zu erweitern oder um den altersbedingten Verlust an Gelenksbeweglichkeit gering zu halten, sind regelmäßige Dehnungen zu empfehlen.
- Die Aussage »Dehnen erhöht die Leistungsfähigkeit« ist zu pauschal; sowohl die Art der künftigen sportlichen Belastung als auch die individuellen Voraussetzungen müssen beim vorbereitenden Dehnen Berücksichtigung finden.
- Ob sehr kurze (< 5 Sekunden) statische oder dynamische Dehnungen mit wenigen Wiederholungen (1–2) ebenfalls zur Leistungsminderung führen, ist bisher nicht ausreichend untersucht.
- Sportliche Leistungen, die von maximaler Beweglichkeit abhängig sind, können durch vorhergehende Dehnungen positiv beeinflusst werden (z.B. Ballett; Rhythmische Sportgymnastik).
- Sportliche Leistungen, die von maximal- und schnellkräftigen Muskelkontraktionen abhängig sind, können durch vorhergehende statische Dehnungen negativ beeinflusst werden (z.B. Sprint, Hochsprung, Weitsprung, etc.); gleiches gilt für Kraftausdauerleistungen.
- Als Ursachen für die dehnungsbedingten Leistungsminderungen bei maximal- und schnellkräftigen Muskelaktionen kommen die dehnungsbedingten plastischen Verformungen der Bindegewebe – nach Dehnungen kann weniger Energie im Bindegewebe gespeichert und wieder abgegeben werden – sowie nervöse Faktoren (u.a. Reflexhemmung) in Frage.

- Statische Dehnungen führen zur psychischen Entspannung, was die willkürlich explosive Aktivierung der Muskulatur einschränkt (Senkung des H-Reflexes).
- Im Sport führen Einschränkungen der Beweglichkeit zu Kompensationsstrategien und zu technischen und taktischen Anpassungen.
- Eingeschränkte Beweglichkeit in einem Gelenk wird häufig durch verstärkte Beweglichkeit in anderern Gelenken kompensiert, was zu Beschwerden führen kann.
- Der Einfluss von Dehnungen auf die Verletzungsprophylaxe wird überschätzt.
- Aufwärmen und Koordinationsschulung haben einen höheren Einfluss auf die Verletzungsprophylaxe als Dehnungen.
- Orthopädische Verletzungen und Erkrankungen schränken die Gelenksbeweglichkeit ein.
- Sowohl über der Norm als auch unter der Norm liegende Beweglichkeitswerte beeinflussen negativ die Verletzungshäufigkeit.
- Durch schädigungsbedingte eingeschränkte Beweglichkeit kann es zu einer reaktiven Anpassung der Gelenke, der umgebenden Bindegewebe sowie zu Verklebungen von Muskel- und Bindegewebe (Cross-Links) kommen.
- Schon beim jungen Sportler können Verletzungen und Abnutzungserscheinungen der Gelenke zu Einschränkungen der Beweglichkeit führen.
- Dehnungen können bei orthopädischen Erkrankungen auch schädigen (z.B. bei Meniskusverletzungen, Kreuzbandverletzungen, endoprothetischer Gelenkersatz).
- Durch intensives Dehnen kann Muskelkater ausgelöst werden.
- Dehnungen können Muskelkater nicht verhindern.
- Dehnungen können bestehenden Muskelkater nicht lindern.
- Bestehender Muskelkater kann durch intensives Dehnen verstärkt werden.
- Zur Beurteilung regenerativer Maßnahmen muss zunächst festgelegt werden, ob Regeneration als körperliche und/oder als psychische Regeneration definiert wird. Erst dann sind die geeigneten Parameter festzulegen (z.B. Stoffwechsel – Laktat; CK; Harnstoff; z.B. Kraftwerte – muskuläre Entspannungskurven; z.B. Psyche – standardisierte psychologische Fragebögen).
- Statische Dehnungen beeinträchtigen den muskulären Regenerationsstoffwechsel.
- Der Begriff des »Kontraktionsrückstandes« wurde aus der Literatur übernommen, wobei oft vergessen wird, dass die Autoren ihre Befunde widerrufen haben. Es gibt keinen Kontraktionsrückstand.

- Die gedehnte Muskulatur ist bei Dehnungen normalerweise elektrisch nur gering aktiv (ca. 2–8 % der maximalen elektrischen Aktivierung).
- Es gibt keine kausalen oder linearen Beziehungen zwischen Dehntechniken und elektrischer Aktivierung der Muskulatur.
- Meist tritt eine elektrische Aktivierung der Muskulatur dann auf, wenn der Sportler beginnt, Schmerzen zu spüren.
- Bei bestimmten Dehnungspositionen kann es dazu kommen, dass auch Nerven gedehnt werden.
- Wichtige Faktoren für das Ausmaß des aktiven neuro-muskulären Gegenspannens (elektrische Aktivierung) sind Alter, Geschlecht, Sportart, persönliche Dehnungserfahrungen sowie vorherige und begleitende Verletzungen und Erkrankungen.
- Verletzte oder an Gelenken erkrankte Personen (z.B. Rheuma; Arthrose) zeigen eine veränderte, fast immer erhöhte elektrische Aktivierung der gedehnten Muskulatur, die das betroffene Gelenk umgibt.
- Die Höhe der elektrischen Aktivierung hat keine Beziehung zur maximalen Gelenkreichweite. Es gibt sehr unbewegliche Personen ohne elektrische Aktivierung der Muskulatur im endgradigen Beweglichkeitsbereich und es gibt sehr bewegliche Personen mit gleichzeitig ausgeprägter elektrischer Aktivierung der Muskulatur.
- Die Erhöhung des Dehnungswiderstandes kann auf Erkrankungen der von der gedehnten Muskulatur umspannten Gelenke hindeuten.
- Spezielle Techniken zur Reduzierung der elektrischen Aktivierung der Muskulatur haben keinen Effekt – im Gegenteil. Fast alle so genannten »hemmenden Techniken« erhöhen die elektrische Aktivierung der Muskulatur.
- Statische Dehnungen (SS) bewirken im Durchschnitt die geringste und am besten kontrollierbare elektrische Aktivierung der Muskulatur.
- Dynamische Dehnungen (DS) bewirken nur eine geringfügig höhere elektrische Aktivierung der Muskulatur als statische Dehnungen (SS).
- Spezielle Techniken – die eigentlich zur Reduktion der elektrischen Aktivierung der Muskulatur empfohlen werden (AED; CRAC; AC) – führen zur höchsten elektrischen Aktivierung der Muskulatur bei gleichzeitig bester Entwicklung der Gelenkbeweglichkeit.
- Muskelkrämpfe können nervöse, mechanische und Stoffwechselursachen haben.
- Haltung ist sowohl von der Persönlichkeit, der aktuellen psychischen Verfassung, als auch dem individuellen Muskelfunktionszustand abhängig.

- Wenn ein Mensch über eine kräftige und gut dehnbare Muskulatur verfügt, bedeutet das nicht, dass der Mensch automatisch eine gute Haltung einnimmt.
- Die Muskulatur von aufgeregten oder ängstlichen Sportlern und Patienten ist schlechter dehnbar als von entspannten Sportlern und Patienten.
- Die Atmung hat auf das Dehnungsverhalten der Muskulatur einen wichtigen Einfluss.
- Psychische Einflüsse sind für die elektrische Aktivierung und die Fähigkeit zur Entspannung von großer Bedeutung.
- Während der Phase der Ausatmung lässt sich Dehnungen besonders gut nachgeben.

Konsequenzen

- Vor Aufnahme eines Dehnungstrainings müssen die Ziele der Dehnungen (in der jeweiligen Sportart oder Therapie) genau definiert werden.
- Direkt vor sportlichen Leistungen, die in erster Linie von maximal- und schnellkräftigen Muskelkontraktionen abhängig sind, sollte kein statisches, gehaltenes Dehnen erfolgen.
- Direkt vor sportlichen Leistungen, die hohe Anforderungen an die Kraftausdauer stellen, sollte kein statisches Dehnen erfolgen.
- Dehnungen sollen vor z.B. Sprint- und Sprungbelastungen nicht grundsätzlich ausgeschlossen werden, jedoch ist eine genaue Analyse der zu erwartenden Effekte geboten und es sollte eher dynamisch und mit wenigen Wiederholungen gedehnt werden.
- Bei der Kombination von maximalen Bewegungsausschlägen mit schnellkräftigen Belastungen muss das Dehnen äußerst differenziert geplant werden (z.B. beim Turnen; Hochsprung). Einzelne Muskeln, z.B. die Muskeln, die für die Sprungkraft direkt verantwortlich sind, sollten – wenn überhaupt – nur kurz gedehnt werden (2–5 Sekunden). Andere Muskeln, z.B. die Muskeln, die beim Hochsprung bei der Lattenüberquerung auf maximale Länge beansprucht werden und nicht der Schnellkraftentwicklung dienen, können auch vor Sprungbelastungen gedehnt werden.
- Bei Veränderungen der technisch-taktischen Leistungen sollte immer auch an die Möglichkeit gedacht werden, dass die Ursache in einer eingeschränkten Beweglichkeit zu suchen ist; gleiches gilt für Beschwerden am Bewegungsapparat.
- Bei Verletzungen und Erkrankungen sind Dehnungen nur nach genauer Diagnose und Beurteilung durch den Arzt und den Physiotherapeuten zu planen. Vor Aufnahme eines Dehntrainings müssen zunächst die Ursa-

chen für die Beweglichkeitseinschränkungen analysiert werden.

- Nach bzw. während Muskelverletzungen (Zerrung, Muskelfaserriss, Muskelriss) muss besonders vorsichtig und außerhalb des schmerzhaften Bereichs gedehnt werden. Einerseits benötigt das Bindegewebe zu seiner funktionsgerechten Ausrichtung ausreichende Dehnungs- (Belastungs-) reize, andererseits ist wegen gestörter (Schmerz-) Rückkopplungsmechanismen die Grenze zur Über- und Fehlbelastung genau auszuloten.
- Nach Verletzungen bindegewebiger Strukturen werden in den ersten Rehabilitationsphasen gehaltene statische Dehnungen sowie AC- und AED-Dehnungen empfohlen.
- In späteren Rehabilitationsphasen können zur optimalen Ausrichtung und zur Unterstützung der beanspruchungsgerechten Zusammensetzung des Bindegewebes auch dynamische Dehnungen durchgeführt werden.
- Bei ausbleibenden Erfolgen von Dehnungen sollten nicht nur die verwendeten Methoden angezweifelt werden, sondern es muss nach den Ursachen gesucht werden (z.B. Diagnostik durch den Arzt).
- Bei Schmerzen und Entzündungen der Muskulatur, Muskel-Sehnenübergänge, Sehnen-Knochenübergänge und der Gelenke sollte nur vorsichtig und in Rücksprache mit dem Arzt oder Therapeuten gedehnt werden.
- Bei chronisch-degenerativen Schädigungen der Gelenke (Arthrose; Arthritis) sowie bei Stoffwechselerkrankungen (z.B. Rheuma) oder gar nach künstlichem Gelenkersatz (Endoprothese) sollte nur nach Rücksprache mit Arzt oder Therapeut gedehnt werden.
- Unter dem Aspekt der Vermeidung und der Linderung von Muskelkater sind Dehnungen nicht gerechtfertigt.
- Dehnungen sind zur körperlichen (Sofort-)Regeneration nicht sinnvoll.
- Viele Sportler berichten nach Dehnungen über eher psychologische und koordinative Wirkungen (»Entspannung«; »lockerer Laufstil«).
- Zur körperlichen Regeneration hat sich insbesondere das Auslaufen bewährt; ebenso die Weiterführung sportlicher Aktivität auf niedrigem Intensitätsniveau.
- Da es keinen Kontraktionsrückstand gibt, sind Maßnahmen, die auf die Vermeidung des Kontraktionsrückstandes zielen, nicht zu begründen.
- Da die Muskulatur des gesunden Menschen in Ruhe elektrisch nicht aktiv ist, können Dehnungsmethoden die elektrische Aktivierung der Muskulatur nicht (weiter) senken.
- Alle Dehnungsmethoden führen zur besseren Gelenkbeweglichkeit; besonders die Dehnungsmethoden, die die höchste elektrische Aktivierung der zu dehnenden Muskulatur bewirken, sind zur Entwicklung der *maximalen Gelenkreichweite* am effektivsten (z.B. PNF-Dehnungen).

- Die Effektivität von Dehnmethoden hat keine gesetzmäßigen Beziehungen zur elektrischen Aktivierung der Muskulatur; daher ist die Methodenwahl nicht von dem erwarteten Ausmaß der elektrischen Aktivierung abhängig zu machen.
- Bei zunehmenden und/oder abnormalen Gewebespannungen der Muskulatur in Ruhe oder unter Dehnungsbelastungen sollte zur weiteren Abklärung eine ärztliche Untersuchung durchgeführt werden, zumal veränderte Gewebsspannungen in Verbindung mit Erkrankungen der Gelenke sowie innerer Organe stehen können.
- Bei wiederholten Muskelkrämpfen sind die Ursachen sorgfältig zu klären; als Ursache kommen auch Muskel-, Nerven- und Stoffwechselerkrankungen in Frage, ebenso Dysfunktionen des Bewegungsapparates.
- Wenn Dehnungen zur psychischen Regeneration und zur Erweiterung der Beweglichkeit genutzt werden, ist vor und während dem Dehnen auf den Sportler beruhigend einzuwirken (Trainer, Therapeut). Das Dehnen sollte in ruhiger, angenehmer Atmosphäre durchgeführt werden. Wenn mit Musik gedehnt wird, dann nur mit ganz ruhiger, entspannend wirkender Musik (keine Disko!).
- Sportler und Patienten können auf ihre Persönlichkeit abgestimmte Entspannungsverfahren erlernen (z.B. Formen des autogenen Trainings; Tai Chi; Feldenkrais; Jacobsen) und damit Einfluss auf die Dehnfähigkeit der Muskulatur nehmen.

Dehnen – Biomechanische Aspekte und Messung der Beweglichkeit

14

Vorschau

Nachdem Sie das Kapitel 14 gelesen haben, werden Sie

- wissen, warum Kenntnisse der Biomechanik für das Training der Beweglichkeit unverzichtbar sind
- den Unterschied zwischen plastischer, elastischer und viskoelastischer Verformung von Geweben kennen
- wissen, wie Dehnungs-Spannungs-Kurven zustande kommen und das es einen Unterschied macht, ob sie am lebenden Menschen oder im Tierversuch erhoben werden
- wissen, dass Dehnungen sowohl zu kurzfristig reversiblen (elastischen) Verformungen als auch zu kurzfristig nicht reversiblen (plastischen) Verformungen führen
- den Unterschied zwischen Dehnungs- und Entdehnungskurven (Hysterese) kennen
- wissen, das die Hysterese von der Anzahl und der Geschwindigkeit der durchgeführten Dehnungen abhängig ist
- den Einfluss der Materialeigenschaften, der Dicke und Länge des Bindegewebes auf die Dehnfähigkeit kennen
- lernen, dass Temperatur, Wassereinlagerungen im Gewebe, Flüssigkeitsverschiebungen im Gewebe sowie Restbindungen von Aktin und Myosin innerhalb der Muskulatur die Dehnfähigkeit und die Beweglichkeit beeinflussen
- beurteilen können, welche Ziele mit der Messung der Beweglichkeit verfolgt werden können, z.B. um den Ist-Zustand der Beweglichkeit und den Verlauf der Trainingsanpassungen zu dokumentieren
- den Unterschied zwischen absoluter und relativer Beweglichkeit kennen und wie die Erhebung unter Feld- und Laborbedingungen erfolgt
- die subjektiven und objektiv-biomechanischen Parameter zur Beschreibung der Beweglichkeit kennen
- den Unterschied zwischen physiologischen und unphysiologischen Dehnungen verstehen
- wissen, welche Gütekriterien bei Tests der Beweglichkeit zu berücksichtigen sind
- wissen, wozu Normwerte da sind und wie sie eine Hilfe bei der Einschätzung der Beweglichkeit verschiedener Gelenke sein können

Schlüsselwörter

Biomechanik, Elastizität, Viskosität, Verformungen, Dehnungs-Spannungs-Kurven, Kraft-Längen-Kurven, Dehnungs-Entdehnungs-Kurven, Creeping, Relaxation, Hysterese, in vivo, in vitro, Steifheit, Stiffness, Temperatur, Wassergehalt, Flüssigkeitsverschiebung, Thixotropie, Kontraktionsrückstand, Zugbelastungen, aktive Beweglichkeit, passive Beweglichkeit, relative Beweglichkeit, absolute Beweglichkeit, Feldbedingungen, Laborbedingungen, Manuelle Muskelfunktionsdiagnostik, Janda, Testverfahren, Winkelparameter, Dehnungsgrenze, physiologische Dehnungen, unphysiologische Dehnungen, Kraftparameter, Druckparameter, Elektromyographie, Hauptgütekriterien, Nebengütekriterien, Objektivität, Reliabilität, Validität, Korrelation, Normwerte

14.1 Biomechanische Aspekte von Dehnungen

Definition Biomechanik

Die *Biomechanik*[110] befasst sich mit der Wirkung von Kräften auf biologische Strukturen. Im folgenden Kapitel werden aus der Perspektive der *Biomechanik* die Wirkungen von Kräften auf die Muskulatur, Sehnen, Bändern und Kapseln beschrieben.

Vielfältige Einflussfaktoren

Nicht immer ist eine eindeutige Zuordnung der Kräfte und deren Wirkungen auf spezielle Strukturen möglich, da bei Dehnungen Kräfte immer gleichzeitig auf verschiedene Gewebe wie Muskeln, Haut, Knorpel, Bänder und Sehnen wirken.

14.1.1 Definitionen biomechanisch bedeutsamer Parameter

Wenn biologische Gewebe unter Dehnung geraten, kommt es – je nach Beschaffenheit der Gewebe – zu Verformungen.

Elastische und plastische Verformungen

Die physikalischen Eigenschaften, mit denen das Verhalten gegenüber verformenden Kräften beschrieben werden können, sollen im folgenden Kapitel näher betrachtet werden.

110 Biomechanik: Die Biomechanik ist die Wissenschaftsdisziplin, die Kräfte untersucht, die in Zusammenhang mit biologischen Strukturen wirken und Effekte produzieren (vgl. auch Tab. 14.1).

Dehnungen führen aufgrund der viskoelastischen Gewebeeigenschaften zu

- elastischen Verformungen
- plastischen Verformungen

Zielsetzungen

Vor Dehnungen muss sich der Anwender demnach im Klaren sein, was das *mechanische Ziel* von Dehnungen ist, und wie sich die mechanischen Eigenschaften von Geweben durch Dehnungen verändern. Vor dem Dehnen müssen daher folgende Fragen gestellt werden:

- Sollen die gedehnten Gewebe nur kurzzeitig verformt werden und folgend in den Ausgangszustand zurückkehren (elastische Verformungen)?
- Sollen die Gewebe dauerhaft verformt bleiben (plastische Verformungen)?
- Welche praktischen Vorteile werden von kurz- oder längerfristigen Verformungen von Muskel-Sehnengewebe für Therapie, Alltag und Sport erwartet?

Definitionen

Die Begrifflichkeiten aus der Mechanik sind in Bezug auf biologische Gewebeeigenschaften in Tabelle 14.1 definiert.

Bei Dehnungen über *kürzere Zeiträume* (Sekunden) zeigt das Gewebe beim Menschen ein typisch viskoelastisches Verhalten. Gedehntes Muskel-Sehnengewebe verformt sich für kurze Zeiträume; die Verformung bildet sich in Folge zurück.

Werden Dehnungen durchgehend über *längere Zeiträume* (Minuten bis Jahre) durchgeführt, kommt es zu strukturellen Anpassungen. Die Zellkerne der Muskulatur und des Bindegewebes werden stimuliert was zur erhöhten Proteinsynthese führt (u.a. zu Muskelaufbau und Muskellängenzunahme, Kräftigung von Kapseln, Sehnen und Bändern) (vgl. Freiwald & Greiwing, 2010; Jozsa & Kannus, 1997)[111].

111 Unter die längerfristigen Dehnungen fallen auch orthopädische Maßnahmen wie dressierende Gipsverbände; Orthesen (z.B. bei Skoliose) oder spezielle Schienen (z.B. bei Rheumatikern) und Orthesen.

Dehnungen und elastische Verformungen	**Elastizität** beschreibt die mechanische Eigenschaft eines Systems oder Stoffes (auch eines Körpergewebes), durch mechanische Spannung (z.B. Dehnung, Druck) nur vorübergehend verformt zu werden, d.h. nach Aufhören der mechanischen Einwirkung in den ursprünglichen Zustand zurückzukehren. Biologische Gewebe sind nicht vollkommen elastisch – wenn biologische Gewebe ideal-elastisch wären, wären Dehnungen sinnlos, da die gedehnten Gewebe wieder vollkommen in ihren Ausgangszustand zurückkehren würden.
Dehnungen und plastische Verformungen	**Plastizität** ist die Eigenschaft von Geweben, durch die Einwirkung äußerer mechanischer Spannungen ihre Form bleibend zu ändern. Die Formänderung bleibt nach dem Wegnehmen der mechanischen Einwirkungen, z.B. nach Dehnungen, zum Teil bestehen. Als Ziel des Dehnens werden oft bleibende plastische Verformungen angegeben. Tatsächlich ist es so, dass nach Auflösen der verformenden Kräfte (Dehnung) nur für einen kurzen Zeitraum eine plastische Verformung verbleibt. Da sich die plastische Verformung des Muskel-Sehnengewebes über die Zeit zurückentwickelt, verfügen Muskel-Sehnensysteme nicht über rein plastische Eigenschaften, sondern über eine Kombination von elastischen und plastischen Eigenschaften.
Dehnungen und Viskosität	**Viskosität** bezeichnet die Fließeigenschaft gasförmiger und flüssiger Stoffe. Synonym wird der Begriff Zähigkeit verwendet. Muskel- und Sehnengewebe haben einen hohen Wasseranteil – daher zeigen sie unter Kräfteeinwirkungen ein visköses Verhalten. Die Viskosität ist u.a. abhängig von der wirkenden Kraft, der Dauer der Krafteinwirkungen (Dehnmethoden; Umfang und Intensität der Dehnungen) sowie der Temperatur (z.B. Umgebungstemperaturen; Aufwärmzustand).
Dehnungen und visko-elastische Verformungen (Viskoelastizität)	**Viskoelastizität** ist eine Materialeigenschaft, bei der die Beziehungen zwischen Spannung und Dehnung in geschwindigkeitsabhängiger Form vorliegen. „Zeigt ein Material eine zeitabhängige, aber völlig reversible Formänderung, so nennt man den Stoff viskoelastisch" (Schönthaler & Ohlendorf 2002, S. 35). Mit der Viskoelastizität lassen sich prinzipiell Kriech- und Relaxationsvorgänge beschreiben, die bei Dehnungen biologischer Materialien von großer Bedeutung sind (z. B. Abnahme der Dehnungsspannung).
Dehnungen – hydrophobe, enthalpische, elektro-statische und entropische Einflüsse	Viele Gewebe verformen sich unter Dehnung mechanisch nicht wirklich, sie verändern nur kurzfristig ihre Form. Würden sich Sehnen oder Titinfilamente mechanisch verformen; würden die Verformungen – z.B. bei jedem Schritt eines Marathonlaufes – schnell zur Materialermüdung führen. Vielmehr wirken Kräfte, die ähnlich den abstoßenden Kräften von zwei Magneten nicht ermüden.

Tab. 14.1: Definitionen von Begriffen der Biomechanik in Bezug zum Dehnen.

14.1.2 Dehnungs-Spannungskurven – Muskulatur, Sehnen, Bänder und Kapseln

Wenn Muskel-Sehnengewebe gedehnt wird, kommt es zu typischen, mit der Last exponentiell ansteigenden Dehnungs-Spannungskurven. Während es zu Beginn der Dehnung schon durch geringe Krafteinwirkungen zu Längenänderungen des Bindegewebes kommt, ist im Bereich größerer Gelenkwinkel eine weiter zunehmende Kraft mit einer geringeren Längenänderung verbunden (Abb. 14.1).

Kraft-Längenrelationen

Der mit den größeren Gelenkwinkeln steigende Widerstand des Muskel-Sehnengewebes wird mit dem mit der Muskellänge zunehmenden Widerstand der parallel- und seriell-elastischen Elemente erklärt; trotzdem sind noch weitere Faktoren zu berücksichtigen (vgl. Tab. 14.1).

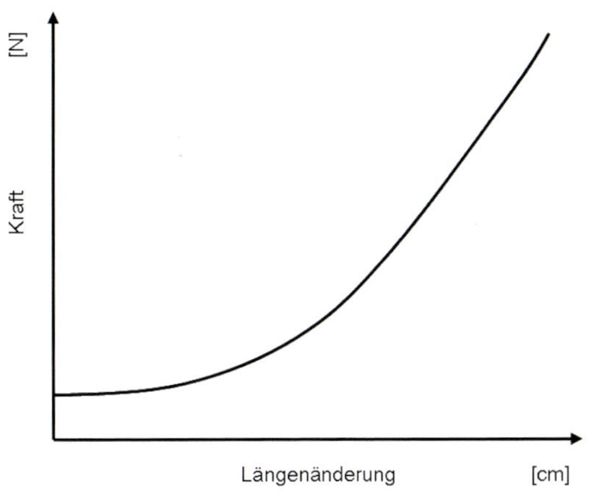

Abb. 14.1: Schematische Darstellung der Kraft-Längenkurve bei Dehnung einer Muskel-Sehneneinheit.

Materialeigenschaften

Die Steilheit der Kraft-Längenkurve (Dehnungskurve) ist bei der Muskulatur geringer als bei der steiferen Sehne. Die typischen Kraft-Längenkurven (Dehnungskurven) resultieren aus den Materialeigenschaften der beteiligten Gewebe dar (z.B. Muskulatur, Sehnen, sonstige Bindegewebe).

Muskeln haben keine einheitlichen Dehnungseigenschaften; sie sind immer im Zusammenhang mit ihrer funktionellen Bedeutung im Organismus zu sehen. So konnte gezeigt werden, dass die Dehnungskurve des vorderen Schienbeinmuskels (M. tibialis anterior) flacher verläuft als die Dehnungskurve des langen Zehenstreckers (M. extensor digitorum longus). Da keine umfassenden Forschungsergebnisse darüber vorliegen, welcher Muskel welche mechanischen Eigenschaften hat, kann die praktische Bedeutung unterschiedlicher Dehnungskurven bisher nicht eingeschätzt werden.

Dehnungs-Spannungskurven – Längenveränderung (Kriechphänomene)

Creeping

Wirkt auf ein Muskel-Sehnensystem eine Kraft, kommt es zur plastischen Verformung. Dieses Phänomen wird auch *»Kriechphänomen«* (engl. creeping) genannt (Abb. 14.2). Plastische Verformungen werden insbesondere durch länger währende statische Dehnungen angestrebt und erzielt.

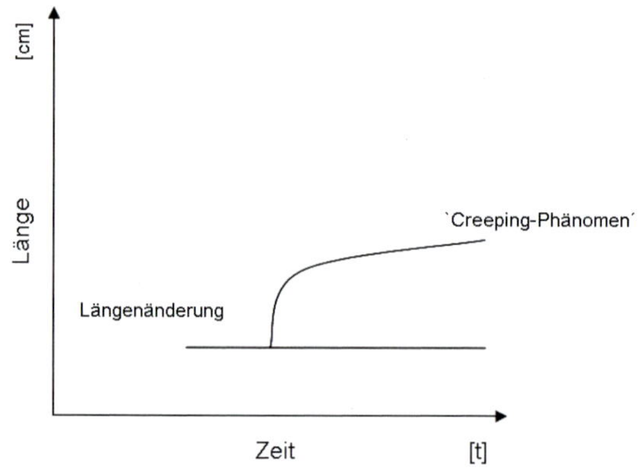

Abb. 14.2: Dehnung von Muskel-Sehnenmaterial. Unter konstanter Dehnungsspannung verlängert sich das Muskel-Sehnenmaterial über die Zeit (Creeping-Phänomen) (verändert nach Josza & Kannus, 1997).

Besonders für den Praktiker ist von Bedeutung, zu welchem Zeitpunkt das gedehnte Gewebe nach gezielter Verformung in den ursprünglichen Längenzustand zurückkehrt. Leider gibt es zu dieser Frage keine einheitlichen Befunde. Das Problem liegt darin, dass man die Verformungen von Gewebe durch Dehnungen beim Menschen nur indirekt z.B. über die Gelenkwinkel messen kann. Da aber die Gelenkwinkel nicht nur durch die Gewebseigenschaften, sondern auch z.B. durch erhöhte oder verringerte subjektive Toleranzen gegenüber Dehnungsreizen bestimmt sind, ist es schwierig, die zugrunde liegenden Faktoren eindeutig zu identifizieren (vgl. Kap. 6.5.1).

Merke **Wirkungsdauer von Dehnungen**

Untersuchungen zeigen, dass nach wiederholt passiv-statischen Dehnungen die biomechanisch messbaren Verformungen schon nach 30–60 Minuten nicht mehr nachweisbar sind.

Dehnungs-Spannungskurven – Relaxation

Stress-Relaxation

Wird Muskel-Sehnenmaterial verformt, wird über die Zeit die Kraft geringer, die zur Verformung des Materials aufgebracht werden muss. Der Abfall der Kraft wird im englischen Sprachraum *»Stress-Relaxation«* genannt (Abb. 14.3).

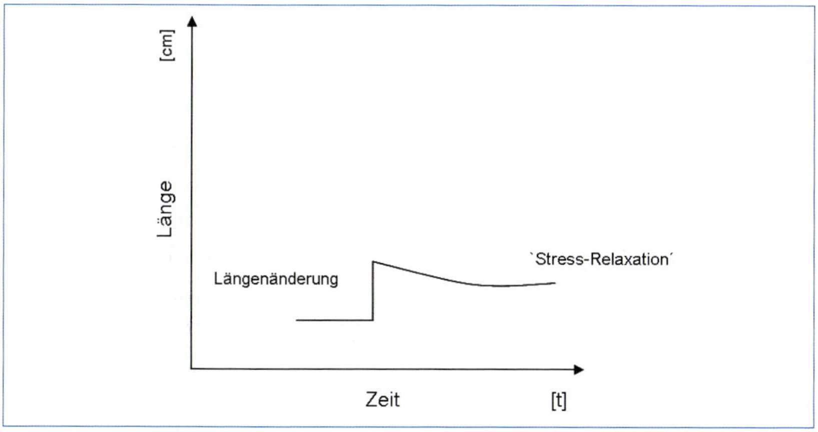

Abb. 14.3: Wird Muskel-Sehnenmaterial verformt, wird über die Zeit die Kraft, die zur Verformung aufgebracht werden muss, geringer. Der Abfall der Kraft wird »Stress-Relaxation« genannt (verändert nach Josza & Kannus, 1997).

Vergleichbare Kraft-Längenkurven (Dehnungskurven) wie in den Experimenten mit Tieren kann man auch bei Dehnungsversuchen mit Menschen beobachten. Auch hier verbleibt nach Dehnung für kurze Zeit eine Absenkung der Kraft, die zur Dehnung in die jeweiligen Gelenkpositionen notwendig ist (Schönthaler & Ohlendorf, 2002). Die Angaben in der Literatur über das Ausmaß der dehnungsbedingten Stress-Relaxation variieren jedoch stark, da die Experimente, die gedehnten Muskeln und Sehnen sowie die Dehnmethoden sehr unterschiedlich sind.

Dehnungs-Spannungskurven – Hysterese

Dehnungs- und Entdehnungskurven von Muskel-Sehnensystemen zeigen einen typischen exponentiellen Verlauf; die Entdehnungskurven liegen immer unterhalb der Dehnungskurven.

Reibung und Flüssigkeitsverschiebungen

Verursacht wird dieses Phänomen durch Energieverluste während des Dehnens (Reibung und Flüssigkeitsverschiebungen). »Die von beiden Kurven eingeschlossene Fläche nennt man *Hysterese*[112]« (Schönthaler & Ohlendorf, 2002, S. 42). Die Ausprägung der *Hysterese* ist je nach Muskel-Sehnenmaterial und verwendeter Untersuchungsmethode unterschiedlich. Je länger die Dehnwirkung anhält, je größer ist die *Hysterese*. Zu Beginn einer Dehnung – z.B. bei der ersten Wiederholung – ist die *Hysterese* am größten; sie nimmt mit zunehmender Dehnungsdauer bzw. mit zunehmenden Wiederholungen ab. Je länger die Dehnung anhält, desto größer ist die Hysterese (vgl. Abb. 14.4).

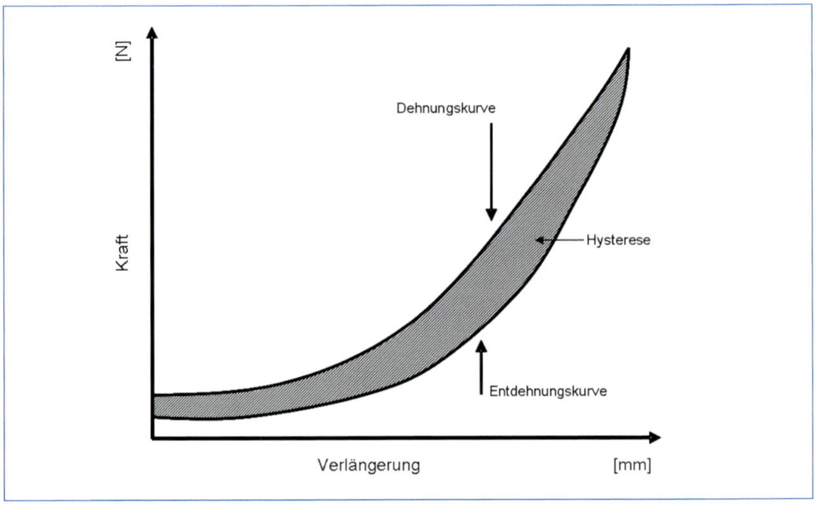

Abb. 14.4: Typische Hysteresekurve bei Dehnungen (Schematische Darstellung). Die Kraft [N] der Dehnungskurve liegt höher als die Kraft [N] der Entdehnungskurve. Die von beiden Kurven eingeschlossene Fläche nennt man Hysterese.

Ursachen der Hysterese

Ursache der *Hysterese* sind die vorher dargestellten typischen Materialeigenschaften von Muskel-Sehnenpräparaten, die auch für das *Creeping-Phänomen*[113] und das *Stress-Relaxation-Phänomen*[114] verantwortlich sind (vgl. Abb. 14.2 und Abb. 14.3). Bei der Beurteilung der mechanischen Reaktio-

112 Hysterese: Unter Hysterese ist die Fortdauer einer Wirkung nach Aufhören der Ursache zu verstehen

nen auf Dehnungen muss beachtet werden, dass in diesen Experimenten (*in vitro*[115]) nur das mechanische Verhalten der Sehnen und nicht das mechanische Verhalten des gesamten Muskel-Sehnenkomplexes gemessen wird. Weiterhin ist zu beachten, dass je nach verwendetem Muskel-Sehnenkomplex der Sehnenanteil nur einen geringen Teil der Gesamtlänge des Muskel-Sehnenkomplexes ausmacht und dass darüber hinaus der Einfluss des Nervensystems ausgeschaltet ist. Wenn Muskel-Sehnenkomplexe beim Menschen gedehnt werden, bleibt daher unklar, zu welchem Anteil der Muskel und zu welchem Anteil die Sehne gedehnt wird und ob beim intakten Organismus (*in vivo*[116]) die Dehnungskurven – z.B. durch den Einfluss des Nervensystems – anders ausfallen würden (z.B. durch aktives Gegenspannen der Muskulatur).

Unterschiedliche experimentelle Effekte bei Mensch und Tier

Halar et al. (1978) untersuchten einen dieser Aspekte. Sie konnten zeigen, dass Dehnungen beim Menschen – in dieser Studie bei Schlaganfallpatienten – während des Dehnens nur zur Veränderung der Muskellänge führten. Die Sehne blieb in ihrer Länge durch Dehnungen unbeeinflusst.

Sehnen haben die Funktion, Kräfte, die durch die Muskulatur erzeugt werden, relativ steif auf das Skelett zu übertragen. Eine (zunehmende) Verformung durch Dehnen wäre aus biologischer und mechanischer Sicht nicht sinnvoll. Zum einen wäre durch Verformungen die Reißfestigkeit des Sehnematerials beeinflusst, zum anderen wäre durch Verlängerungen der Sehnen die Koordination verändert, da das Gehirn mit anderen – durch Dehnungen kurzfristig veränderbaren – Muskel-Sehnenlängen arbeiten müsste (vgl. Kap. 5.1.2).

Abnahme der Dehnungsspannung nach wiederholten Dehnungen

Schönthaler & Ohlendorf (2002) sowie weitere Forscher untersuchten das Phänomen der dehnungsbedingten Abnahme der Dehnspannung beim Menschen. Sie stellten – wie die Mehrzahl aller Autoren – *schon nach einer einzigen statischen Dehnung einen deutlich flacheren Verlauf der Entdehnungskurve fest* (vgl. Abb. 14.4).

---

113 Creep-Phänomen (Creep = Kriechen): wenn ein Muskel-Sehnenpräparat über einen längeren Zeitraum gedehnt wird, kommt es zur Verformung in Abhängigkeit der Zeit (Verlängerung).

114 Stress-Relaxation-Phänomen: wenn ein Muskel-Sehnenpräparat über einen längeren Zeitraum verformt ist, kommt es über die Zeit zur Abnahme der Kraft, die zur Verformung notwendig ist.

115 in vitro: außerhalb des Organismus

116 in vivo: im lebenden Organismus

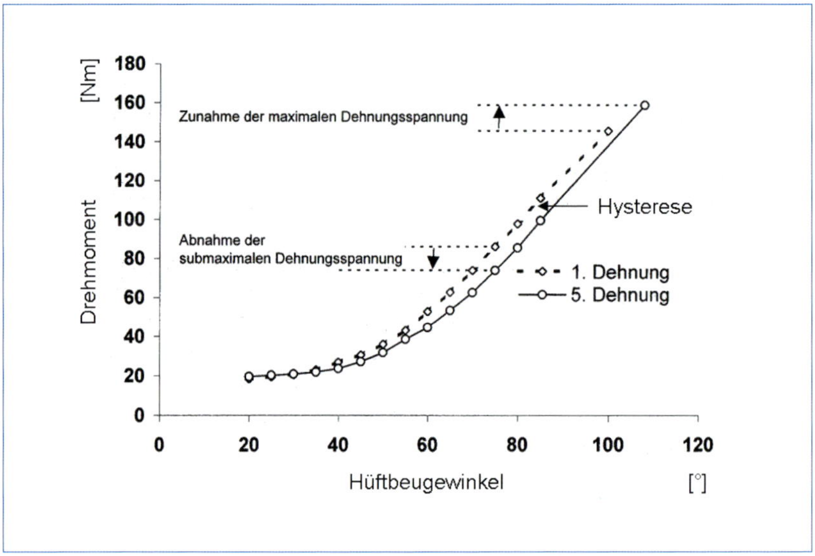

Abb. 14.5: Dehnungsspannung der hinteren Oberschenkelmuskulatur (hier Drehmoment) einer 1. und einer 5. Dehnung. Die Dehnungsspannung nimmt bei wiederholter Dehnung ab (verändert nach Wiemann, 1994, aus Klee 2003, S. 172).

Steifheit des Sehnenmaterials

Kubo et al. (2001, 2002) zeigten nach 5 bzw. 10-minütiger *Dauerdehnung*, dass die Steifheit des gedehnten Sehnenmaterials um 9 % abfällt und die Hysterese um 29 bzw. 34 %. Ein Übertrag auf sportliches Dehnen ist jedoch nicht direkt möglich. Im Sport werden die Dehnstellungen nur für wenige Sekunden gehalten und Sehnen nicht isoliert, sondern immer im Zusammenspiel mit der Muskulatur gedehnt.

Dehnungs-Spannungskurven – Einfluss der Dehnungsgeschwindigkeit

Die Dehnungsgeschwindigkeit hat einen großen Einfluss auf den Dehnungswiderstand. Dehnungen, die bei höheren Dehnungsgeschwindigkeiten stattfinden (dynamische Dehnungen), haben einen größeren Dehnungswiderstand und beanspruchen daher das gedehnte Gewebe höher als Dehnungen mit geringerer Dehnungsgeschwindigkeit (z.B. gehaltene Dehnungen; vgl. Abb. 14.6).

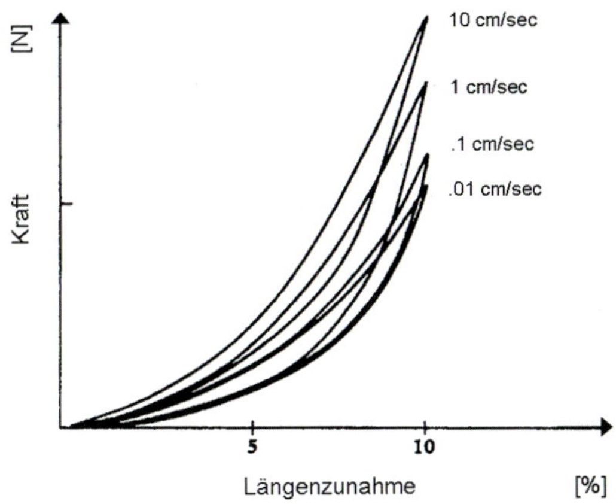

Abb. 14.6: Dehnungen von Muskel-Sehnenpräparaten (M. tibialis anterior) von Hasen mit verschiedenen Dehnungsgeschwindigkeiten (0,01 cm/sek., 0,1 cm/sek., 1 cm/sek., 10 cm/sek.). Gut erkennbar ist neben dem geschwindigkeitsabhängigen Dehnungswiderstand auch die geschwindigkeitsabhängige plastische Verformung des gedehnten Materials, was sich in den unterschiedlichen Dehnungs-Entdehnungskurven zeigt (Taylor, 1990, S. 306).

Dehnungs-Spannungskurven – Einfluss der Materialeigenschaften (Länge und Durchmesser)

Stiffness

Die Steilheit von Kraft-Längenkurven (Dehnungskurven) ist aus biomechanischer Perspektive unter anderem von der Steifigkeit (engl. Stiffness) des gedehnten Materials abhängig (Abb. 14.7).

Sehnendurchmesser

Wenn Sehnenpräparate gedehnt werden, ist der Einfluss des Durchmessers des Sehnenmaterials auf die Kraft-Längenkurven (Dehnungskurven) gut erkennbar (Abb. 14.8).

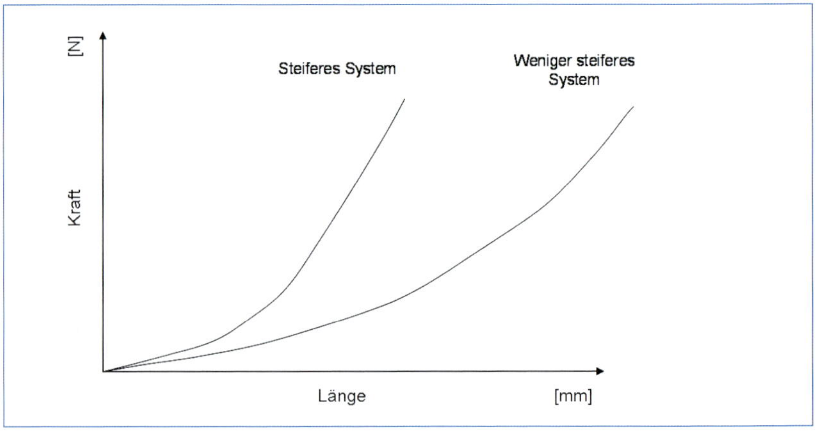

Abb. 14.7: Differenzierung von steiferen und weniger steifen Systemen (Muskel-Sehnensystem). Bei gleicher Krafteinwirkung wird ein steiferes System (engl. Stiffness) weniger verformt als ein weniger steifes System.

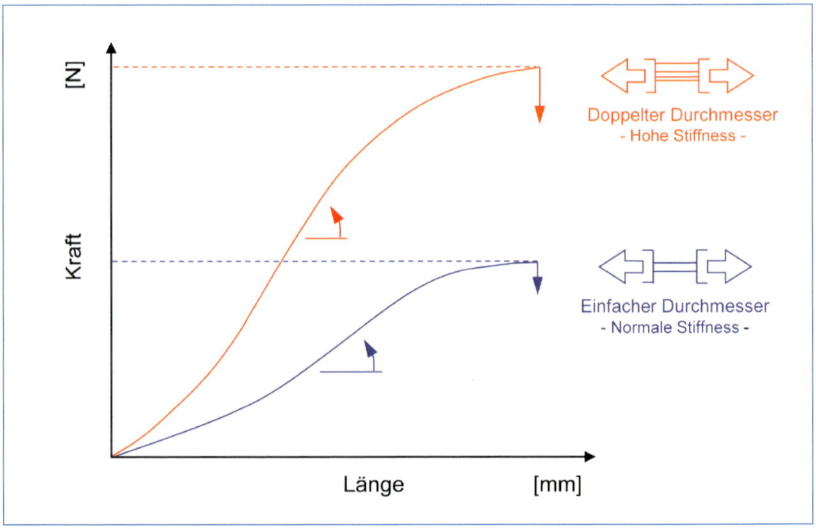

Abb. 14.8: Unterschiedliche Durchmesser von Bindegewebe und der Einfluss auf die Kraft-Längenkurven (Josza & Kannus, 1997, S. 99).

Sehnenlänge

Neben dem Durchmesser des gedehnten Materials hat auch die Länge des Materials einen Einfluss auf die Kraft-Längenkurven (Abb. 14.9).

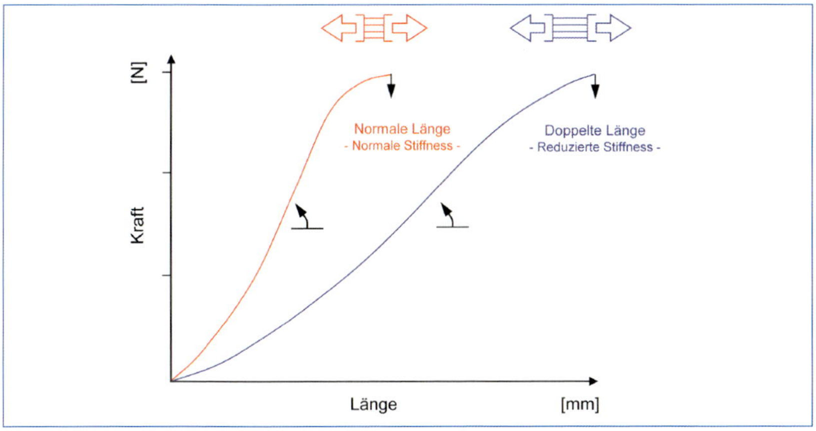

Abb. 14.9: Effekt der Präparatlänge auf Kraft-Längenkurven (verändert nach Josza & Kannus, 1997, S. 100).

Genetische Dispositionen

Unter Berücksichtigung der genetischen Anlage wird deutlich, dass die Gewebeeigenschaften, die in ihren Grundzügen von Geburt an vorliegen, bei Dehnungen zu berücksichtigen sind. Es wird demnach immer eher »laxe« und eher »steife« Typen geben, was durch kurz- und mittelfristige Dehnungen und im Erwachsenenalter nicht grundlegend zu beeinflussen ist.

Frühzeitiges Dehnen

Wenn die grundlegenden Eigenschaften von Bindegewebe beeinflusst werden sollen, dann bieten sich Dehnungen zu einem Zeitpunkt an, der in der frühen Kindheit und der Jugend liegt und das besondere Potential des jungen Organismus nutzt, sich während des Wachstums an Belastungsreize anzupassen.

14.1.3 Dehnungswiderstände – Sonstige Einflüsse

Muskulatur – Dehnen – Temperatur und Viskosität

Die Muskulatur hat einen hohen Flüssigkeitsanteil. Mit höherer Temperatur wird die Viskosität (Zähflüssigkeit) der innerhalb der Muskulatur befindlichen Flüssigkeit geringer und der Dehnungswiderstand nimmt ab, was Aufwärmeffekte erklärt.

Muskulatur – Dehnen – Wassereinlagerungen im Gewebe

Die Dehnfähigkeit biologischer Materialien wird u.a. von deren Wassergehalt bestimmt. Die Muskulatur besteht zu ca. 70 % aus Wasser. Der altersbedingte Wasserverlust biologischer Gewebe geht mit einer Abnahme der Beweglichkeit in höherem Alter einher (vgl. Kap. 9).

Muskulatur – Dehnen – Flüssigkeitsverschiebungen

Durch Dehnungen verschieben sich die Flüssigkeiten in den gedehnten Arealen. Es kommt zu Flüssigkeitsverlagerungen von Regionen mit hohem Druck zu Regionen mit geringerem Druck, zusätzlich beeinflusst durch weitere Einflüsse, wie hormonelle Einflüsse, sowie anforderungsabhängige Gefäßweit- und Engstellungen (Schmidt et al., 2000; Wilmore & Costill, 1999).

Über- und Unterschätzung der Dehungswiederstände

Auch bei der Messung der Beweglichkeit der hinteren Oberschenkelmuskulatur fliesen Blut und sonstige Flüssigkeiten aus dem angehobenen Bein zum Körper. Das Bein wird leichter, die Gewichtskraft des Beins geringer. Durch die Flüssigkeitsverschiebungen kommt es daher zu einer Über- oder Unterschätzung der Dehnungs-Entdehnungskurve (Hysterese) (Klee & Wiemann, 2000).

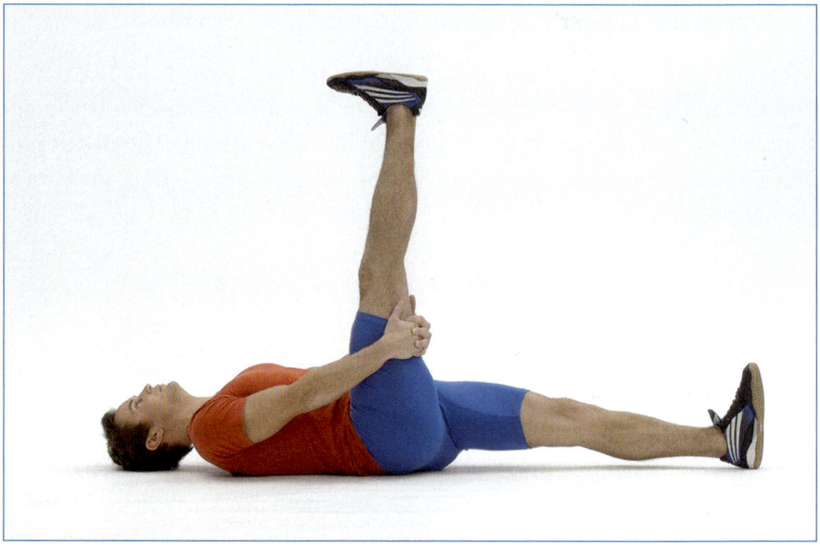

Abb. 14.10: Während der Dehnübung fließt das Blut aus dem Bein zurück zum Körper und das Bein wird leichter. Die Wirkungen von Dehnungen auf das Nachlassen der mechanischen Spannung wird daher überschätzt.

Muskulatur – Dehnen – Thixotropie

Abnahme des Dehnungswiderstandes

Thixotropie ist ein Begriff aus der *Rheologie*[117]. Er beschreibt die Eigenschaften von kolloidalen *Mischungen*[118], sich unter mechanischer Beeinflussung – z.B. Rühren – zu verflüssigen. Es ist bekannt, dass z.B. Ketchup durch Rühren oder Schütteln der Flasche dünnflüssiger wird. Die Flüssigkeit in der Muskulatur reagiert auf ähnliche Art und Weise. Wiederholte mechanische Belastungen, ob nun Laufen oder Dehnen im Rahmen des Aufwärmens setzt die Viskosität der in der Muskulatur befindlichen Flüssigkeit herab – der Dehnungswiderstand nimmt ab.

Muskulatur – Dehnen – Kontraktionsrückstand (Restbindungen Aktin-Myosin)

Restbindungen

Wenn Muskeln für kurze Zeit eine konstante Länge haben, dann bestehen bei Bewegungsbeginn (Rest-)Bindungen zwischen Aktin und Myosin, die am Dehnungswiderstand beteiligt sind. Wird die Muskulatur über ca. 0,2 % ihrer Muskellänge hinaus gedehnt, werden die Restbindungen mechanisch »aufgebrochen«.

Initial erhöhter Dehnungswiderstand

Dieser initial erhöhte Dehnungswiderstand macht Sinn. Es ermöglicht dem Menschen, z.B. eine bestimmte Haltung passiv und mit geringem Energieaufwand aufrecht zu erhalten. Er beeinflusst bei Dehnungen den initialen mechanischen Widerstand.

Muskulatur – Dehnen – Zugbelastung

Dehnungen und Zugbelastungen

Die Zugbelastungen während Dehnungen auf Muskeln und Sehnen sind mit denen vergleichbar, die auch bei aktiven Muskelkontraktionen auftreten. Bei intensiven Dehnungen in den Endstellungen der Gelenke erreichen die Zugbelastungen, die auf das Muskel-Sehnengewebe wirken, höchste Werte. Sie können über den Werten liegen, die bei maximalen isometrischen Muskelkontraktionen auftreten (Abb. 6.13).

117 Rheologie: Teilgebiet der Mechanik, auf dem die Eigenschaften des Fließens und der Relaxation von flüssigen, kolloidalen und festen Systemen unter der Einwirkung äußerer Kräfte untersucht werden.

118 Kolloidale Mischung: Zustandsform der Materie, die gekennzeichnet ist durch die gleichmäßige Verteilung (Lösung) von Teilchen mit Durchmesser von 1 bis 100 nm in einem Dispersionsmittel.

14.2 Messung der Beweglichkeit

Therapie und Sport

Zur angepassten Trainingsplanung ist die Messung der Beweglichkeit unverzichtbar. Das betrifft sowohl präventive und rehabilitative Zielsetzungen als auch Zielsetzungen im Leistungssport. Die systematische Erfassung der Beweglichkeit ist im angloamerikanischen Raum seit Jahrzehnten üblich, während dies in Deutschland eher im Bereich der Physiotherapie üblich war.

Normdaten

Ein Meilenstein im angloamerikanischen Raum war von Seiten der Amerikanischen Akademie der Orthopäden im Jahre 1965 die Veröffentlichung von Normdaten zur Beweglichkeit (Übersicht in Araújo, 2004).

Normdaten können zu folgenden Zwecken erhoben werden:

- Eingangsmessungen vor Aufnahme sportlicher oder therapeutischer Aktivitäten (z.B. im Fitnessstudio, die Bestimmung des Ausgangszustandes der Beweglichkeit)
- Verlaufstestungen zur Dokumentation und als Basis der Trainings- und Therapieplanung (z.B. im Fitnessstudio; während der Rehabilitation)
- Abschlussmessungen zur Dokumentation von Trainings- und Therapieeffekten (z.B. Wirksamkeit von Trainings- und Therapieprogrammen)
- Bei eingeschränkter Beweglichkeit zur Abschätzung von Risikopotentialen
- Abschätzung von Leistungsreserven im Alltag der Therapie und im Sport

14.2.1 Messung einzelner oder mehrerer Gelenke

Zunächst muss entschieden werden, ob *einzelne Gelenke* oder *mehrere Gelenke* in ihrer Beweglichkeit erfasst werden sollen. In der Rehabilitation kann es sinnvoll sein, z.B. nach einer Schultergelenkverletzung, das verletzte Gelenk im Vergleich zur Beweglichkeit des gesunden Gelenkes zu messen, um eine individuelle Zielgröße zu haben.

Beim Gesunden hat sich gezeigt, dass die Beweglichkeit einzelner Gelenke keine Aussage über die Beweglichkeit in anderen Gelenken erlaubt (Harris, 1969a, b); daher muss die Beweglichkeit in mehreren Gelenken gemessen werden, um eine Gesamtbeurteilung der komplexen Beweglichkeit zu erlauben.

Kompensation

Wenn Einschränkungen der Beweglichkeit einzelner Gelenke vorliegen, können die Einschränkungen durch das Nutzen von Freiheitsgraden mit Hilfe anderer Gelenke kompensiert werden.

Beispiel: Aufschlag im Tennis

Beim Aufschlag im Tennis muss der gesamte Schultergürtel sehr beweglich sein, damit der Aufschlag technisch optimal durchgeführt werden kann. Liegen Einschränkungen im Schultergelenk bzw. im Schultergürtel vor, werden die Einschränkungen der Schulterbeweglichkeit mit erhöhter Bewegungsamplitude in der Lendenwirbelsäule ausgeglichen.

Nicht selten entstehen durch solche Kompensationsbewegungen Rückenbeschwerden. Das Fokussieren auf die Behandlung der Rückenbeschwerden behebt nicht die Ursache, die in diesem Falle in einer eingeschränkten Beweglichkeit des Schultergürtels liegt.

14.2.2 Messung der aktiven oder der passiven Beweglichkeit

Sit and Reach Test

Eine weitere Unterscheidung liegt darin, ob man die *aktive* oder *passive Beweglichkeit*[119] messen möchte. Die *passive Beweglichkeit* ist meist größer als die *aktive Beweglichkeit*. Sie hängt von vielen Faktoren ab; z.B. der Muskelkraft, der Koordination, dem subjektiven Dehnungsgefühl und der Motivation. Ein Beispiel dafür ist der bekannte »Sit and Reach Test«.

Kraft und Beweglichkeit

Das Testergebnis ist nicht nur von der Beweglichkeit (Dehnfähigkeit) der hinteren Oberschenkelmuskulatur abhängig, sondern ebenfalls von der Kraft der Bauch- und Hüftbeugemuskulatur sowie dem Körperbau (z.B. der Relation zwischen Rumpf-, Bein- und Armlänge).

119 Aktive Beweglichkeit: Das Gelenk wird mit eigener Muskelkraft in die endgradige Position gebracht.
Passive Beweglichkeit: Das Gelenk wird mit Hilfe eines Partners, eines Gerätes oder der Schwerkraft in die endgradige Position gebracht.
Aktive und passive Beweglichkeit wird an dieser Stelle synonym mit den Begriffen der Eigen- und Fremddehnung verwendet (vgl. Kap. 16.1.5).

14.2.3 Messung der relativen und der absoluten Beweglichkeit

Die Messung der *relativen Beweglichkeit* beinhaltet die Messung z.B. eines Gelenkes, während die *absolute Beweglichkeit* (Reichweite) nur im Bezug zum Erreichen eines Handlungsziels beurteilt werden kann.

Beispiel: Relative und absolute Beweglichkeit im höheren Alter

Im höheren Alter ist es von Bedeutung, das eine selbstständige Lebensführung aufrechterhalten wird. Wenn es z.B. das Handlungsziel ist, sich morgens zu kämmen, dann kann man aus der relativen Messung der Beweglichkeit eines Gelenkes keine Schlüsse darüber ziehen, ob die absolute Beweglichkeit in allen beteiligten Gelenken genügt, um das Handlungsziel »Kämmen« zu erreichen.

Demnach macht es Sinn, im höheren Alter in erster Linie die absolute Beweglichkeit (Reichweite) anhand klar definierter Handlungsziele zu erfassen.

14.2.4 Messung der Beweglichkeit unter Feldbedingungen

Einfache Testverfahren

Feldbedingungen repräsentieren den natürlichen Lebensraum des Menschen. Wenn demnach die Beweglichkeit unter Feldbedingungen gemessen wird, bedeutet das konkret, dass die Beweglichkeit beim Sportler auf dem Sportplatz, in der Sporthalle oder im Sportstudio gemessen wird. Dieses Unterfangen ist nicht ganz einfach, da im Feld meist keine biomechanische Ausstattung vorhanden ist. Daher müssen einfache und zuverlässige Testverfahren eingesetzt werden, die anhand der Zielsetzung eine hohe Aussagekraft haben.

14.2.5 Messung der Beweglichkeit in der Therapie

In der Therapie, aber auch im Sport, haben sich die Beweglichkeitstestungen nach Janda (2000) bewährt. Sie sind über Jahrzehnte weiter entwickelt worden. Exemplarisch soll das Vorgehen und die Auswertung einer Beweglichkeitstestung gezeigt werden.

Manuelle Muskelfunktionsdiagnostik nach Janda

Geübter Tester

Janda (1959, 2000) hat für die wichtigsten Muskelgruppen manuelle Tests entwickelt, wobei der Autor für sein Testverfahren keinen wissenschaftlichen Anspruch erhebt (Pers. Mitteilung von Prof. Dr. V. Janda). Am Beispiel der hinteren Oberschenkelmuskulatur soll die Vorgehensweise, die sich in der Physio- und Sporttherapie etabliert hat, exemplarisch erläutert werden. Es ist wichtig, dass die manuellen Testungen der Gelenkbeweglichkeit vom Tester oft geübt werden, damit die Ergebnisse für praktische Anwendungen reproduzierbar sind.

Testung der hinteren Oberschenkelmuskulatur

Orientierende Testung

Die hintere Oberschenkelmuskulatur wird aus den Muskeln M. biceps femoris, M. semitendinosus und M. semimembranosus gebildet. Um sie zu testen, schlägt Janda (2000) zunächst einen orientierenden Test vor. Der zu untersuchende Sportler (Patient) sitzt mit gestreckten Beinen auf dem Boden. Er soll fähig sein, die senkrechte Haltung des Beckens, also 90° Hüftbeugung, ohne Kniebeugung bei aufgerichteter Wirbelsäule zu erreichen (Abb. 14.11). Erst wenn der orientierende Test zeigt, dass Einschränkungen der Beweglichkeit vorliegen, wird eine weiter differenzierte Testung durchgeführt.

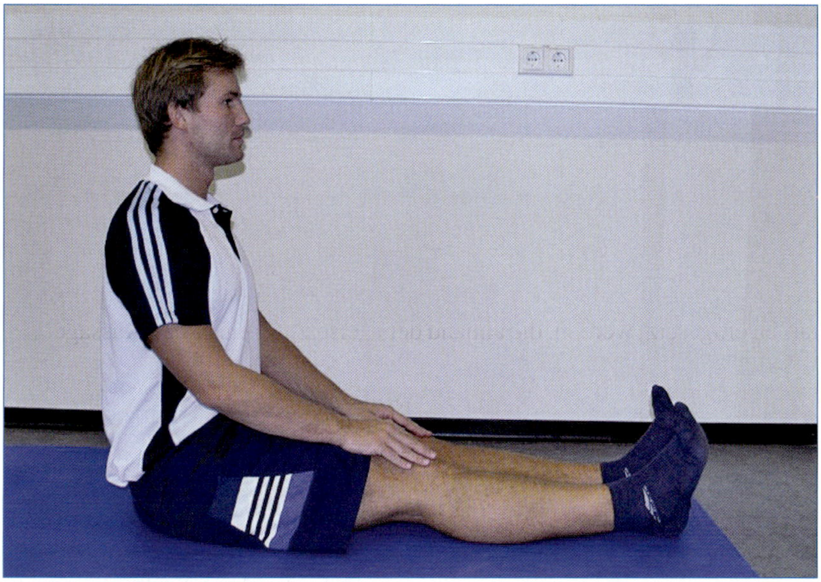

Abb. 14.11: Orientierender Test für die hintere Oberschenkelmuskulatur (verändert nach Janda 2000, S. 262).

Spezielle Testung Die Ausgangstellung ist nun die Rückenlage. Die Arme liegen längs des Körpers, dass nicht getestete Bein wird im Knie- und Hüftgelenk gebeugt, der Fuß steht auf der Unterlage. Das zu testende Bein wird im Kniegelenk in 0 Grad – Stellung gestreckt. Der Untersucher fixiert das Becken auf der untersuchten Seite und das Kniegelenk des gestreckten Beines. Die Ferse liegt in der Ellenbeuge, um die Rotation des Beines zu kontrollieren. Die Handfläche des Untersuchers liegt am vorderen Schienbein auf, um die volle Streckung im Kniegelenk zu kontrollieren; die Kniescheibe bleibt frei (vgl. Abb. 14.12).

Abbruchkriterien Mit gehaltenem Bein wird nun die Beugung im Hüftgelenk durchgeführt. Der Test wird beendet, wenn der Untersucher

- eine Tendenz zur Kniebeugung spürt
- wenn es zur Rückkippung des Beckens kommt
- wenn Schmerz in der hinteren Oberschenkelmuskulatur auftritt.

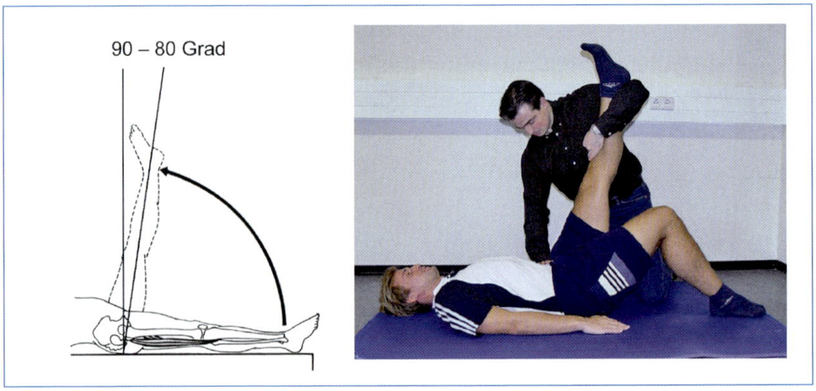

Abb. 14.12: Durchführung der Janda-Testung zur Beurteilung der Hüftgelenksbeweglichkeit.

Auswertung der Testung der hinteren Oberschenkelmuskulatur

Die Beugung im Hüftgelenk wird beurteilt. Folgende Kriterien kommen zur Anwendung (verändert nach Janda, 2000):

- Stufe 0: keine Beweglichkeitseinschränkung. Die Hüftflexion ist im Ausmaß von 90° und mehr möglich.
- Stufe 1: leichte Beweglichkeitseinschränkung. Die Flexion ist zwischen 80–90° möglich.
- Stufe 2: deutliche Beweglichkeitseinschränkung. Die Beugung ist nur unter 80° möglich.

Fehler bei der Testung der hinteren Oberschenkelmuskulatur

Die häufigsten Fehler bei der Testung der hinteren Oberschenkelmuskulatur sind:

- Das Kniegelenk wird fixiert, obwohl die Kniescheibe frei bleiben soll
- Während der Testung wird Beugung im Kniegelenk zugelassen
- Während der Testung wird eine Abspreizung und Außendrehung im Hüftgelenk zugelassen
- Mitbewegungen des Beckens werden nicht beachtet und nicht korrigiert.

Wenn das nicht getestete Bein gebeugt ist, ändert sich die Beckenstellung. Das Bewegungsausmaß ist dann um etwa 10° größer.

14.2.6 Messung der Beweglichkeit im Sport

Sportartbezüge

Beweglichkeitstestungen im Sport orientieren sich verstärkt an der Zieltechnik (Sportart). Es werden komplexere Testverfahren als in der Therapie eingesetzt und man strebt einen Index an, der die (allgemeine) Beweglichkeit in allen Gelenken beschreibt (vgl. Araujo, 2004). Im sportlichen Bereich ist davon auszugehen, dass sportlich aktive Menschen gesund sind. Testverfahren, die z.B. im Breitensport eingesetzt werden, müssen daher im Feld nicht genauso exakt sein wie Testverfahren, die bei der physiotherapeutischen Diagnostik angewendet werden.

Hauptgütekriterien

Wenn es sich jedoch bei der Messung der Beweglichkeit um wissenschaftliche Untersuchungen oder um die Beurteilung der Beweglichkeit bei Hochleistungssportlern handelt, ist die Berücksichtigung wissenschaftlicher Hauptgütekriterien unabdingbar (vgl. Kap. 14.4.1).

Testverfahren im Sport

Aussagekraft für die Leistungsfähigkeit

Trotz aller Einschränkungen, die die wissenschaftliche Qualität von Beweglichkeitstestungen betreffen, sind in den letzten Jahren einige – sowohl für Praxis als auch Wissenschaft – brauchbare Tests entwickelt worden. Ein besonders gelungenes Testverfahren wurde von Araujo (2004) vorgestellt. Es zeichnet sich durch einen hohen Informationswert und gute Reproduzierbarkeit aus. Auch die Übereinstimmung zwischen verschiedenen Untersuchern genügt wissenschaftlichen Kriterien. Andere Verfahren messen die komplexe Beweglichkeit; orientiert an Bewegungszielen. Vor Einsatz der jeweiligen Tests muss jedoch immer nachgedacht werden, ob die Testverfahren eine Aussagekraft für die Leistungsfähigkeit des Sportlers besitzen, und ob den Messungen konkrete Trainings- bzw. Therapiehandlungen folgen (vgl. Tab. 14.2 und Tab. 14.3).

- Erkennen von akuten Beweglichkeitseinschränkungen
- Erkennen von mit der Zeit zunehmenden Einschränkungen der Beweglichkeit
- Eingangstestungen vor Aufnahme eines die Beweglichkeit entwickelnden Trainingsprogramms
- Dokumentation von Training (Dehnprogramme und deren Wirksamkeit)
- Abschätzen von Leistungsreserven
- Erstellen von Kriterien und Normdatenbanken zur Beschreibung von sportartspezifischen Gruppenzugehörigkeiten (z.B. Sportler und Nichtsportler; Balletttänzer oder Fußballspieler)

Tab. 14.2: Funktionen von Testverfahren im Sport (Auswahl).

- Test zum Ausschultern, der die Beweglichkeit des Schultergürtels überprüft (Bube et al., 1966)
- Test zur Rumpfbeuge seitlich, der die statische Beweglichkeit der Wirbelsäule überprüft (Fetz & Kornexel, 1993)
- Test zur Rumpfbeuge vorwärts, der die komplexe Beweglichkeit der Lendenwirbelsäule und der Hüftgelenke sowie die Dehnfähigkeit der hinteren Oberschenkelmuskulatur messen soll (Richter & Beuker, 1968)
- Test zum Rumpfdrehen, der die statische Drehbeweglichkeit der Wirbelsäule testet (Bös & Mechling, 1980)
- Test des Seitgrätschens, der als turnspezifischer Test die Abspreizfähigkeit der Hüftgelenke testet (Bös & Mechling, 1980)
- Test des Querspagats, der die passive Beweglichkeit im Hüftgelenk sowie die Dehnfähigkeit der inneren und hinteren Oberschenkelmuskulatur prüft (Bube et al., 1966)

Tab. 14.3: Auswahl von Testverfahren für den sportlichen Bereich (verändert nach Thienes 2000, S. 99 ff).

14.2.7 Messung der Beweglichkeit unter Laborbedingungen

Wissenschaftliche Grundlagen

Beweglichkeitstestungen unter Laborbedingungen werden nur im Rahmen wissenschaftlicher Analysen vorgenommen. So genannte Laboruntersuchungen liegen dann vor, wenn die äußeren Rahmenbedingungen (Ort, Klima, Geräte, etc.) und der Ablauf der Messungen (Anweisungen, Positionierungen, Dehnspannung, etc.) genau kontrolliert werden können.

Übertrag Labor und Praxis

Die Ergebnisse von Laboruntersuchungen sind demnach genauer und reproduzierbarer als Ergebnisse unter Feldbedingungen (vgl. Kap. 14.2.4). Das Problem ist jedoch, dass die Ergebnisse, die unter Laborbedingungen erhoben werden, nicht immer auf die Bedingungen außerhalb des Labors (in das Feld) übertragbar sind. Trotz der Nachteile kann auf Laboruntersuchungen nicht verzichtet werden. Durch sie werden die wissenschaftlichen Grundlagen praktischer Handlungen geschaffen.

14.3 Parameter zur Beschreibung der Beweglichkeit

Geeignete Geräte

Im Folgenden sollen *Messungen unter Laborbedingungen* vorgestellt werden. Unter wissenschaftlicher Perspektive müssen im Vorfeld die zu messenden Parameter exakt festgelegt werden. In den folgenden Abschnitten werden die Parameter vorgestellt, die bei biomechanischen Untersuchungen am häufigsten erhoben werden, wobei die Erhebung der biomechanischen Kennwerte auch von der Verfügbarkeit geeigneter Geräte abhängig ist.

Merke **Parameter in Abhängigkeit zur Zielsetzung**

Während unter Feldbedingungen, z.B. bei der Eingangstestung im Fitnessstudio, die Erhebung der Beweglichkeit der einzelnen Gelenke im Vordergrund steht, kann im therapeutischen Bereich die Messung der Dehnungsspannung von Bedeutung sein.

Im sportlichen Bereich können weitere, über den engeren Bereich der Beweglichkeit hinausgehende Aspekte bedeutsam sein. So stellt sich die Frage, ob Dehnungen einen Einfluss auf die Fähigkeit zur Regeneration nach hohen sportlichen Belastungen haben. Die neuromuskuläre Regeneration kann durch biomechanische Parameter quantifiziert werden, z.B. durch die Messung der schnellen Entspannungsfähigkeit der Muskulatur (Freiwald et al., 2007; vgl. Kap. 13.6, Abb. 13.13).

14.3.1 Psychologische Kennwerte – Subjektive Parameter

Intensitätsempfindung und Schmerzangaben

Die Intensitätsempfindungen beim Dehnen sind von den *subjektiven Einschätzungen der gedehnten Personen* (Schmerzangabe) abhängig, die mit Hilfe spezieller Skalen erfasst werden können (vgl. Kap. 16.1.3). Die maximale Beweglichkeit wird an der subjektiv angegebenen »maximalen Dehnungsspannung« erreicht. Der zugeordnete Gelenkwinkel wird als der maximale Gelenkwinkel [GW_{max}] bezeichnet (vgl. Abb. 14.14).

14.3.2 Biomechanische Kennwerte – Winkelparameter

Instrumentelle Messungen

Bei der instrumentellen Messung der Beweglichkeit werden in erster Linie Gelenkwinkel erhoben. Eine typische Testbewegung für Dehnexperimente ist die Messung der Hüftbeugefähigkeit mit gestrecktem und gebeugtem Kniegelenk. Bei dieser Bewegung wird davon ausgegangen, dass die Gelenkbeweglichkeit in erster Linie von der Muskulatur begrenzt wird, was nicht immer der Fall ist (vgl. Kap. 3.2). Die Untersuchungen werden üblicherweise in Rückenlage durchgeführt (Abb. 14.13). Andere Untersucher messen in sitzender Position (vgl. Abb. 6.7). Der maximale Gelenkwinkel wird als [GW_{max}] bezeichnet (vgl. Abb. 14.14).

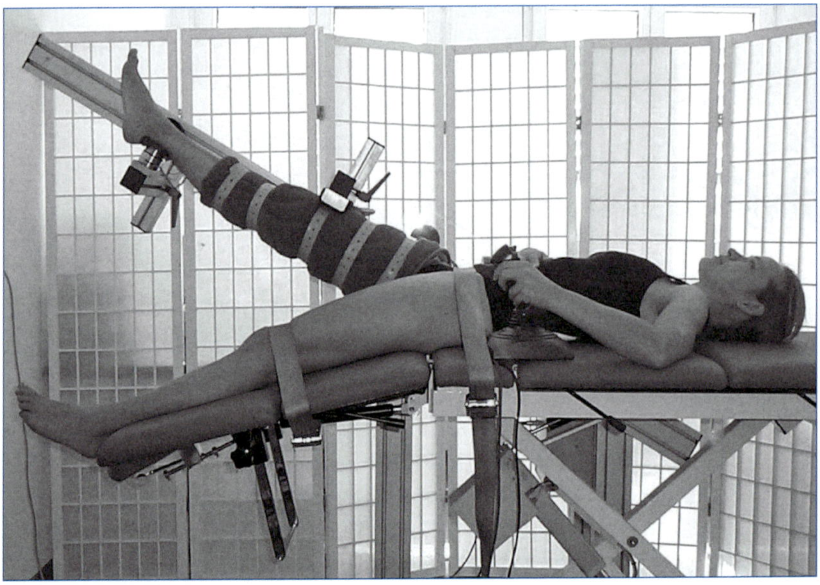

Abb. 14.13: Erhebung der Hüftbeugefähigkeit bei gestrecktem Kniegelenk in einer speziell konstruierten Maschine (Das Bild wurde mit freundlicher Genehmigung von Dr. L. Radlinger zur Verfügung gestellt, Universität Bern).

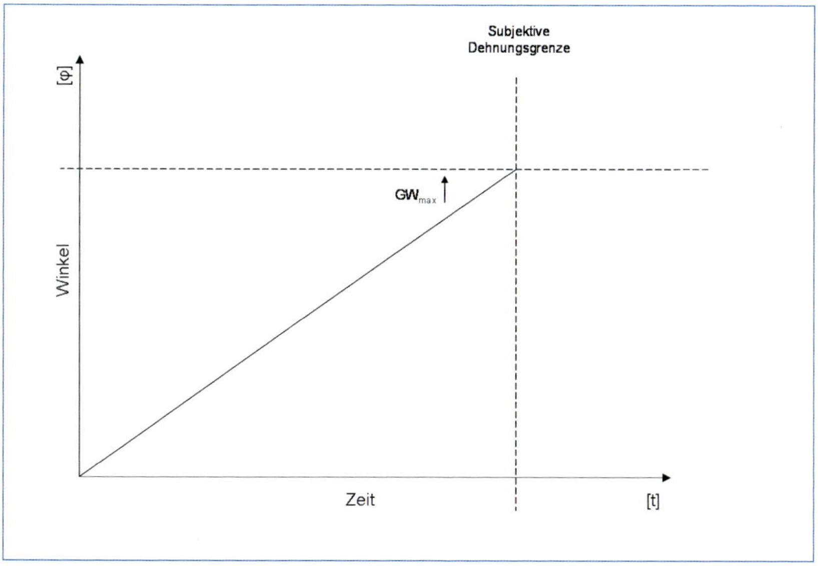

Abb. 14.14: Winkelverlauf in zeitabhängiger Darstellung unter Darstellung der subjektiven Dehnungsgrenze. GW_{max} = maximaler Gelenkwinkel, der unter Dehnung erreicht und subjektiv toleriert wird.

14.3.3 Biomechanische Kennwerte - Kraftparameter

Dehnungsspannung

Die Erhebung von Kraftparametern während Dehnungen ist von besonderer Bedeutung, da nur so die *Dehnungsspannung*[120] erhoben werden kann. Wichtig ist die Erhebung der maximalen Dehnungsspannung im endgradigen Gelenkwinkelbereich. Für viele Fragestellungen ist die Erfassung der Dehnungsspannung in definierten submaximalen Gelenkwinkelbereichen ebenso bedeutsam. So kann überprüft werden, ob z.B. durch Dehnungen die Dehnungsspannung in submaximalen Gelenkwinkelbereichen zu- oder abnimmt oder durch Dehnungen eine Hysterese messbar wird (vgl. Abb. 14.4).

120 Dehnungsspannung: Kraft im Inneren eines elastischen Körpers, die gegen seine durch Einwirkung äußerer Kräfte entstandene Form wirkt. Im Sinne des Dehnens: Die mechanische Spannung, die einer Dehnung entgegen wirkt. Je nach Messverfahren wird sie in Newton [N] oder Newtonmeter [Nm] gemessen.

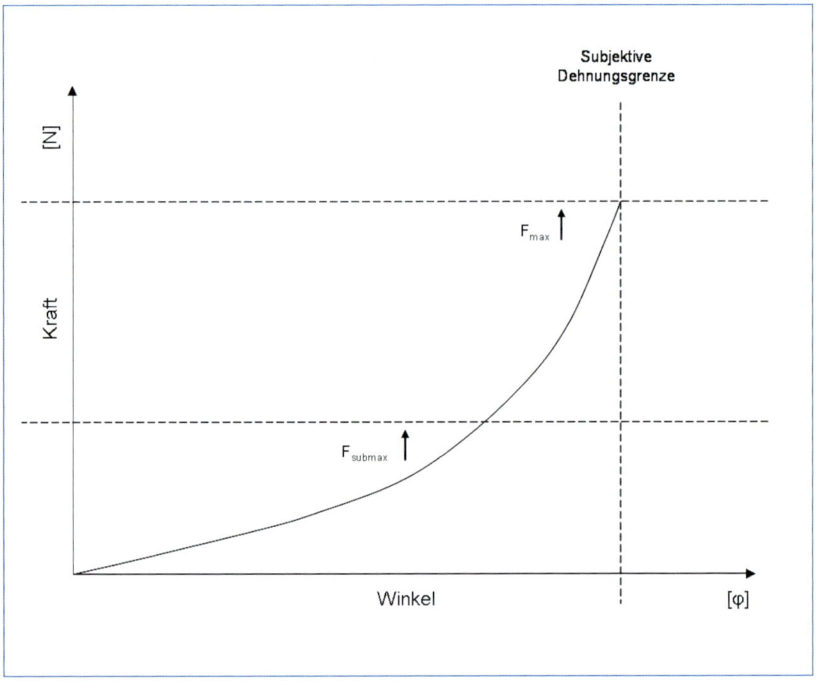

Abb. 14.15: Kraftkurve in winkelabhängiger Darstellung unter Berücksichtigung der subjektiven Dehnungsgrenze. F_{max} = maximale Dehnungsspannung, die subjektiv toleriert wird. F_{submax} = submaximale Dehnungsspannung, die bei einem vorher definierten Winkel gemessen wird.

14.3.4 Biomechanische Kennwerte – Druckparameter

Viskoelastischer Widerstand

Um den *viskoelastischen Widerstand* der Muskulatur genauer zu messen, gibt es spezielle Methoden und Geräte wie z.B. die Myomechanographie. Die *Myomechanographie* wurde 1982 von Viol entwickelt (vgl. Rosskopf et al. 1993). Sie stellt ein Verfahren zur Erhebung elastischer, visköser und plastischer Eigenschaften der Muskulatur dar. Ein Metallstift wird auf die Muskulatur aufgesetzt und folgend auf den Stift ein festgelegter Druck ausgeübt.

Myomechanographie

Der definierte Druck wird in Relation zur Eindringtiefe des Stiftes aufgezeichnet. Mit Hilfe dieser Messtechnik können Aussagen über die Verformbarkeit des Gewebes und die Beeinflussung des viskoelastischen Widerstandes durch Krafttraining, Dehnungen oder regenerative Maßnahmen getroffen werden.

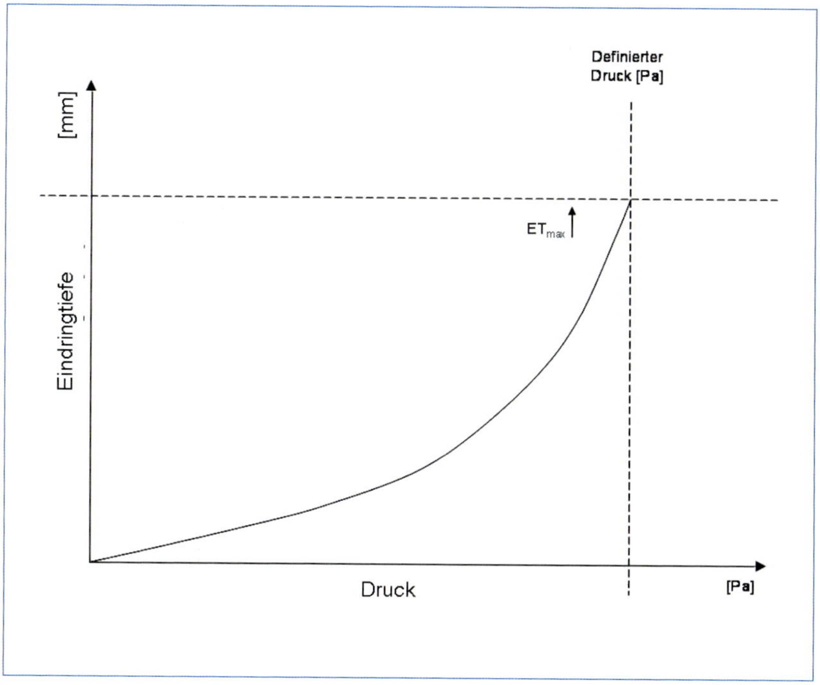

Abb. 14.16: Eindringtiefe in druckabhängiger Darstellung. ET_{max} = maximale Eindringtiefe [mm] in das Gewebe in Abhängigkeit von einem vorher definierten Druck [Pa].

14.3.5 Biomechanische Kennwerte – Elektromyographie (EMG)

Parallel zu Zeit-Winkel- und Zeit-Kraftkurven kann während Dehnungen die elektrische Aktivierung der gedehnten Muskulatur aufgezeichnet werden (Abb. 14.17). Das Ausmaß der neuromuskulären Aktivierung gibt Auskunft darüber, ob die dehnende Person die Muskulatur gegen die Dehnung neuromuskulär aktiviert, was sowohl willkürlich als auch unwillkürlich geschehen kann.

Neuromuskuläre Aktivierung

Die Erhebung der neuromuskulären Aktivierung kann bei der Beurteilung der Wirksamkeit bestimmter Dehntechniken hilfreich sein. Ein weiterer Einsatzbereich der Elektromyographie ist der Einsatz als Biofeedbackmethode. Durch die Visualisierung der neuromuskulären Aktivierung kann die zu dehnende Person angeleitet werden, die Aktivierung zu reduzieren und sich somit besser zu entspannen[121] (vgl. Kap. 13.10 und Abb. 13.22).

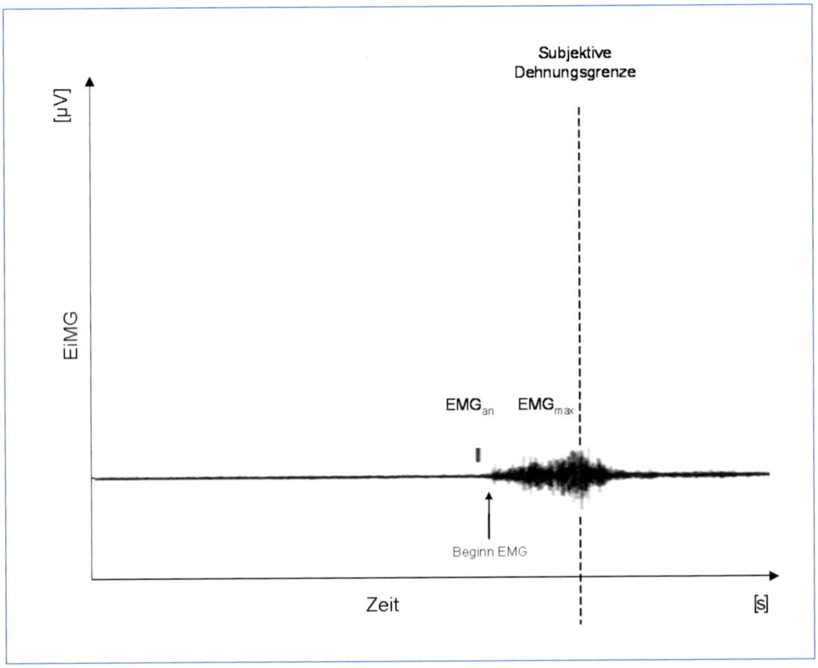

Abb. 14.17: Elektromyographische Aktivität (EMG) in zeitabhängiger Darstellung unter Berücksichtigung der subjektiven Dehnungsgrenze. EMG_{max} = maximale elektromyographische Aktivierung an der subjektiven Dehngrenze. Zu Beginn eines »unangenehmen Ziehens« beginnt die elektromyographische Aktivität (EMG_{an}).

14.4 Probleme bei Beweglichkeitsmessungen

Messtechnische Probleme

Bei der Durchführung von Beweglichkeitsmessungen und bei der Erhebung weiterer, durch Dehnungen beeinflusster Parameter (Winkel, Kraft, Druck, EMG) ergeben sich immer wieder messtechnische Probleme. Sie sollen in Zusammenhang mit den *Haupt- und Nebengütekriterien*, die für wissenschaftliche Untersuchungen von Bedeutung sind, kurz besprochen werden[122].

121 Zur Einführung in die Elektromyographie wird das gleichnamige Buch von Freiwald et al. (2007) empfohlen. Dort sind viele Praxisbeispiele zu finden.

122 Zur weiteren Information wird auf die einschlägige Fachliteratur verwiesen (z.B. Bös et al., 2000; Bortz & Döring, 2003).

14.4.1 Haupt- und Nebengütekriterien

Bei der Erhebung von Beweglichkeitswerten und weiteren Dehnparametern sollten die Hauptgütekriterien von Testverfahren eingehalten werden, da sie über die Qualität eines Testverfahrens entscheiden. Während diese Forderung für Labortestungen selbstverständlich ist, ist sie im Feld nicht immer zu erfüllen. Die drei Hauptgütekriterien sind die Objektivität, Reliabilität und Validität. Die Nebengütekriterien sind die Ökonomie, Nützlichkeit, Vergleichbarkeit und Normierung.

Objektivität

„Die *Objektivität* eines Tests gibt an, in welchem Ausmaß die Testergebnisse vom Testanwender unabhängig sind" (Bortz & Döring, 2003, S. 194). Weiterhin wird in die Durchführungs-, Auswertungs- und Interpretationsobjektivität differenziert. Unter Laborbedingungen und unter Einsatz genauer Messinstrumente ist die *Objektivität* meist unproblematisch.

Durchführungs-, Auswertungs- und Interpretationsobjektivität

Beispiel – Objektivität

Untersucher mit geringer Erfahrung haben bei der Messung der Gelenkbeweglichkeit unter Zuhilfenahme eines handelsüblichen Winkelmessers sowohl Probleme bei der korrekten Messung als auch der Einschätzung der Werte. So wird möglicherweise ein Therapeut die Beweglichkeit einer Person als »normal« bezeichnen, während ein im Hochleistungssport tätiger Trainer die gleiche Person als »unbeweglich« einstufen wird. Ursache sind subjektiv unterschiedliche Sichtweisen und Erfahrungshintergründe der Untersucher.

Reliabilität

„Unter der *Reliabilität* (Zuverlässigkeit) einer Messung versteht man den Grad der Genauigkeit von Messergebnissen in Abhängigkeit von Messinstrument und vom gemessenen Merkmal" (Bös et al., 2003, S. 22). Ein bewährtes Verfahren, um die *Reliabilität* näher zu bestimmen, ist die *Messwiederholung (Test-Retest-Reliabilität).* Kommen unter vergleichbaren Bedingungen gleiche bzw. sehr ähnliche Ergebnisse zustande, ist die *Reliabilität* des Verfahrens gegeben.

Grad der Genauigkeit

Validität

Wichtigstes Gütekriterium

Die *Validität* eines Tests ist das wichtigste Gütekriterium. „Die *Validität* eines Tests gibt an, wie gut der Test in der Lage ist, genau das zu messen, was er zu messen vorgibt“ (Bortz & Döring, 2003, S. 199).

Beispiel – Validität

Bei der Erhebung von Winkelparameter, z.B. der maximalen Gelenkbeweglichkeit, wird die große Bedeutung der Validität deutlich. Wenn laut Aussage des Untersuchers die hintere Oberschenkelmuskulatur in ihrer Dehnfähigkeit erhoben werden soll, muss man sich sicher sein, dass die hintere Oberschenkelmuskulatur auch die Struktur ist, die die Gelenkbeweglichkeit begrenzt.

In machen Fällen können das auch andere Strukturen sein, z.B. der Ischiasnerv (vgl. Abb. 6.4 und Kap. 3.2). Daher ist das Testverfahren (Beugung im Hüftgelenk mit gestrecktem Kniegelenk) nicht in jedem Falle ein valides Messverfahren für die hintere Oberschenkelmuskulatur.

14.5 Zusammenfassung und Konsequenzen

Zusammenfassung

- Der Gegenstand der Biomechanik befasst sich in Bezug auf Dehnungen mit der Wirkung von Kräften, Drücken, elektrischen Aktivierungen und räumlich-zeitlichen Veränderungen (Gelenkwinkel; Verformungsgeschwindigkeit; u.a.).
- Gedehntes Muskel- und Bindegewebe verformt sich in elastischer, plastischer und viskoelastischer Art und Weise.
- Beim Menschen zeigen gedehnte Gewebe ein typisch viskoelastisches Verhalten. Durch Dehnungen kommt es zu Verformungen des Muskel-Sehnengewebes, die nur kurze Zeit anhalten (Hysterese) und sich nachfolgend zurückbilden.

- Die Dehnungsgeschwindigkeit hat Einfluss auf den Dehnungswiderstand. Ist die Dehnungsgeschwindigkeit höher, ist der Gewebswiderstand erhöht.
- Genetisch disponierte Eigenschaften beeinflussen das Dehnungsverhalten, ebenso wie die Temperatur, Viskosität, Flüssigkeitsverschiebungen, thixotrophe Faktoren sowie Restbindungen zwischen Aktin und Myosin.
- Im Sport müssen andere Messverfahren als in der Therapie eingesetzt werden.

15 Dehnen – Methoden

Vorschau

Nachdem Sie das Kapitel gelesen haben, werden Sie

- mehr über die historische Entwicklung und Funktionalität von Dehnungen und Dehnmethoden wissen
- die üblichen Dehnmethoden und deren Vor- und Nachteile in Sport und Therapie kennen

Schlüsselwörter

Historische Entwicklung; Dehnmethoden; statisches Dehnen; dynamisches Dehnen; Anspannen-Entspannen-Dehnen; PNF-Dehnen; Agonistische Kontraktion

15.1 Historische Entwicklung von Dehnmethoden

Historische Entwicklung

In der Sportwissenschaft hat das Dehnen zur Entwicklung der Beweglichkeit eine lange Tradition. In den letzten Jahrzehnten haben sich die Dehnmethoden gewandelt und erweitert. In einem der bedeutendsten sportwissenschaftlichen Bücher, der Trainingslehre von Harre (1979), wurden nur zwei Dehnungsmethoden erwähnt. Es handelte sich um dynamische Übungen (»federn und schwingen«) und um statische Übungen (»Halten einer bestimmten Bewegungsamplitude über eine längere Zeit«) sowie um die Kombination beider Methoden.

Glaubenskriege

Mit der Publikation des Buches »Stretching« von Anderson (1980) wurde insbesondere das statische Dehnen (Stretching) propagiert. Andere Autoren nahmen diese Gedanken auf und verteufelten gleichzeitig das bisher favorisierte dynamische Dehnen; es wurde als unfunktionell bezeichnet (Knebel, 1985; vgl. Exkurs »Funktionalität von Dehnübungen«).

123 Behaviorismus beschreibt Verhalten auf der Basis von Reiz-Reflex-Mechanismen, was für menschliche Dehnungen und deren Beschreibungen keine ausreichende Basis zur Erklärung komplexen Verhaltens darstellt.

Die Begründungen für viele Formen von Dehnungen sind aus physiologischer Sicht nicht haltbar, da zu dieser Zeit eine – mittlerweile überholte – Sichtweise des Behaviorismus[123] im Vordergrund stand. Tierexperimentelle Befunde wurden aus dem Zusammenhang gerissen und auf den Menschen übertragen. Die gleiche Problematik trifft auf die Techniken der »Proprio-zeptiven neuromuskulären Faszilitation« (PNF) zu (Holt et al., 1970; Tanigawa, 1972), die auf den Arbeiten von Kabat in den 40er und 50er Jahren des letzten Jahrhunderts basierten und von Knott & Voss im Jahre 1968 veröffentlicht und auf das Dehnen im Sport übertragen wurden.

Behaviorismus

Unzulässiger Übertrag aus Tierexperimenten

Exkurs **Funktionalität von Dehnübungen**

Die Funktionalität von Dehnübungen wird häufig als Synonym für »richtig», »gut« oder »nach neuesten Erkenntnissen« genutzt. Damit bleibt die Bezeichnung inhaltsleer, da letztlich jeder aus seinem persönlichen Blickwinkel darüber entscheiden kann, was funktionell ist. Im DUDEN ist »funktionell« als »wirksam«, »die Funktion erfüllend«, »im Sinne der Funktion wirksam«, »eine bestimmte Funktion habend« erklärt (DUDEN 1996, S. 549). Als Konsequenz ist demnach zunächst die *gewünschte Funktion* festzulegen, bevor in einem weiteren Schritt die Dehnübung anhand des *Erreichens der Zielsetzung* beurteilt wird. Das Problem der Funktionalität kann in der Praxis verdeutlicht werden.

- In der *Physiotherapie* ist eine Dehnübung dann »funktionell«, wenn die zu dehnende Muskulatur auch wirklich – unter therapeutischer Zielsetzung – gedehnt wird. Dazu werden die benachbarten Gelenke bzw. der Patient in Positionen gebracht, die im Alltag und Sport nicht vorkommen. Im Sinne der Therapie ist dieses Vorgehen sinnvoll.
- Im *Sport* ist eine Dehnübung dann »funktionell«, wenn sie z.B. die sportliche Leistung zu steigern hilft. Es werden i.a. Übungen eingesetzt, die die Muskulatur über mehrere Gelenke dehnen. Zielsetzung ist dabei die Vergrößerung der sportartspezifischen Gelenkbeweglichkeit, die aus der Summe der Gelenksbeweglichkeit der beteiligten Gelenke resultiert.
- Im *Alltag* ist eine Dehnübung dann »funktionell«, wenn sie hilft, die Leistungsfähigkeit und/oder das Wohlbefinden in alltäglichen Situationen zu erhalten bzw. zu steigern.

Zusammenfassend kann gesagt werden, dass zum heutigen Tage folgende Fakten als gesichert gelten:

1. Dehnungen führen im Normalfall zur Erweiterung der Gelenksbeweglichkeit (vgl. Kap. 13.1)

2. Alle Dehnungsmethoden haben je nach Zielsetzung und Zielgruppe ihre Berechtigung
3. Viele (voreiligen) Begründungen für die Wirksamkeit der einen oder anderen Methode haben sich als nicht haltbar erwiesen

15.2 Dehnmethoden

Vielzahl von Dehnungsmethoden

Die Zahl der Dehnmethoden ist mittlerweile kaum mehr zu überschauen (Übersichten in Alter 2004; Klee 2003). Im Folgenden soll nur auf die Methoden eingegangen werden, die nach Ansicht des Autors von praktischer Bedeutung sind.

Praktische Bedeutsamkeit

Es wurde darauf verzichtet, eine Differenzierung nach Dehnmethoden ohne und mit »neurophysiologischer Grundlage« vorzunehmen. Dem Autor ist nicht bekannt, wie eine solche Differenzierung sinnvoll erfolgen sollte, da es keine menschliche Bewegungen mit oder alternativ ohne neurophysiologische Grundlage gibt.

Folgende Dehnmethoden können unterschieden werden:

1. Statisches Dehnen (**S**tatic **S**tretching) – Abkürzung: **SS**
2. Dynamisches Dehnen (**D**ynamic **S**tretching) – Abkürzung: **DS**
3. Anspannen – Entspannen – Dehnen (**C**ontract **R**elax) – Abkürzung: **CR**
4. Agonistische Kontraktion und Dehnen (**A**gonist **C**ontract) – Abkürzung: **AC**
5. Anspannen – Entspannen – Agonistische Kontraktion und Dehnen (**C**ontract **R**elax – **A**gonist **C**ontract) – Abkürzung: **CR-AC**

15.2.1 Statisches Dehnen (Static Stretching – SS)

Halten der Dehnstellung

Das statische Dehnen wird in drei Klassen aufgeteilt, die in Abhängigkeit von der Zielsetzung nach zeitlichen Kriterien geordnet sind (vgl. Tab. 15.1). Für den Sportler kommen nur die statische Dehnmethode I und II in Betracht; die statische Dehnmethode III ist therapeutischen Zielsetzungen vorbehalten.

Statische Dehnmethode I

Bei der Dehnmethode »Statische Dehnmethode I« werden durch die kurze Dehndauer (10-15 Sekunden) eher neurophysiologische denn strukturelle Anpassungen angestrebt. Die Muskulatur und das Bindegewebe werden durch das Einnehmen einer endgradigen Gelenkstellung auf maximale

Länge gebracht – was von den Muskelspindeln (Muskellängensystem), den Golgi-Organen (Muskel-Sehnen-Spannungssystem) und weiteren Rezeptorsystemen aufgenommen wird.

Statische Dehnmethode II

Bei der Dehnmethode »Statische Dehnmethode II« werden durch die verlängerten Dehnzeiten (bis zu 60 Sekunden) neben den neurophysiologischen auch strukturelle Anpassungen der gedehnten Gewebe angestrebt.

Statische Dehnmethode III

Die »Statische Dehnmethode III« ist ausschließlich im therapeutischen Bereich anzuwenden (Dehndauer > 60 Sekunden). Sie hat primär strukturelle Anpassungen zum Ziel.

Vor- und Nachteile – Statisches Dehnen

Die Vorteile des statischen Dehnens liegen in einer besonders guten Kontrolle der Dehnung, bei entsprechender Durchführung in einer ausgeprägten psychischen Entspannung, was man sich u.a. im Yoga zunutze macht. Während statischem Dehnen kann der erfahrene Sportler sehr gut in seine Muskulatur »hineinhören« und den aktuellen Funktionszustand der Muskulatur und der Gelenke beurteilen. Besonders erfahrene Sportler berichten immer wieder darüber, dass statische Dehnungen helfen ihre Muskulatur zu »kalibrieren« und sie folgend einen »lockeren« Laufstil haben.

Methoden	Durchführung	Anmerkungen
SS I	Der Sportler begibt sich vorsichtig in die Dehnstellung und hält die Dehnstellung für fünf bis fünfzehn Sekunden bei *Eigendehnung:* Der Sportler dehnt sich selbst und reguliert die Art, Intensität und Dauer der Dehnung direkt *Fremddehnung:* Der Sportler wird gedehnt (durch einen Partner, Therapeuten oder eine Apparatur) und reguliert die Art, Intensität und Dauer der Dehnung indirekt (Rückmeldung – Partner; Schalterstellung – Apparatur)	Bei der Dehnmethode »Statische Dehnmethode I« werden durch die kurze Dehndauer eher kurzfristige, neurophysiologische Anpassungen angestrebt Die Muskulatur wird auf maximale Länge gebracht – was die Afferenzen der Muskelspindeln (Muskellängensystem) und der Golgi-Organe (Muskel-Sehnen-Spannungssystem) sowie weitere Rezeptorsysteme beeinflusst

Tab. 15.1: Statische Dehnmethoden, Durchführung und Wirkung.

Methoden	Durchführung	Anmerkungen
SS II	Der Sportler begibt sich vorsichtig in die Dehnstellung und hält die maximale Dehnstellung für längere Zeit bei (15 bis > 60 Sekunden) *Eigendehnung:* Der Sportler dehnt sich selbst und reguliert die Art, Intensität und Dauer der Dehnung direkt *Fremddehnung:* Der Sportler wird gedehnt (durch einen Partner, Therapeuten oder eine Apparatur) und reguliert die Art, Intensität und Dauer der Dehnung indirekt (Rückmeldung – Partner; Therapeut; Schalterstellung – Apparatur)	Bei der Methode »Statische Dehnungen II« wird neben der neurophysiologischen Wirkung durch die längere Dehndauer zusätzlich eine plastische Verformung der Bindegewebe angestrebt Die Methode SS II wird besonders in der Therapie im Rahmen der Rekonvaleszenz eingesetzt oder bei Sportlern, deren sportliche Erfolge vom Erzielen höchster Bewegungsamplituden abhängig ist (z.B. Ballett-Tänzer, Turner, Akrobaten, etc.)
SS III	Therapeutische Dauerdehnungen Orthesen, die über Stunden, Tage und Wochen getragen werden Quengelgipse, die über Stunden, Tage und Wochen getragen werden Spezielle Schienungen in der Orthopädie	Die »Statische Dehnmethode III« (Therapeutische Dauerdehnung) wird ausschließlich bei Patienten verwendet Sie dient dazu, mittels spezieller Geräte über lange Zeit eingesteifte Gelenke wieder beweglicher zu machen oder über korsettähnliche Versorgungen z.B. Wirbelsäulenfehlformen zu korrigieren Dabei macht man sich das Prinzip zunutze, dass sich der Knochen an dauerhafte Zug- und Druckbelastungen – insbesondere im Kindes- und Jugendalter – strukturell gut anpasst Voraussetzung ist, dass die (wenig intensiven) Dehnreize über eine sehr lange Zeit wirken

Tab. 15.1: *Fortsetzung*

Übungsbeispiel - Statisches Dehnen

Der Sportler begibt sich in die Dehnstellung und hält sie für fünf bis fünfzehn Sekunden bei (SS I). Bei speziellen Zielsetzungen, z. B. nach Verletzungen oder zur psychischen Entspannung, kann die Dehnstellung länger gehalten werden (SS II 15-60 Sekunden).

15.2.2 Dynamisches Dehnen (Dynamic Stretching - DS)

Variieren der Dehnmethoden

Dynamische Dehnmethoden (vgl. Tab. 15.2) eignen sich zur Vorbereitung auf sportliche Leistungen; insbesondere dann, wenn die künftigen Belastungen von dynamischen Bewegungen mit großen Gelenksamplituden gekennzeichnet sind. Durch dynamische Dehnungen kann die Ausholbewegung eines Handballers zum Torwurf oder eines Volleyballers zum Schmetterschlag dynamische Dehnmethoden gut vorbereitet werden.

Vor- und Nachteile - Dynamisches Dehnen

Die dynamischen Dehnmethoden sind im Gegensatz zu den statischen Dehnmethoden dadurch gekennzeichnet, dass die Endposition nicht gehalten, sondern durch leichtes Federn ständig erweitert wird (vgl. Tab. 15.2). Bei dynamischen Dehnungen ist die Energie pro Zeiteinheit, die das Bindegewebe absorbieren muss, deutlich höher als bei statischen Dehnungen, was bei gesunden Sportlern unproblematisch ist und zu positiven Anpassungen im Sinne einer verbesserten Beweglichkeit und eines kräftigeren Bindegewebes führt.

Bei gesunden Sportlern sind die Argumente für dynamische Dehnungen überzeugend, da die meisten Sportarten von dynamischen Bewegungen geprägt sind. Statische Dehnungen in der direkten Vorbereitung erscheinen – in Abhängigkeit zur Sportart – weniger gut geeignet (vgl. auch Kap. 13.2.).

Verletzungen durch dynamische Dehnungen sind nicht bekannt, auch wenn dies immer wieder behauptet wird. Durch dynamische Dehnungen werden auch keine Reflexe ausgelöst, die eine optimale Dehnung verhindern könnten, wie unsere Untersuchungen zeigen.

Methode	Durchführung	Anmerkungen
DS	Der Sportler führt 5-15 federnde Bewegungen im endgradigen Bereich durch Die Dehnungen sollen kontrolliert rhythmisch-geführt sein Die Bewegungsgeschwindigkeit ist gering Die Dehnungsintensität innerhalb einer Serie ist zunehmend	Mit der dynamischen Dehnmethode werden weder Verletzungen noch Reflexe ausgelöst Die dynamische Dehnung kann in Intensität und Frequenz des Federns variiert werden (vgl. Abb. 15.1)

Tab. 15.2: Dynamische Dehnmethoden, deren Durchführung und Variationen.

Übungsbeispiel – Dynamisches Dehnen

Die dynamischen Dehnmethoden können in ihrer Ausführung variiert werden, die Variationen betreffen die Frequenz und die Amplitude der Bewegungen (vgl. Abb. 15.1).

Beim dynamischen Dehnen (DS) werden 3–15 federnde Bewegungen im endgradigen Bereich der individuellen Beweglichkeitsgrenze durchgeführt, wobei man sich an die Grenze der Beweglichkeit vorsichtig herantastet. Die Sportler sind dabei angehalten, Ihren eigenen Rhythmus zu finden und erst folgend die Dehnintensität zu steigern. Die Intensität *innerhalb einer Serie* ist zunehmend, je nach Zielsetzung sollte der Sportler versuchen, aktiv die Grenze der individuellen Beweglichkeit zu erweitern. Mit zunehmender Übung sollte der Sportler versuchen, individuell die Frequenz der rhythmischen Dehnungen zu variieren.

Wie in in der Übung 30 (Kap. 18.2) gezeigt, umfasst der Sportler in Rückenlage den Unterschenkel des rechten Beines; das linke Bein ist im Kniegelenk gebeugt und aufgestellt. Bei gestrecktem Kniegelenk zieht der Sportler das Bein zum Körper. Die Dehnstellung wird durch leicht federndes „Zum-Körper-Ziehen“ des Beines permanent erweitert. Die Variationen und biomechanischen Wirkungen des statischen und dynamischen Dehnens sind in Abb. 15.1 dargestellt.

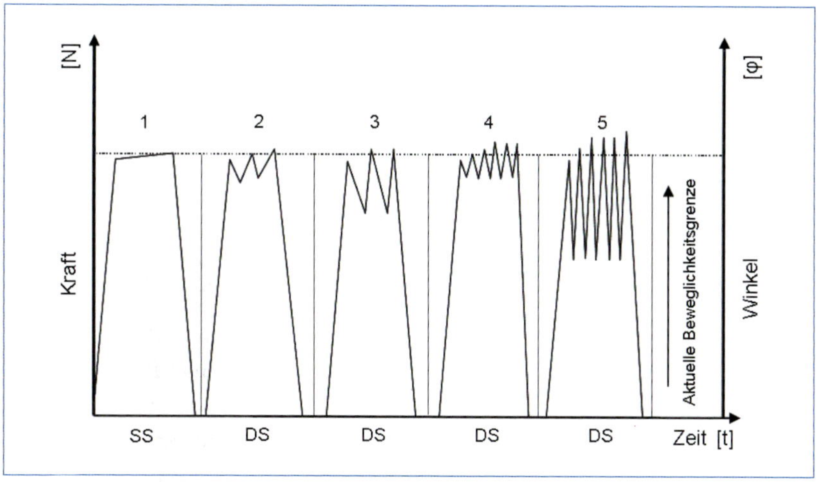

Abb. 15.1: Variationen des statischen und des dynamischen Dehnens. 1 = Statisches Dehnen (SS) mit langsamer Erweiterung der Gelenksamplitude. 2 = Dynamisches Dehnen (DS) mit geringen Bewegungsamplituden. 3 = Dynamisches Dehnen (DS) mit größeren Bewegungsamplituden. 4 = Dynamisches Dehnen (DS) mit höherer Frequenz und geringen Bewegungsamplituden. 5 = Dynamisches Dehnen (DS) mit höherer Frequenz und hohen Bewegungsamplituden (verändert nach Zachazewski 1990 aus Alter 2004, S. 159).

15.2.3 Anspannen – Entspannen – Dehnen (Contract Relax – CR)

Vorherige isometrische Muskelanspannung

Bei der AED-Methode[124] wird zunächst die Muskulatur isometrisch kontrahiert, die folgend gedehnt werden soll (vgl. Tab. 15.3). Die Intensität der Anspannung soll submaximal bis maximal sein und je nach Zielsetzung zwischen 2 und 10 Sekunden gehalten werden. Nach der isometrischen Kontraktion wird die Muskulatur entspannt, die Dehnstellung eingenommen und die vorher angespannte Muskulatur gedehnt.

124 AED-Methode: Die Anspannen-Entspannen-Dehnen Methode (AED) wird im internationalen Sprachraum auch als CR-Methode (Contract-Relax) und als PNF-Dehnen bezeichnet. Weitere Bezeichnungen sind Contract-Hold-Relax-Stretch (CHRS) oder Postisometrische Relaxation (PIR) Dehnungen.

Methode	Durchführung	Anmerkungen
AED (CR)	Der Sportler spannt zunächst die Muskulatur an, die folgend gedehnt werden soll Die Intensität der Anspannung soll submaximal bis maximal sein und kann je nach Zielsetzung zwischen 2 und 10 Sekunden dauern Folgend wird die Muskulatur entspannt und die Dehnstellung eingenommen. Nun wird die Muskulatur gedehnt In der Phase der Dehnung kann die Dehnmethode sowohl als Eigen- als auch Fremddehnung durchgeführt werden	Diese Methode wird im englischsprachigen Raum oft als PNF-Dehnen bezeichnet Weitere Bezeichnungen sind CHRS (Contract-Hold-Relax) oder PIR (Postisometrische Relaxation) Dehnungen Im deutschsprachigen Raum werden diese Methoden auch als AED-Methoden (Anspannen-Entspannen-Dehnen) bezeichnet

Tab. 15.3: Anspannen – Entspannen – Dehnen (Contract Relax – CR).

15.2.4 Vor- und Nachteile – Anspannen – Entspannen – Dehnen (Contract Relax – CR)

Die AED-Methode hat sowohl für den Sportler als auch für Patienten in der Rehabilitation viele Vorteile. Durch die der Dehnung vorgeschaltete isometrische Anspannung findet eine *reaktive Mehrdurchblutung* und *Kräftigung* der folgend gedehnten Muskulatur statt. Ein weiterer Vorteil der vorherigen isometrischen Anspannung ist die Aufmerksamkeit, die auf die zu kräftigende und zu dehnende Muskulatur gerichtet wird, was zur Optimierung des Körpergefühls beiträgt.

15.3 Agonistische Kontraktion und Dehnen (Agonist Contract – AC)

Aktive Muskelunterstützung

Bei der AC-Dehnmethode geht der Sportler *aktiv in die Endposition* und hält sie für wenige Sekunden bei (<10 Sekunden). Die Idee, die hinter dem AC–Dehnen steht, beruht auf der Annahme, dass die Dehnung nach der AC-Methode durch die Nutzung neurophysiologischer Mechanismen, wie z.B. dem Sherrington-Prinzip, optimiert wird (vgl. Kap. 13.9). Die Kontraktion des Agonisten, z.B. des Kniestreckers (M. quadriceps femoris) soll während der Dehnung zur reziproken Hemmung des Gegenspielers, der Kniebeugemuskulatur führen (M. biceps femoris; M. semitendinosus und M. semimembranosus). Unsere Untersuchungen konnten diese Annahmen nicht bestätigen – im Gegenteil. Bei aktiver Muskelkontraktion der agonistischen Muskulatur im endgradigen Gelenkwinkelbereich kommt es zur erhöhten Aktivierung der zu dehnenden Muskeln (vgl. ausführliche Darstellung in Kap. 13.9).

Methode	Durchführung	Anmerkungen
AC	Der Sportler nimmt aktiv unter Kontraktion seiner agonistischen Muskulatur die Dehnstellung ein um die antagonistische Muskulatur zu dehnen (AC = Contract). Die unter aktiver Muskelaktivierung eingenommene Dehnstellung kann durch einen Partner, Therapeuten oder Gerät unterstützt werden (Fremddehnung)	Diese Methode wird im englischsprachigen Raum auch als PNF-Dehnen bezeichnet

Tab. 15.4: Agonistische Kontraktion und Dehnen (Agonist Contract – AC).

Vor- und Nachteile – Agonistische Kontraktion und Dehnen (Agonist Contract – AC)

Die AC-Dehnmethode hat sich zur Erweiterung der Beweglichkeit als sehr erfolgreich erwiesen; insbesondere zur Erweiterung der aktiven Beweglichkeit. Positive Nebeneffekte sind eine erhöhte (reaktive) Durchblutung und Kräftigung der agonistischen Muskulatur, was besonders vor Trainings- und Wettkampfbelastungen von Vorteil sein kann. Weiterhin erfordert die AC–Dehnmethode gegenüber statischen Dehnmethoden eine erhöhte Aufmerksamkeit und Koordination und damit ein »aktives Mitmachen«. Für den Sportler ist von Bedeutung, dass die aktive Beweglichkeit eine relativ enge Beziehung zu Wettkampfleistungen hat, während die passive Beweglichkeit keine solche Beziehung aufweist (Iashvili, 1983 aus Alter, 2004).

15.4 Anspannen – Entspannen – Agonistische Kontraktion und Dehnen (CR-AC)

Kombinationsmethode

Die Methode ist mit der vorher dargestellten AC-Dehnmethode identisch. Zusätzlich wird der Dehnung eine Kontraktion der folgend zu dehnenden Muskeln vorgeschaltet (vgl. Tab. 15.5). Die Vorteile dieser Methode stimmen weitgehend mit denen der AC-Dehnmethode überein.

Methode	Durchführung	Anmerkungen
CR-AC	Der Sportler spannt zuerst die Muskulatur an, die folgend gedehnt werden soll (C = Contract) Die Intensität der Anspannung soll stark sein und zwischen zwei bis zehn Sekunden dauern Folgend wird die Muskulatur entspannt (R= Relax) Nun wird die Dehnstellung eingenommen und mit unterstützender Anspannung der agonistischen Muskulatur die antagonistische Muskulatur gedehnt (AC = Contract).	Diese Methoden werden im englischsprachigen Raum auch PNF-Dehnen genannt Die Dehnung kann sowohl als Eigen- als auch Fremddehnung durchgeführt werden Besonders bei der Behandlung von Patienten wird sie wegen der guten Kontrolle vom Therapeuten als Fremddehnung durchgeführt

Tab. 15.5: Anspannen – Entspannen – Agonistische Kontraktion und Dehnen – Abkürzung: CR-A.

Vor- und Nachteile – Anspannen – Entspannen – Agonistische Kontraktion und Dehnen (CR-AC)

Auch diese Methode wird vielfach als »Dehnmethode auf neurophysiologischer Basis« oder als »PNF-Dehnen« bezeichnet. Die der Dehnmethode zugrunde liegende Idee ist, dass nach der Kontraktion des später zu dehnenden Muskels eine Reflexhemmung verbleibt und somit das Dehnen optimiert wird. Was im Tierexperiment an isolierten Präparaten funktioniert ist jedoch beim Menschen nicht nachweisbar. Trotzdem ist die CR-AC-Dehnmethode zur Entwicklung der Beweglichkeit äußerst wirksam – auch ohne Reflexbeeinflussung (vgl. Kap. 13.9).

15.5 Zur Effektivität verschiedener Dehnmethoden

Aufgrund der Literaturbefunde ist es nicht einfach, die verschiedenen Dehntechniken zu vergleichen, da die Durchführung von Dehnexperimenten wenig standardisiert ist. Sowohl Ausführung, beteiligte Personen, Intensität als auch Zeitdauer der Dehnungen variieren erheblich. Die Untersuchungen zum Vergleich der Effektivität von Dehnmethoden werden häufig ohne Kontrollgruppe durchgeführt. Die Ergebnisse sind dann nicht sinnvoll auf wissenschaftlich fundierter Basis zu interpretieren.

Klee (2003) hat in gelungener Art und Weise die Effektivität von Dehnungen in einer Literaturanalyse überprüft. Trotz methodischer Einschränkungen, die Klee selbst vornimmt, sind die Ergebnisse recht eindeutig. Die Methode CR-AC ist die effektivste Methode um kurzfristig die Gelenkamplitude zu erweitern, gefolgt von AC, DS und CR sowie SS (Tab. 15.6).

Eindeutige Ergebnisse

	Platz 1	Platz 2	Platz 3	Platz 4	Platz 5
1. Kurzzeitbehandlung	AC	CR-AC	DS	CR	SS
2. Kurzzeitbehandlung	CR-AC	AC	CR, DS		SS
3. Kurzzeitbehandlung	CR-AC	CR	DS	SS	AC
4. Kurzzeitbehandlung	CR-AC	DS	AC	SS	CR
5. Kurzzeitbehandlung	CR-AC	AC	DS	CR	SS
6. Kurzzeitbehandlung	CR-AC	DS	AC, CR		SS
7. Kurzzeitbehandlung	CR-AC	AC	DS	CR	SS

Tab. 15.6: Effizienz von fünf Dehnungsmethoden (Gelenkamplituden) bei verschiedenen Dehnungsreizen auf die aktive und passive Bewegungsreichweite (BWR) im Rahmen von Kurz- und Langzeitbehandlungen (1 - 4). In den Zeilen 5 - 6 sind die kumulierten Ergebnisse der Kurz- und Langzeitbehandlungen und in Zeile 7 die kumulierten Ergebnisse aller Behandlungen dargestellt (Klee, 2003, S. 161).

Besonders interessant sind die Analysen von Klee (2003) auch in der Hinsicht, dass die elektrischen Aktivierungen, die mit den jeweiligen Dehnmethoden verbunden sind, überprüft wurden. Übereinstimmend zeigte sich, dass die Methoden »auf neurophysiologischer Basis« – entgegen den Annahmen ihrer Befürworter – bei Dehnungen die höchsten elektrischen Aktivierungen der gedehnten Muskeln bewirkten, jedoch bezogen auf die Erweiterung der Gelenksbeweglichkeit die besten Ergebnisse zeigten (Abb. 15.7).

	EMG	BRW
Comelius & Hinson, 1980; Cornelius, 1983	CR, AC, CR.AC, SS identisch	CR u. AC u. CR-AC > SS
Moore & Hutton, 1980	CR-AC > CR > SS	CR-AC > SS u. CR
Condon & Hutton, 1987	AC u. CR-AC > SS u. CR	AC, CR-AC, SS, CR identisch
Osterning et al., 1987	AC > CR > SS	AC > CR > SS
Osternig et al., 1990	AC > CR u. SS	Ac > CR u. SS
Wiemann, 1994a	CR = SS	CR = SS

Tab. 15.7: Zusammenfassung der Ergebnisse der Untersuchungen zur elektrischen Aktivierung (EMG) und zur maximalen Bewegungsreichweite (BRW) (Klee, 2003, S. 164).

Fasst man die Untersuchungen zusammen, dann ergibt sich folgendes Bild:

1. Alle Dehnungsmethoden erhöhen die Beweglichkeit (Gelenkamplitude).
2. CR-AC ist die effektivste Methode um die Beweglichkeit (Gelenkamplitude) zu erweitern, gefolgt von AC, DS und CR sowie SS.
3. Bei den Dehnungsmethoden auf »neurophysiologischer Grundlage« (CR-AC; CR; AC) kommt es zu den höchsten elektrischen Aktivierungen der gedehnten Muskulatur.

15.6 Zusammenfassung

Zusammenfassung

- In den letzten Jahren haben sich die Dehnmethoden zunehmend differenziert.
- Alle Dehnungsmethoden führen zu einer verbesserten Gelenkbeweglichkeit.
- Die Begründung für die Wirksamkeit spezieller Dehnmethoden ist mittlerweile vielfach widerlegt.
- Fünf Dehnmethoden – mit vielen Variationen – haben sich in der sportlichen und therapeutischen Praxis bewährt (SS, DS, CR, AC, CR-AC).
- Die effektivste Methode um die Gelenkamplitude zu erweitern, ist CR-AC, gefolgt von AC, DS und CR sowie SS.
- Die höchsten elektrischen Aktivierungen der gedehnten Muskulatur sind bei Dehnungsmethoden auf »neurophysiologischer Grundlage« messbar (CR-AC; CR; AC).

16 Dehnen – Trainingsplanung

Vorschau

Nachdem Sie das Kapitel 16 gelesen haben, werden Sie

- wissen, wie Dehnungstraining unter Nutzung der Kenntnisse der Trainingswissenschaft geplant wird
- wissen, wie sich die Planung des Beweglichkeitstrainings gegenüber der Planung von Ausdauer- und Krafttraining unterscheidet
- wissen, welchen Platz Dehnen im Auf- und Abwärmen hat
- wissen, welche Begriffe bei der Planung von Dehnungstraining verwendet werden und was sie bedeuten
- wissen, wie Sie das Dehnungstraining mit Hilfe von Belastungsnormativen exakt steuern können
- wissen, wie Sie das Dehnungstraining protokollieren und auswerten können

Schlüsselwörter

Aufwärmen; Abwärmen; Flexibilität; Biegsamkeit; Gelenkigkeit; Hypomobilität; Hypermobilität; Trainingssteuerung; Belastungsnormative; Reizdauer; Reizumfang; Reizintensität; Reizdichte; Trainingshäufigkeit; Trainingsprotokolle; Dehnmethoden; Eigendehnung; Fremddehnung; Statisches Dehnen (SS); Dynamisches Dehnen (DS); Anspannen-Entspannen-Dehnen (CR); Agonistische Kontraktion und Dehnen CRAC); Effektivität

16.1 Trainingswissenschaftliche Aspekte

Sportpraxis

Trainingskonzeptionen zum Beweglichkeitstraining und zum Dehnen sind aus der Sportpraxis entstanden. Meist wurde das Beweglichkeitstraining erfolgreicher bzw. besonders beweglicher Sportler kopiert, was zu grundlegenden Problemen führt. Das Kopieren von Trainingsprogrammen sagt nichts darüber aus, ob sich die nachahmenden Sportler in gleicher Weise an die Trainingsreize anpassen wie z.B. Subpopulationen, die schon von Geburt an über andere körperliche Voraussetzungen verfügen (Übersicht in Steinberg et al., 2006).

Integration wissenschaftlicher Befunde

Erst in den letzten Jahren kommt es im Beweglichkeitstraining zur Integration von wissenschaftlich fundiertem Wissen. Diese Entwicklung ist nicht für alle Zielgruppen von gleicher Bedeutung. Während es für einen Freizeitsportler kaum einen Unterschied macht, ob die eine oder andere Methode um wenige Prozente mehr oder weniger effektiv ist, kann die gleiche Differenz für einen Hochleistungssportler von entscheidendem Einfluss sein.

Aus den genannten Gründen wird im Folgenden die – soweit vorhandene – trainingswissenschaftlich fundierte Trainingssteuerung dargestellt, die im Bereich des Beweglichkeitstrainings noch in den Kinderschuhen steckt[125]. Taylor et al. (1990) haben die Problematik sehr gut beschrieben: " ...the practice of stretching is so widespread in sports, the arts, and in general fitness programs that is remarkable that no more basic science background exists to guide the rational use of stretching" (aus Schönthaler & Ohlendorf 2002, S. 14).

16.1.1 Vorüberlegungen zum Training der Beweglichkeit

Mangelnde Systematik

In der Trainingspraxis wird die Beweglichkeit im Gegensatz zu anderen konditionellen Faktoren weit weniger systematisch geplant und trainiert. Häufig werden Dehnübungen in das Auf- und Abwärmen integriert. Eine Ursache ist die – im Gegensatz zu anderen konditionellen Fähigkeiten – erschwerte Messung und Steuerung des Trainings.

Mangelhafte Testverfahren

Während z.B. im Ausdauerbereich verschiedene Mess- und Steuerungsverfahren wie Laktattests, Streckentests, Herzfrequenzmessung, etc. zur Verfügung stehen, sind die Testverfahren im Bereich der Beweglichkeit weniger genau und schwieriger anzuwenden (z.B. subjektive Fremdeinschätzungen der Gelenksamplituden; subjektive Eigen- und Fremdeinschätzung des Dehnungsgrades; etc.).

Ermittlung des Anforderungsprofils der Sportart bzw. der Alltagstätigkeiten

Zur Planung des Beweglichkeitstrainings muss zunächst das Anforderungsprofil der jeweiligen Sportart ermittelt werden, z.B. welche Bewegungsabläufe und Gelenksamplituden gefordert werden. Weiterhin muss angegeben werden, wie der gewünschte Muskelfunktionszustand nach dem Erwärmen

125 Diese Aussage gilt insbesondere im Vergleich zu trainingswissenschaftlichen Wissensbeständen im Ausdauer-, Kraft- und Schnelligkeitstraining.

sein soll (Marschall & Ruckelshausen, 2004, S. 43). Der angestrebte Muskelfunktionszustand ist davon abhängig, ob im Anschluss an das Aufwärmen schnell- und maximalkräftige Belastungen oder Belastungen mit maximaler Bewegungsamplitude oder submaximalen Ausdauerbelastungen folgen.

Dehnen als integraler Bestandteil von Auf- und Abwärmen

Eigenständige Trainingseinheiten

Dehnen während des Aufwärmens kann die Beweglichkeit erhalten, bei schlechtem Ausgangszustand sogar kurzfristig erweitern. Werden im mittel- und langfristigen Bereich größere Effekte angestrebt, sollten eigenständige Trainingseinheiten unter Nutzung adjuvanter Maßnahmen (z.B. Wärmeanwendungen) geplant werden, die ausschließlich der Entwicklung der Beweglichkeit dienen.

Werden während der sportlichen Tätigkeit hohe oder gar erschöpfende Belastungen eingegangen, kommt es durch Anhäufung von Laktat und Veränderungen im Gelenkstoffwechsel zur verstärkten Aktivierung der Muskelspindeln und die Beweglichkeit fördernde Effekte werden schnell aufgehoben, daher ist an dieser Stelle mit Dehnungen nur vorsichtig umzugehen (vgl. Kap. 8).

Dehnen als eigenständiger Trainingsinhalt und adjuvante Maßnahmen

Genetische Dispositionen

Um die Beweglichkeit im Rahmen der genetisch vorgegebenen Möglichkeiten zu entwickeln, muss Dehnen als eigenständiger Trainingsinhalt geplant werden. Faktoren wie die Außentemperatur, Tageszeit und Ermüdung beeinflussen die Beweglichkeit und müssen berücksichtigt werden. Besonders bewährt hat sich die Kombination mit adjuvanten Maßnahmen wie z.B. Fangopackungen, Diathermie, Infrarot, heißen Bädern, Sauna oder Massagen. In der Therapie hat sich auch die durch den Arzt kontrollierte Kombination von Medikamenten und dehnenden Maßnahmen bewährt.

16.1.2 Die Entwicklung der Beweglichkeit als grundmotorische Eigenschaft

Bei der Planung und Durchführung von Dehnungen muss das sportliche und das therapeutische Anwendungsfeld unterschieden werden. Im sportlichen Bereich stellt sich folgende Frage:

- Wie beeinflussen Dehnungen sportliche Leistungen?

Im therapeutischen Bereich stellen sich folgende Fragen:

- Soll mit Dehnungen eine ganz bestimmte Struktur gedehnt werden?
- Wie greifen solche Dehnungen in den Rehabilitationsprozess ein?
- Welche Funktionen sollen durch Dehnungen beeinflusst werden (z.B. sollen Schmerzen reduziert werden; die Gelenksbeweglichkeit erhöht werden; u.a.)?
- Kann durch Dehnen die Verletzungs-, Über- und Fehlbelastungsgefahr reduziert werden?

16.1.3 Trainingssteuerung des Dehnens

Belastungsnormative

Beim Training der Beweglichkeit müssen die Belastungsnormative – wie auch bei anderen grundmotorischen Fähigkeitsbereichen – berücksichtigt werden (vgl. Schönthaler & Ohlendorf, 2002, sowie Tab. 16.1).

Reizdauer	Wirkungsdauer eines einzelnen Dehnungsreizes bzw. einer Reizserie, messbar in Sekunden [s], Minuten [min] oder Stunden [h].
Reizumfang	Anzahl oder Dauer der Dehnungsreize pro Trainingseinheit, messbar in Serien oder Wiederholungen.
Reizintensität	Stärke des einzelnen Dehnungsreizes, messbar z.B. in Prozent vom Maximum [%] oder in subjektiven Kategorien (vgl. Abb. 14.15 und 16.2).
Reizdichte	Pausendauer zwischen den Dehnungsreizen (Wechsel von Belastung und Erholung). Messbar in Sekunden (s), Minuten [min] oder Stunden [h].
Trainingshäufigkeit	Anzahl der Trainingseinheiten mit Dehnungen pro Tag bzw. pro Woche.

Tab. 16.1: Belastungsnormative.

16.1.4 Anmerkungen zu ausgewählten Belastungsnormativen

Die Reizintensität, Reizhäufigkeit und Reizdichte haben beim Dehnen einige Besonderheiten. Auf sie soll im Folgenden kurz hingewiesen werden.

Reizintensität und deren Beurteilung

Bei wiederholten Dehnungen verändert sich die subjektiv wahrgenommene Intensität der Dehnung (vgl. Kap. 6 und Abb. 16.2). Während die subjektive Wahrnehmung konstant bleibt, liegen nach einigen Dehnungen die erreichten Kraft- und Beweglichkeitswerte deutlich höher (vgl. Abb. 16.1).

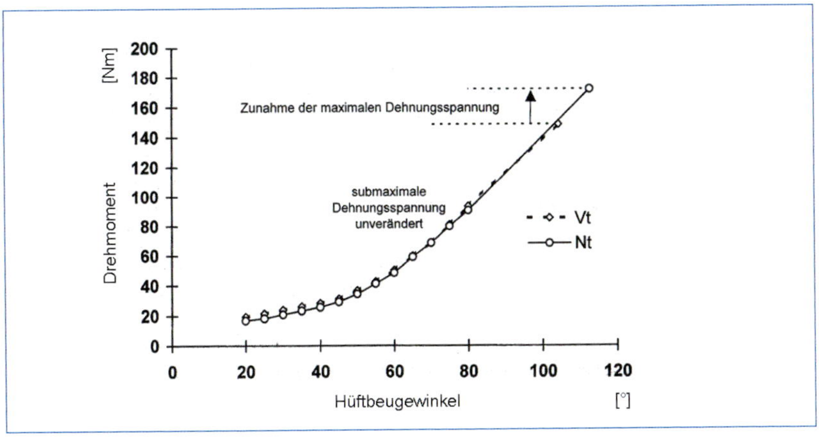

Abb. 16.1: Dehnungskurven der hinteren Oberschenkelmuskulatur vor (Vt) und nach (Nt) einem 15-minütigem dynamischen Dehnen (verändert nach Wiemann 1994 aus Klee 2003). Durch wiederholte Dehnungen erträgt der Sportler höhere Dehnungsbelastungen. Die Dehnungsspannung im submaximalen Bereich bleibt unverändert und die Beweglichkeit nimmt zu.

Marschall (1999) hat sich näher mit der Bestimmung der Reizintensität beim Dehnen befasst. Er definiert drei Dehnintensitäten:

1. Dehnen an der maximalen Dehngrenze

Die maximale Dehngrenze (Schmerzgrenze) entspricht 100 % der Bewegungsreichweite und ist definiert als „...größtmögliches Dehngefühl, welches sofort nach Erreichen wieder aufgelöst werden muss“ (Marschall 1999, S. 7).

2. Dehnen an der submaximalen Dehngrenze

Die submaximale Dehngrenze entspricht 89 – 95 % (im Durchschnitt 92 %) der maximalen Bewegungsreichweite. Die Dehnintensität wird als „...unangenehmes, aber noch aushaltbares Dehngefühl...“ beschrieben (Marschall 1999, S. 7).

3. Dehnen an der Dehnschwelle

Die Dehnschwelle entspricht 78 – 90 % (im Durchschnitt 84 %) der maximalen Bewegungsreichweite (Dehngrenze). Die Dehnintensität wird als „...deutlich spürbares Dehngefühl...“ angegeben.

Subjektive Skalenwerte

In Anlehnung an die aus dem Ausdauersport bekannten Skalen haben wir eine Skala zur subjektiven Einschätzung der Intensität von Dehnungen entwickelt. Dehnungen an der maximalen Dehngrenze (Bewegungsreichweite & Schmerzgrenze) werden mit den Skalenwerten 19–20 bezeichnet. Dehnungen an der submaximalen Dehngrenze (Bewegungsreichweite & Schmerzgrenze) werden mit dem Skalenwert 16–18 und Dehnen an der Dehnschwelle (Bewegungsreichweite & Schmerzgrenze) werden mit dem Skalenwert 14–16 belegt (vgl. Abb. 16.2).

6	Keine Dehnungswahrnehmung
7	
8	Sehr geringe Dehnungswahrnehmung
9	
10	Geringe Dehnungswahrnehmung
11	
12	Spürbare Dehnungswahrnehmung
13	
14	Klar spürbare Dehnungswahrnehmung
15	
16	Starke Dehnungswahrnehmung
17	
18	Sehr starke, schmerzhafte Dehnungswahrnehmung
19	
20	Nicht zu tolerierende, schmerzhafte Dehnungswahrnehmung

Abb. 16.2: Skala zur subjektiven Einschätzung der Intensität von Dehnungen.

Reizhäufigkeit und Reizdauer

Widersprüchliche Befundlage

Zur notwendigen Reizhäufigkeit und -dauer bei Dehnungen gibt es nur wenige und teils widersprüchliche Befunde. Aus der Abb. 16.3 werden die inversen Effekte des Dehnens in Abhängigkeit zur Reizhäufigkeit und -dauer deutlich. Einmaliges statisches Dehnen bringt den größten Beweglichkeitsgewinn und die größte Abnahme des momentanen Dehnungswiderstands; ab der 3. Dehnung werden die Effekte deutlich geringer.

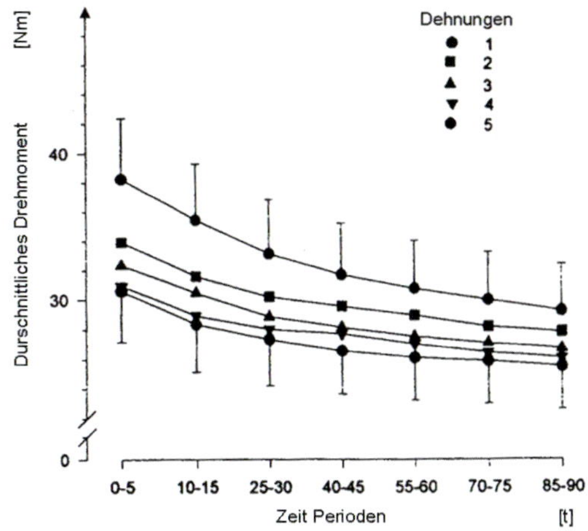

Abb. 16.3: Statische Dehnungen der hinteren Oberschenkelmuskulatur. Abhängigkeit von Dehnhäufigkeit und -dauer und Veränderung des Dehnungswiderstandes (Nm) (Magnusson et al., 1996, S. 345).

Veränderung des Dehnungswiderstandes der Beweglichkeit durch Adaptation

Anpassung der gedehnten Gewebe

Die Veränderungen der Parameter, die in Verbindung mit der Beweglichkeit stehen, können zum Teil durch adaptive Prozesse erklärt werden. Wie beim Ausdauersportler, dessen Herz an überschwellige Reize adaptiert, wie beim Bodybuilder, dessen Muskulatur an überschwellige Reize adaptiert und wie beim Osteoporosepatienten, dessen Knochen an überschwellige Belastungen adaptiert, so adaptieren auch die beim Dehnen beanspruchten Gewebe – und zwar im Sinne einer zunehmenden Beweglichkeit (Dehnfähigkeit) eines zunehmenden Dehnungswiderstandes (vgl. Abb. 13.2) mit erhöhter Reißfestigkeit. Wie genau die zeitlichen Abfolgen und das Ausmaß adaptiver Prozesse beim Training der Beweglichkeit sind, ist bisher nicht ausreichend geklärt.

Anfänger und Fortgeschrittene

Die adaptiven Potentiale sind beim Untrainierten und Anfänger größer als beim Trainierten und Fortgeschrittenen; daher ist für den Erfolg des Beweglichkeitstrainings gerade bei Fortgeschrittenen eine besonders präzise Trainingsplanung bedeutsam.

16.1.5 Eigen- und Fremddehnungen

Die früher üblichen Begriffe der aktiven und passiven Dehnungen werden in diesem Buch durch die Begriffe der Eigen- und Fremddehnung ersetzt. Schon Harre (1979, S. 181) hat an der Einteilung in aktive und passive Dehnungen Kritik geübt, da die Fähigkeit, dem Dehnungsreiz nachzugeben, eine aktive, auch durch psychische Aspekte beeinflusste Komponente sei.

Eigendehnungen

Definition Eigendehnung

Die Person dehnt sich selbst und reguliert die Art, Intensität und Dauer der Dehnung direkt (Wydra et al., 1999).

Fremddehnungen

Definition Fremddehnung

Die Person wird gedehnt (durch einen Partner, Therapeuten oder eine Apparatur) und reguliert die Art, Intensität und Dauer der Dehnung indirekt (d.h. durch eine Rückmeldung gegenüber dem Partner, Therapeuten oder mit einem Apparat (Wydra et al., 1999).

16.2 Trainingskontrolle und -auswertung

Beim Training der Beweglichkeit wird – wie bei allen anderen Trainingsformen auch – versucht, planerische »Sollwerte« in »Istwerte« zu überführen. Daher müssen beim Beweglichkeitstraining die Trainingsziele exakt formuliert werden.

Protokollierung des Trainings

Um die Effizienz des Beweglichkeitstrainings zu überprüfen, müssen die eingesetzten Trainingsmaßnahmen – insbesondere im Leistungssport – protokolliert und in Beziehung zum Trainingserfolg gesetzt werden.

Leistungskontrolle

Durch die Leistungskontrolle erhalten Trainer und Trainierende Informationen zur Leistungsentwicklung. Zur Leistungskontrolle können je nach Trainingszielsetzung primär biomechanische oder psychologische Testverfahren genutzt werden. Anzustreben ist eine möglichst objektive, valide und reliable Messung der Parameter, die durch Dehnungen verändert werden sollen (maximale Beweglichkeit; Regeneration; Entspannung; u.a.).

16.3 Zusammenfassung und Konsequenzen

Zusammenfassung

- Erst in den letzten Jahren hat man sich unter trainingswissenschaftlicher Perspektive dem Dehnen zugewandt.
- Es wird in der Vorgehensweise die Eigen- und die Fremddehnung unterschieden.

Konsequenzen

- Vor Dehnungen müssen das Anforderungsprofil der Sportart und die individuellen Zielsetzungen geklärt sein.
- Die nachhaltige Entwicklung der Beweglichkeit erfordert eigenständige Trainingseinheiten.
- Adjuvante Maßnahmen können die Entwicklung der Beweglichkeit fördern (Physikalische Reize; Medikamente; u.a.).
- Beim Training der Beweglichkeit müssen die Belastungsnormative festgelegt und Trainingsprotokolle geführt werden.

17 Praxis – Planung von Dehnprogrammen

Vorschau

Nachdem Sie das Kapitel 17 gelesen haben, werden Sie

- wissen, wie man Dehnen vorbereitet
- wissen, welche Übungen für den Alltag und verschiedene sportliche Anforderungen sinnvoll sind
- wissen, wie das Dehnen vor und nach unterscheidlichen sportlichen Anforderungen gesteuert wird

Schlüsselwörter

Dehnmethoden; Auf- und Abwärmen; Physische Regeneration; Psychische Regeneration

Individualität der Übungswirkungen

Der folgende Praxisteil zeigt eine Auswahl grundlegender Übungen, die für Sportler und Nichtsportler von Nutzen sind. Im Theorieteil wurde deutlich, dass nicht immer angegeben werden kann, welche Muskulatur bei den Übungen beansprucht wird. Daher wurde auf die explizite Darstellung der gedehnten Muskulatur verzichtet. Stattdessen wurden die durch die Übungen angestrebten Wirkungen – z.B. eine verstärkte Beugefähigkeit im Kniegelenk – aufgeführt.

Was ist vor dem Dehnen zu bedenken?

Zunächst muss abgeklärt werden, welche Effekte durch Dehnungen erzielt werden sollen und ob die gewünschten Effekte durch Dehnungen zu erzielen sind. Eine Auswahl der möglichen Effekte finden Sie in Kap. 13. Außerdem muss die Bereitschaft vorhanden sein, die für Dehnungserfolge notwendige Zeit zu investieren.

Hilfsmittel

Dehnungen können durch Hilfsmittel erleichtert werden. Je nach Übung können Matten, Rund- und Lordosekissen, ein Stuhl oder Bank, ein Handtuch, Besenstil und Theraband hilfreich sein.

17.1 Dehnungen zur Erhaltung und zur Förderung der Beweglichkeit im Alltag

Die Beweglichkeit der Gelenke und die Reichweite von Bewegungen entscheiden darüber, ob der Alltag ohne Einschränkungen bewältigt werden kann. Ein einfaches Beispiel ist das Kämmen der Haare in höherem Alter. Mit zunehmendem Alter nimmt die Beweglichkeit ab. Den Rückgang der Beweglichkeit kann man durch Dehnungen verlangsamen. Gerade im Alter können gute Zuwächse an Beweglichkeit erreicht werden, da ältere Menschen vielfach untrainiert sind.

Empfohlene Dehnmethoden

Um die Beweglichkeit zu erhalten oder zu verbessern können alle Dehnmethoden eingesetzt werden. Beginnen sollte man zunächst mit statischen Dehnmethoden um folgend anspruchsvollere Dehnmethoden in Betracht zu ziehen.

Trainingssteuerung

Die Dauer der Dehnungen sollte zwischen 10–15 Sekunden[126] liegen; die Reizintensität zwischen 14–16 (VAS). Der Dehnumfang liegt zwischen 1 bis 3 Serien; die Reizdichte (Dehndichte) sollte 1–2 x je Woche betragen.

Empfohlene Übungen (vgl. Kapitel 18)

Übung 3; Übung 6; Übung 15; Übung 30; Übung 33; Übung 35; Übung 42; Übung 44

17.2 Dehnungen für den im Alltag einseitig belasteten Menschen

Viele Berufe sind von einseitigen körperlichen Belastungen gekennzeichnet. Um mittels Dehnungen einen Ausgleich zur einseitigen Belastung im Beruf zu schaffen, müssen zunächst die beruflichen Belastungen genau analysiert werden. Es werden Übungen empfohlen, die die Muskulatur dehnen helfen,

126 Dauer der Dehnung = Halten in der jeweiligen Endposition

die sich über den größten Teil des Tages hinweg in einer Annäherung von Ursprung und Ansatz befinden. Die Übungsempfehlungen orientieren sich in erster Linie an Menschen, die tagsüber die meiste Zeit sitzen; sie können im Sinne eines Ausgleichs genutzt werden. Zusätzlich wird ein individuelles Kräftigungsprogramm der typischerweise abgeschwächten Muskulatur empfohlen.

Empfohlene Dehnmethoden

Um einen Ausgleich für im Alltag körperlich einseitig und psychisch hoch belastete Menschen zu bieten, sollten möglichst statische Dehntechniken eingesetzt werden. Sie werden als besonders entspannend empfunden.

Bei Fortgeschrittenen können die Techniken AC und CR-AC genutzt werden. Durch diese Techniken kommt es zur besseren Durchblutung der verspannten oder abgeschwächten Muskulatur bei gleichzeitiger Kräftigung.

Trainingssteuerung

Die Dauer der Dehnungen sollte zwischen 10–15 Sekunden liegen; die *Reizintensität* ≥ 16 (VAS). Der *Dehnumfang* liegt zwischen 2 bis 3 Serien; die *Reizdichte (Dehndichte)* bei 2–3 x je Woche.

Empfohlene Übungen (vgl. Kapitel 18)

Übung 1; Übung 3; Übung 5; Übung 6; Übung 8; Übung 13; Übung 15; Übung 19; Übung 20; Übung 31; Übung 33; Übung 35; Übung 41; Übung 44

17.3 Dehnen zur Förderung der psychischen Regeneration

Ein Ziel von Dehnungen kann die gezielte Förderung der psychischen Regeneration sein. Dies kann nach sportlicher Tätigkeit, z.B. nach einem mental und körperlich anstrengenden Training notwendig sein. Dehnungen können auch mit anderen Entspannungstechniken, z.B. Übungen aus dem Yoga, kombiniert werden.

Empfohlene Dehnmethoden

Zum Zweck der psychischen Regeneration werden ausschließlich die Methoden des statischen Dehnens (SS) und der postisometrischen Relaxation (Contract-Relax; CR) empfohlen. Die statische Dehnungsmethode steht an erster Stelle. Zur psychischen Regeneration ist ein ruhiges Umfeld notwendig. Die CR-Methode fördert durch die vorherige Muskelanspannung die Konzentration auf die zu dehnende Muskulatur und kräftigt sie gleichzeitig.

Trainingssteuerung

Zur Förderung der psychischen Regeneration sollte die Dauer der Dehnungen länger anhalten und zwischen 15 bis 60 Sekunden liegen; dabei ist *Reizintensität* relativ gering anzusetzen (14 – 16 VAS). Der *Dehnumfang* liegt zwischen 2 bis 3 Serien; die *Reizdichte (Dehndichte)* sollte individuell – orientiert am subjektiven Befinden – festgelegt werden.

Empfohlene Übungen (vgl. Kapitel 18)

Übung 3; Übung 13; Übung 15; Übung 19; Übung 22; Übung 26; Übung 36; Übung 42

17.4 Dehnungen für Sportler

Für Sportler dienen Dehnungen in erster Linie der Leistungssteigerung. Die folgenden Angaben zum Dehnen sind immer an die individuellen Voraussetzungen und die Ziele des Sportlers anzupassen.

17.4.1 Dehnen zur Entwicklung maximaler Beweglichkeit

Umfangreiche Dehnungen

Die maximale Beweglichkeit ist in einigen Sportarten wie Turnen, rhythmische Sportgymnastik, Kampfsportarten, Ballett, u.a. von entscheidender Bedeutung. Daher sind umfangreiche Dehnungsübungen notwendig.

Empfohlene Dehnmethoden

Maximale Gelenkbeweglichkeit

Zum Zweck der Erweiterung der Gelenksbeweglichkeit sollten, soweit bei den jeweiligen Übungen möglich, primär die Methoden AC und CR-AC eingesetzt werden. Sie haben sich im Hinblick auf die maximale Erweiterung der Gelenksbeweglichkeit als die wirksamsten Methoden erwiesen. Folgende Methodenpräferenz ist sinnvoll: CR-AC > CR > DS > SS.

Intensive Dehnungen

Die Methoden können auch kombiniert werden. Zunächst kann z.B. mit 1–2 Serien statischem Dehnen begonnen werden. Nachdem die Muskulatur, das Bindegewebe und das Nervensystem vorbereitet sind, wird mit intensiveren Dehnmethoden gearbeitet.

Trainingssteuerung

Dehndauer

Die *Dauer* der statischen Dehnungen sollte zwischen 10–30 Sekunden liegen, die CR-AC und CR Dehnmethoden sollten so lange wie möglich im endgradigen Bereich gehalten werden. Die *Reizintensität* ist maximal 19–20 (VAS), beim statischen Vordehnen kann die Reizintensität geringer gewählt werden 16–18 (VAS).

Dehnumfang

Der *Dehnumfang* liegt zwischen 4–10 Serien; die *Reizdichte (Dehndichte)* sollte zwischen den Dehnungen ca. 10–20 Sekunden Pause vorsehen – also recht hoch liegen. Die *Dehnhäufigkeit* sollte ebenfalls hoch sein; am besten 1 x oder 2 x täglich dehnen.

Dehnen bei Leistungssportlern

Bei Leistungssportlern ist folgendes zu beachten: Um die Beweglichkeit zu erhöhen, muss in längeren Zeitabschnitten geplant werden (Zyklisierung). Es empfiehlt sich, das Beweglichkeitstraining zunächst in wettkampffreien Zeiten zu forcieren, da ansonsten die sportliche Leistung negativ beeinflusst werden kann[127].

17.4.2 Dehnen vor und nach Maximal- und Schnellkraftbelastungen

Aufwärmen und Dehnen

Direkt vor schnell- und maximalkräftigen Trainings- und Wettkampfinhalten sollte nur kurz gedehnt werden. Das Dehnen muss von einem allgemeinen Aufwärmen vorbereitet werden. Es folgt das spezielle Aufwärmen, das direkt auf die Hauptinhalte des Trainings hinführt.

127 Für die Maximierung der Gelenksbeweglichkeit ist es am besten, dass Beweglichkeitstraining so früh wie möglich – am besten vor der Pubertät – zu beginnen. In solchen Phasen haben sich auch lang gehaltene, statische Eigen- und Fremddehnungen unter Nutzung spezieller Geräte bewährt.

Angesichts der Leistungsminderungen durch statisches Dehnen (vgl. Kap. 13.2) ist die Frage berechtigt, ob es vor schnell- und maximalkräftigen Belastungen überhaupt sinnvoll ist zu dehnen. Wir empfehlen dem Sportler, sich eher umfangreich und spezifisch aufzuwärmen, anstatt die Maximal- und Schnellkraft durch statische Dehnungen über einen längeren Zeitraum zu reduzieren.

Es gibt jedoch auch Situationen und Begründungen, die ein *Dehnen auch vor schnell- und maximalkräftigen Belastungen* sinnvoll erscheinen lassen:

1. Bei *älteren Sportlern* mit schon *vorgeschädigten Gelenken* werden kurze Dehnungen sehr positiv empfunden. Sie fühlen sich spontan beweglicher und belastbarer.
2. Bei Sportlern, die durch *frühere Verletzungen* Einschränkungen an Gelenken, Muskeln oder Sehnen verspüren. Auch sie können von Dehnungen profitieren.
3. Bei *unbeweglichen Sportlern* (vielfach ältere Sportler; vielfach nach früheren Verletzungen), die durch ihre Unbeweglichkeit Einbußen ihrer Leistungsfähigkeit haben. Als Beispiel sei der Speerwerfer genannt, der – wenn er nicht über die gesamte physiologische Schultergelenksbeweglichkeit den Speer durchziehen kann – an Weite verliert. Ein weiteres Beispiel ist der Schwimmer, der durch die Einschränkung der Schultergelenksbeweglichkeit nicht »weit vorne Wasser greifen« kann.

Empfohlene Dehnmethoden

Aktive Dehnungen

Vor Sportarten, die an die Athleten schnell- und maximalkräftige Anforderungen stellen, haben sich die aktiven Dehnungsarten CR, AC und CR-AC besonders bewährt. Dynamisches Dehnen ist ebenso zu empfehlen. In der direkten Wettkampfvorbereitung ist von statischen Dehnungsmethoden abzuraten. Wenn aus individuellen Gründen in der Wettkampfvorbereitung trotzdem statisch gedehnt wird, dann sollte nur eine sehr kurze Dehndauer gewählt werden (< 5 Sekunden in der Endposition).

Dehnen nach schnell- und maximalkräftiger Belastung

Nach schnell- und maximalkräftigen Belastungen hat der Sportler die freie Methodenwahl. Bei geringer Laktatanhäufung können alle Dehnmethoden genutzt werden. Besonders empfehlenswert ist die statische Dehnmethode (SS), da mit dieser Methode eine ausgeprägte psychische Entspannung verbunden ist. Die aktiven Dehnmethoden sind nach hoher Belastung weniger zu empfehlen. Vom schon ermüdeten Sportler wird eine hohe Aufmerksamkeit gefordert und es werden durch die Muskelkontraktionen neue Belastungsreize gesetzt.

Trainingssteuerung

Dehndauer und -methoden

Die *Dauer* der Dehnungen sollte vor schnell- und maximalkräftigen Anforderungen kurz sein und zwischen 5–10 Sekunden liegen. Falls die SS-Dehnmethode aus besonderen Gründen (vgl. vorher) verwendet wird, dann ist die Dauer der Dehnung ebenfalls sehr kurz zu halten (< 5 Sekunden). Nach der sportlichen Belastung kann die Dehndauer deutlich verlängert werden (15–30 Sekunden).

Reizintensität, -umfang und -dichte

Die Reizintensität liegt im mittleren Bereich 14–16 (VAS), beim statischen Vordehnen muss sie deutlich geringer sein 12–14 (VAS); ebenso wie beim statischen Nachdehnen (SS). Der Dehnumfang liegt vor und nach der sportlichen Belastung zwischen 1–3 Serien; die Reizdichte (Dehndichte) sollte zwischen den Dehnungen ca. 30–60 Sekunden Pause vorsehen.

17.4.3 Dehnen vor und nach Maximal- und Schnellkraftbelastungen mit gleichzeitig hoher Beweglichkeitsanforderung

Es gibt Sportarten und künstlerische Darstellungen, die einen Kompromiss zwischen maximaler Beweglichkeit und schnell- und maximalkräftigen Bewegungen erfordern. Hierzu zählen z.B. Ballett oder die rhythmische Sportgymnastik oder der leichtathletische Hochsprung (vgl. Kap. 13.2.3).

Differenzierte Trainingsprogramme

Wie schon im Theorieteil angesprochen, müssen die zu dehnenden Muskeln unterschieden werden in Muskeln, die primär für die Schnellkraft zuständig sind und in Muskeln, die während sportlicher Beanspruchungen primär auf Länge beansprucht werden. Am Beispiel des Hochsprungs ist die Beinstreckmuskulatur des Sprungbeins primär für die Schnellkraftentwicklung zuständig, andere Muskeln wie z.B. die Hüftbeuge-, Bauch- und Zwischenrippenmuskulatur werden bei der Lattenüberquerung primär auf maximale Länge beansprucht. Demnach müssen – wenn die Leistungsentwicklung im Vordergrund steht – differenzierte Trainingsprogramme konzipiert werden.

Am Beispiel des Hochspringers bedeutet das, dass die Beinmuskulatur des Sprungbeins direkt vor dem Wettkampf nicht oder nur sehr kurz gedehnt werden soll. Hingegen muss die Muskulatur umfassend gedehnt werden, die große Bewegungsamplituden erlaubt.

Empfohlene Dehnmethoden

Maximal- und schnellkraftentwickelnde Muskulatur

Direkt vor schnell- und maximalkräftigen Belastungen sollten – wenn überhaupt – nur kurze statische Dehnungen eingesetzt werden. Die CR–Methode ist zur Vorbereitung auf den Wettkampf ebenfalls geeignet. Grundsätzlich sollte jedoch nur kurz gedehnt werden, um keinen Maximal- und Schnellkraftverlust zu erleiden.

Beweglichkeitsgarantierende Muskulatur

Die Muskulatur, die bei Schnell- und Maximalkraftsportarten vorwiegend auf ihre Dehnungsfähigkeit beansprucht wird, muss vor der Belastung gedehnt werden. Die statische Dehnungsmethode (SS) sollte vermieden werden; zu empfehlen sind dynamische Dehnungen sowie die CR-Methode.

Trainingssteuerung

Maximal- und schnellkraftentwickelnde Muskulatur

Die Dauer der statischen Dehnungen sollte maximal 5 Sekunden betragen; bei der Verwendung der CR-Methode gilt die gleiche Empfehlung[128]. Die *Reizintensität* ist im mittleren Bereich anzusiedeln (VAS 15–16). Der *Dehnumfang* liegt zwischen 1 und 2 Serien; die *Reizdichte (Dehndichte)* sieht vor, dass zwischen den Dehnungen ca. 60 Sekunden Pause eingehalten werden.

Beweglichkeitsgarantierende Muskulatur

Bevorzugt sollte mit dynamischen Dehnmethoden (DS) und mit aktiven Dehnmethoden (CR; AC; CR-AC) gedehnt werden. Die Dauer sollte kurz sein, maximal 10 Sekunden in endgradiger Dehnstellung; für die Dehnungsphase im Rahmen der CR-Methode gelten die gleichen Empfehlungen. Die *Reizintensität* liegt im mittleren Bereich (VAS 15–16). Der *Dehnumfang* liegt zwischen 1 und 2 Serien; die *Reizdichte (Dehndichte)* sollte zwischen den Dehnungen ca. 60 Sekunden Pause vorsehen.

---

128 Die Dehnungen dienen in erster Linie einem kurzfristigen Erweitern der Gelenksamplituden und dem Überprüfen der inneren »Systemzustände« durch Selbstwahrnehmung. Ist das Muskel-Sehnensystem und die Gelenke bereit? Müssen weitere Dehnungen durchgeführt werden oder muss das Aufwärmen insgesamt verändert werden?

17.4.4 Dehnen vor und nach Kraftausdauerbelastung

Direkt vor Kraftausdauerübungen, z.B. im Fitnessstudio, können Dehnungen sinnvoll sein. Durch Dehnen kann der Zustand der Muskeln, Sehnen und Gelenke vom Sportler selbst überprüft werden. Da das Kraftausdauertraining die Gelenke hoch beansprucht, ist neben dem Dehnen der Schwerpunkt auf ausreichendes Aufwärmen zu legen.

Sofort-regeneration

Direkt nach dem Kraftausdauertraining muss die Muskulatur des Sportlers gut durchblutet werden. Nährstoffe müssen ungehindert antransportiert und Abfallstoffe (Zwischen- und Endprodukte des Muskelstoffwechsels) abtransportiert werden. Zu einem Zeitpunkt, da noch sehr viel Säure (Laktat) im Muskel ist, wirken sich insbesondere statische Dehnungen auf die Regeneration negativ aus. Zunächst sollte der Sportler sich regenerieren und den Flüssigkeitshaushalt normalisieren. Sollte sich nach Abschluss der Sofortregeneration die Muskulatur noch verspannt anfühlen, kann mit Erfolg gedehnt werden; dann sollten statische Dehnungen (SS) bevorzugt werden.

Empfohlene Dehnmethoden

Kombination verschiedener Dehnmethoden

Zum Zweck der Vorbereitung auf Kraftausdauertraining empfiehlt sich die Kombination verschiedener Dehnmethoden. Zunächst sollte man ein bis zwei statische Dehnungen durchführen; anschließend ein bis zwei dynamische (DS) oder aktive Dehnungen (CR; CR-AC). Im Anschluss an das Kraftausdauertraining sollte nicht sofort gedehnt werden; erst nach Abschluss der Sofortregeneration wird statisches Dehnen mit *geringer Intensität* empfohlen.

Trainingssteuerung

Die Dauer der statischen Dehnungen sollte zwischen 5–10 Sekunden liegen, die Dauer unter Verwendung der Dehnmethoden DS, AC und CR-AC ebenfalls. Die Reizintensität ist submaximal (15–17 VAS). Die Dehnungen sollen vorsichtig begonnen und auf die vorgeschlagene Intensität (VAS) gesteigert werden. Im Anschluss an das Kraftausdauertraining und nach Abschluss der Sofortregeneration wird die statische Dehnmethode (SS) mit niedriger Intensität 14 (VAS) empfohlen. Der Dehnumfang liegt zwischen 2–4 Serien (z.B. 2 x SS; 2 x AC); beim Nachdehnen 2 x SS. Die Reizdichte (Dehndichte) sollte zwischen den Dehnungen ca. 30–60 Sekunden Pause vorsehen.

Wird eine Ausdauersportart, z.B. Schwimmen, als Leistungssport betrieben und ist die Bewegungstechnik in dieser Sportart von großen Bewegungsreichweiten gekennzeichnet, muss im Vorfeld die leistungsbestimmende Muskulatur gezielt gedehnt werden. Im Schwimmsport sind das in erster Linie die Schulter-, Rumpf-, Hüft- und Sprunggelenkmuskeln.

Nach Ausdauerbelastungen sollten eher ruhige, geführte Dehnungen (SS) bei geringer Intensität genutzt werden. Sportler berichten, dass sie durch Dehnungen nach dem Sport ruhiger werden und sich die verspannte Muskulatur nach dem Dehnen sich lockerer anfühle. Auch diese Effekte sind mit psychologischen und neurophysiologischen Aspekten gut zu erklären.

Empfohlene Dehnmethoden

Vor Ausdauerbelastungen sollte zum Zweck der optimalen Trainings- und Wettkampfvorbereitung in erster Linie die CR-Methode genutzt werden. Die CR-Methode hat den Vorteil, dass die Muskulatur durch die isometrische Anspannung zusätzlich aufgewärmt wird und sich dabei die Aufmerksamkeit des Sportlers auf die zu dehnende Muskulatur richtet. Erst als zweite Wahl sollten die SS-Methode und die DS-Methode eingesetzt werden. Speziell bei der SS-Methode muss darauf geachtet werden, dass vor den Ausdauerbelastungen die Dehnzeiten kurz gehalten werden[129].

Nach dem Ausdauertraining bzw. Wettkampf hat sich insbesondere die SS-Methode bewährt. Sie erlaubt ein sanftes »Hineinfühlen« in die vorher beanspruchte Muskulatur. Voraussetzung ist jedoch, dass die Muskulatur zum Zeitpunkt der Dehnung nicht übersäuert ist.

Trainingssteuerung

Die *Dauer* der Dehnungen sollte vor der Ausdauerbelastung kurz sein und zwischen 5–10 Sekunden liegen; nach der Ausdauerbelastung kann das Dehnen deutlich verlängert werden (15–45 Sekunden). Die *Reizintensität* wird vor der sportlichen Aktivität während der Dehnung gesteigert und ist submaximal 17–18 (VAS); nach der Belastung ist die Intensität nur gering

129 Dieser Aspekt ist insbesondere bei Personen von Bedeutung, die schon über eine besonders ausgeprägte Beweglichkeit verfügen oder aufgrund von Vorschädigungen instabile Gelenke haben. Ein typisches Beispiel sind Sportler, die schon des Öfteren im oberen Sprunggelenk umgeknickt sind und Restinstabilitäten mit der Tendenz zum wiederholten Umknicken haben. Bei diesen Personengruppen ist es nicht sinnvoll, über längere Zeiten zu dehnen, da sie mit der Instabilität schon Probleme haben und durch weitere Dehnungen die Tendenz zum Umknicken verstärkt wird.

12–14 (VAS). Der *Dehnumfang* liegt sowohl vor als auch nach der Ausdauerleistung zwischen 1–3 Serien; die *Reizdichte (Dehndichte)* sollte zwischen den Dehnungen ca. 30–60 Sekunden Pause vorsehen.

17.5 Zusammenfassung und Konsequenzen

Zusammenfassung

- Es werden Dehnungen für Menschen empfohlen, die ihre Beweglichkeit erhalten wollen oder im Alltag einseitig belastet sind und einen körperlichen bzw. psychischen Ausgleich suchen.
- Die Dehnübungen und Dehnprogramme für Sportler unterscheiden sich je nach Zielsetzung.
- Zielsetzungen können sein:
  - Die Entwicklung der maximalen Beweglichkeit
  - Vor- und Nachbereitung von maximal- und schnellkräftigen Aktionen
  - Vor- und Nachbereitung von kraftausdauernden Leistungen sowie von Ausdauerleistungen

Konsequenzen

- Je nach Zielsetzung in Alltag und Sport muss mit unterschiedlichen, den konkret formulierten Zielen angepassten Methoden gedehnt werden.

Training der Beweglichkeit

18

Im folgenden Praxisteil sind die Übungen exakt beschrieben. Es werden keine *»Normwerte der Beweglichkeit«* angegeben, da Normwerte auf die jeweilige Person, deren individuelle Voraussetzungen und deren Anforderungen in Alltag und Sport bezogen werden müssen (vgl. Kap. 9.2.3).

Normwerte-problematik

Merke

Bei Übungen zur Verbesserung der Beweglichkeit können verschiedene Strukturen die Beweglichkeit begrenzen. Da nur im Einzelfall zu entscheiden ist, welche Strukturen die Beweglichkeit begrenzen, werden bei den Übungsbeschreibungen komplexe Wirkungen auf die Erweiterung der Beweglichkeit angegeben. Diese Vorgehensweise erklärt auch, warum der Übungsteil nach Körperregionen und Gelenken und nicht nach gedehnten Muskelgruppen gegliedert ist.

18.1 Durchführungshinweise

In den Texten und Tabellen werden exakte Durchführungshinweise gegeben.

18.1.1 Durchführungshinweise im Text

Die Durchführungshinweise erklären die Übungsdurchführung. Sie sind als Verbindung von Text und Foto zu verstehen.

Wirkungen

Unter Wirkungen werden die Parameter genannt, die durch die Dehnübungen verbessert werden. Unter den Übungswirkungen sind nicht alle Muskeln aufgezählt, die unter Dehnung geraten können, da bei vielen Übungen die Beweglichkeit nicht durch die Muskulatur, sondern durch andere Strukturen und Faktoren begrenzt ist.

Beispiel: Übungswirkungen

Bei den Wirkungen werden – die Muskulatur betreffend – nur vereinzelt Hinweise gegeben. Im Einzelfall ist es äußerst schwierig zu entscheiden, welcher Muskel unter Dehnung gerät. Bei der Übung 34 können das der M. pectineus, der M. adductor longus, der M. adductor brevis, der M. gracilis, der M. adductor magnus, der M. obturatus externus und der M. adductor magnus sein. Hinzu kommen der kaudale Anteil des M. gluteus maximus und der M. sartorius.

Durch die Aufzählung wird deutlich, warum im Einzelfall auf die explizite Darstellung der gedehnten Muskulatur verzichtet wurde.

Dehnung und Kräftigung

Bei Dehnübungen kommt es nicht nur zum Auseinanderziehen von Muskeln, sondern immer auch zur Kräftigung von Muskeln, da aktiv Ausgangs- und Endstellungen eingenommen werden müssen; auch kommt es bei bestimmten Dehntechniken durch vorgeschaltete isometrische Anspannung der Muskulatur zur gleichzeitigen Kräftigung der Muskulatur (AED; CR-AC).

Variationen

Unter Variationen sind Abwandlungen der Übungen zu finden, die nicht immer im Bild dargestellt sind.

Anmerkungen

Unter Anmerkungen werden Hinweise gegeben, die nicht in die vorgesehenen Kategorien passen. Insbesondere wird auf mögliche Gefahren hingewiesen.

18.1.2 Durchführungshinweise in den Tabellen

Dehnmethoden

In den Tabellen sind in der linken Spalte die üblichen, im Theorieteil dargestellten Dehnmethoden aufgelistet (vgl. Kap. 15.2). Beim Durchblättern der Übungen wird deutlich, dass nicht alle Übungen mit allen Dehnmethoden durchführbar sind; weiterhin muss nach Anfängern und Fortgeschrittenen differenziert werden. Bei manchen Übungen fehlen die Tabellen – diese Übungen sind im engeren Sinne keine Dehnübungen, jedoch für die angegebenen Zielsetzungen sinnvoll.

Die *Trainingssteuerung* richtet sich nach der *persönlichen Zielsetzung*, den *individuellen Voraussetzungen* und den *angestrebten Trainingszielen* und wird in den Tabellen nicht angegeben.

Empfehlung

Die Empfehlungen beziehen sich auf die Übungen und die Dehnmethoden:

+ + +	Dehntechnik für die Übung bestens geeignet
++	Dehntechnik für die Übung gut geeignet
+	Dehntechnik für die Übung geeignet
0	Dehntechnik nur unter besonderen Bedingungen und unter besonderer Anleitung für die Übung geeignet
-	Dehntechnik für die Übung bzw. Zielsetzung ungeeignet

Aktive und passive Dehnmethoden

Die statischen und die dynamischen Dehnmethoden werden als *passive Dehnmethoden*, die CR-, AC- und CR-AC Dehnmethoden als *aktive Dehnmethoden* bezeichnet.

Material zum Dehnen

Dehnungen können durch Hilfsmittel erleichtert werden. Je nach Übungen können Matten, Rund- und Lordosekissen, ein Stuhl oder eine Bank, ein Handtuch, eine Hantelstange, ein Besenstiel oder ein Theraband sinnvoll sein.

18.2 Trainingsübungen

Die folgenden Übungen werden als Trainingsübungen bezeichnet, mit denen die angegebenen Zielsetzungen (Wirkungen) verfolgt werden können.

18.2.1 Hals- und Schultergelenke sowie Schultergürtel

Übung 1

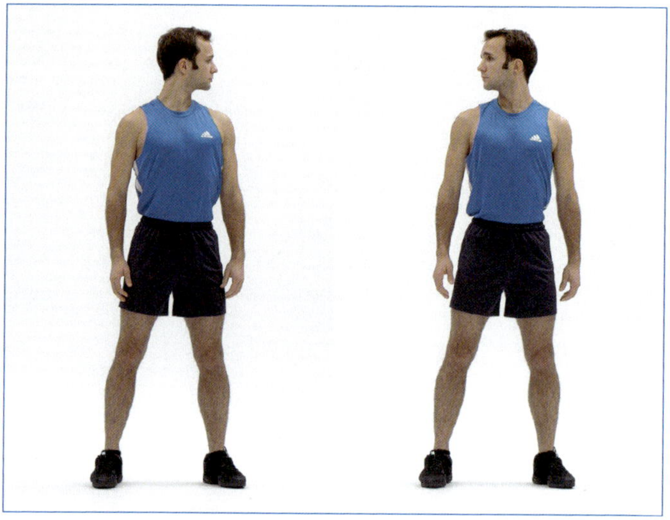

Durchführungshinweise

Im aufrechten Stand langsame Drehung des Kopfes nach rechts und nach links. Das Kinn bleibt parallel zum Boden, die Schultern stabil.

Wirkungen

Erhalt und Verbesserung der Rotationsfähigkeit der Halswirbelsäule.

Muskulatur

Dehnungen der Halsrotatoren. Kräftigung der Halsrotatoren.

Variationen

Durchführung auf einem Stuhl sitzend.

Anmerkungen

Bei Verletzungen der Halswirbelsäule die Übung nur in Rücksprache mit dem Arzt anwenden; ebenfalls bei Durchblutungsstörungen des Gehirn aufgrund von Gefäßengen im Halswirbelsäulenbereich.

Dehnmethoden	**Empfehlung**	**Anmerkungen**
Statische Dehnmethoden (SS)	-	Nicht durchführbar
Dynamische Dehnmethoden (DS)	-	Nicht durchführbar
Anspannen – Entspannen – Dehnen (CR)	+	Zunächst den Kopf maximal zur einen Seite – anschließend zur anderen Seite drehen
Agonistische Kontraktion und Dehnen (AC)	++	Erweitern Sie aktiv die Endposition
Anspannen – Entspannen – Agonistische Kontraktion und Dehnen (CR-AC)	-	Nicht durchführbar

Übung 2

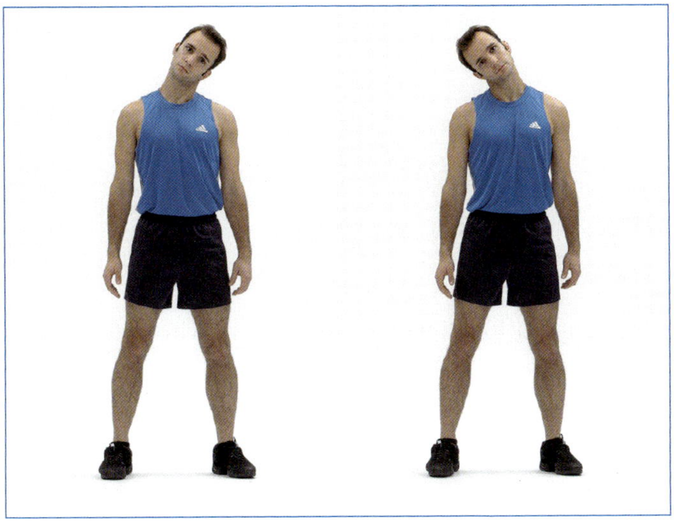

Durchführungshinweise

Im aufrechten Stand den Kopf langsam zur Seite neigen – den Kopf nicht drehen, die Schultern bleiben stabil.

Wirkungen

Erhalt und Verbesserung der Seitneigungsfähigkeit der Halswirbelsäule.

Muskulatur

Dehnung der seitlichen Hals- und der Schultergürtelmuskulatur. Kräftigung der für die Seitneigung verantwortlichen Hals- und Schultergürtelmuskulatur.

Variationen

Durchführung auf einem Stuhl sitzend.

Anmerkungen

Bei Verletzungen der Halswirbelsäule die Übung nur in Rücksprache mit dem Arzt anwenden; ebenfalls bei Durchblutungsstörungen des Gehirns aufgrund von Gefäßengen im Halswirbelsäulenbereich.

Dehnmethoden	Empfehlung	Anmerkungen
Statische Dehnmethoden (SS)	-	Nicht durchführbar
Dynamische Dehnmethoden (DS)	-	Nicht durchführbar
Anspannen – Entspannen – Dehnen (CR)	-	Nicht durchführbar
Agonistische Kontraktion und Dehnen (AC)	++	Erweitern Sie aktiv die Endposition
Anspannen – Entspannen – Agonistische Kontraktion und Dehnen (CR-AC)	-	Nicht durchführbar

Übung 3

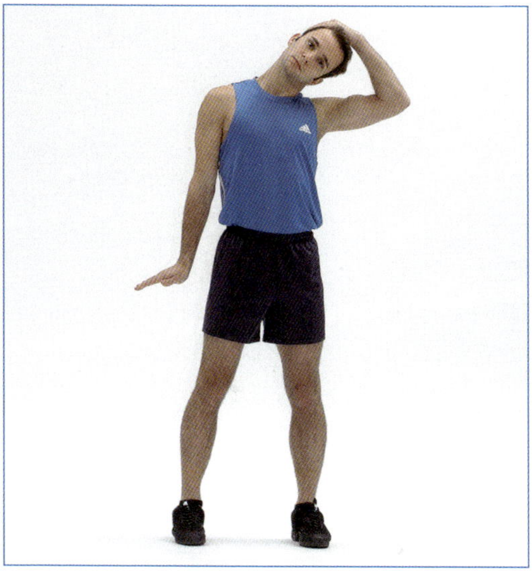

Durchführungshinweise

Im Stand den Kopf von der Gegenseite umfassen. Den Kopf langsam seitwärts zur Schulter ziehen, Blickrichtung geradeaus, der gegenseitige Arm drückt in Richtung Boden. Den Rumpf und den Kopf nicht drehen.

Wirkungen

Erhalt und Verbesserung der Seitneigungsfähigkeit der Halswirbelsäule und der komplexen Beweglichkeit des Schultergürtels.

Muskulatur

Dehnung der seitlichen Hals- und Schultergürtelmuskulatur. Kräftigung der Muskulatur, die den Schultergürtel und Arm nach unten zieht.

Variationen

Durchführung auf einem Stuhl sitzend.

Anmerkungen

Bei Verletzungen der Halswirbelsäule die Übung nur in Rücksprache mit dem Arzt anwenden; ebenfalls bei Durchblutungsstörungen des Gehirns aufgrund von Gefäßengen im Halswirbelsäulenbereich.

Dehnmethoden	Empfehlung	Anmerkungen
Statische Dehnmethoden (SS)	+++	-
Dynamische Dehnmethoden (DS)	+	-
Anspannen – Entspannen – Dehnen (CR)	++	Entwickeln Sie zunächst mit dem Kopf Druck gegen die Hand – anschließend dehnen
Agonistische Kontraktion und Dehnen (AC)	-	Nicht durchführbar
Anspannen – Entspannen – Agonistische Kontraktion und Dehnen (CR-AC)	-	Nicht durchführbar

Übung 4

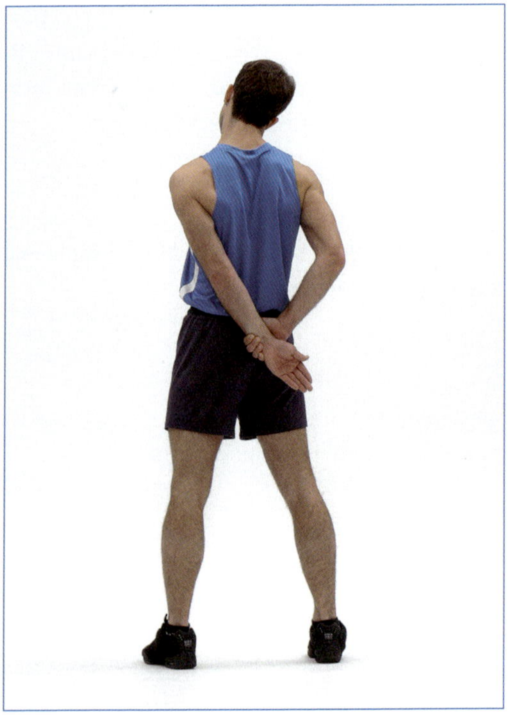

Durchführungshinweise

Im Stand umfassen Sie das Handgelenk hinter Ihrem Rücken. Ziehen Sie den Arm diagonal abwärts und neigen Sie den Kopf zur Gegenseite. Die Blickrichtung zeigt nach vorne, den Kopf nicht drehen.

Wirkungen

Erhalt und Verbesserung der Seitneigungsfähigkeit der Halswirbelsäule und der komplexen Beweglichkeit des Schultergürtels.

Muskulatur

Dehnung der seitlichen Hals- und der Schultergürtelmuskulatur.

Variationen

Bei guter Beweglichkeit den Arm oberhalb des Ellbogens umfassen.

Dehnmethoden	Empfehlung	Anmerkungen
Statische Dehnmethoden (SS)	++	-
Dynamische Dehnmethoden (DS)	-	Nicht durchführbar
Anspannen – Entspannen – Dehnen (CR)	-	Nicht durchführbar
Agonistische Kontraktion und Dehnen (AC)	-	Nicht durchführbar
Anspannen – Entspannen – Agonistische Kontraktion und Dehnen (CR-AC)	-	Nicht durchführbar

Übung 5

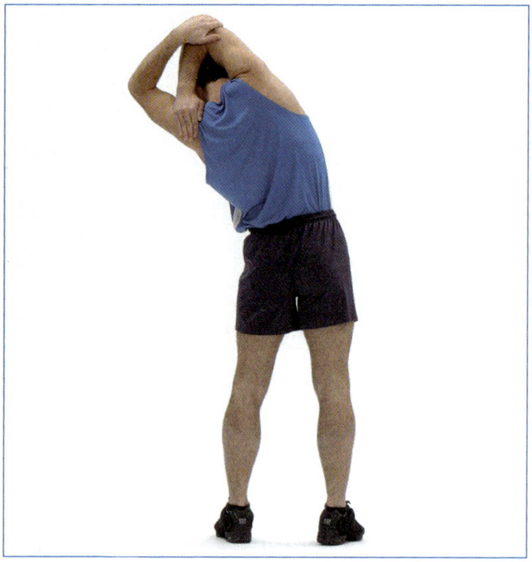

Durchführungshinweise

Im schulterbreiten Stand mit leicht gebeugten Kniegelenken mit der gegenseitigen Hand den Ellbogen umfassen. Der Ellbogen wird nach hinten-unten gezogen. Blickrichtung nach vorne, den Rumpf und den Kopf nicht drehen.

Wirkungen

Erhalt und Verbesserung der komplexen Beweglichkeit des Schultergürtels und der Rumpfseitneigung.

Dehnmethoden	Empfehlung	Anmerkungen
Statische Dehnmethoden (SS)	++	Für den Anfänger geeignet
Dynamische Dehnmethoden (DS)	-	-
Anspannen – Entspannen – Dehnen (CR)	-	-
Agonistische Kontraktion und Dehnen (AC)	-	-
Anspannen – Entspannen – Agonistische Kontraktion und Dehnen (CR-AC)	-	-

Übung 6

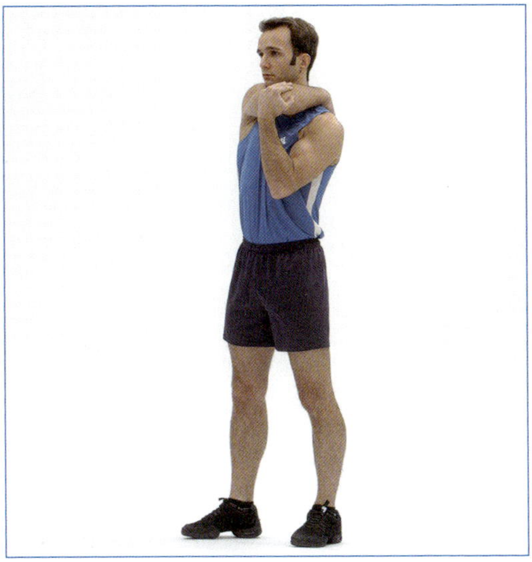

Durchführungshinweise

Im schulterbreiten Stand mit leicht gebeugten Kniegelenken den Ellbogen umfassen. Den Ellbogen in Richtung der gegenüberliegenden Schulter ziehen. Die Blickrichtung ist nach vorne, den Rumpf und den Kopf nicht drehen.

Wirkungen

Erhalt und Verbesserung der komplexen Beweglichkeit des Schultergürtels.

Muskulatur

Komplexe Dehnung der Schultergürtelmuskulatur.

Variationen

Kopf drehen mit Blickrichtung über die Schulter der zu dehnenden Seite.

Dehnmethoden	Empfehlung	Anmerkungen
Statische Dehnmethoden (SS)	++	Für den Anfänger geeignet
Dynamische Dehnmethoden (DS)	-	-
Anspannen – Entspannen – Dehnen (CR)	+	Zunächst mit dem Ellenbogen Druck gegen die Hand entwickeln, anschließend dehnen
Agonistische Kontraktion und Dehnen (AC)	-	Nicht durchführbar
Anspannen – Entspannen – Agonistische Kontraktion und Dehnen (CR-AC)	-	Nicht durchführbar

Übung 7

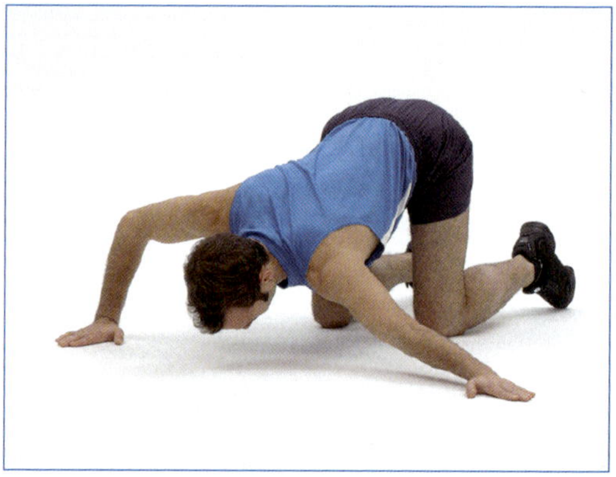

Durchführungshinweise

Im Kniestand neigen Sie den Oberkörper nach vorne-unten. Der linke Arm ist in Schulterhöhe zur Seite gestreckt. Zur Dehnung wird die Schulter weiter abgesenkt.

Anmerkungen

Nicht einsetzen bei Schulterbeschwerden, Hypermobilität der Schultergelenke und bei Gefahr des Auskugelns.

Übung 10

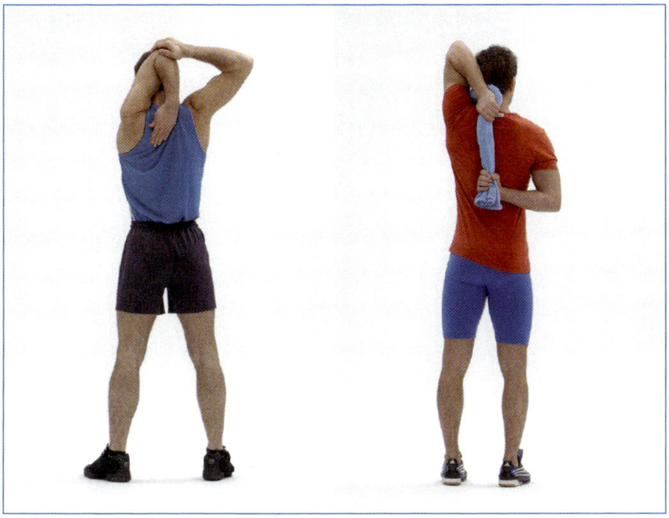

Durchführungshinweise

Im aufrechten, schulterbreiten Stand mit leicht gebeugten Kniegelenken wird die Hand auf das gleichseitige Schulterblatt gelegt. Die gegenseitige Hand zieht den Ellbogen nach hinten-unten.

Wirkungen

Erhalt und Verbesserung der komplexen Schultergürtel- und Ellbogenbeweglichkeit.

Muskulatur

Komplexe Dehnung der vorderen Schultergürtelmuskulatur

Variationen

Bei eingeschränkter Beweglichkeit kann ein Handtuch zu Hilfe genommen werden (rechte Abbildung).

Dehnmethoden	Empfehlung	Anmerkungen
Statische Dehnmethoden (SS)	++	Für den Anfänger besonders geeignet
Dynamische Dehnmethoden (DS)	+	Für den Anfänger und den Fortgeschrittenen
Anspannen – Entspannen – Dehnen (CR)	+	Für den Anfänger und den Fortgeschrittenen
Agonistische Kontraktion und Dehnen (AC)	+	Für den Anfänger und den Fortgeschrittenen
Anspannen – Entspannen – Agonistische Kontraktion und Dehnen (CR-AC)	+	Nur für Fortgeschrittene mit geeigneter Anleitung von Fachpersonal

18.2.3 Ellenbogen-, Hand- und Fingergelenke

Übung 11

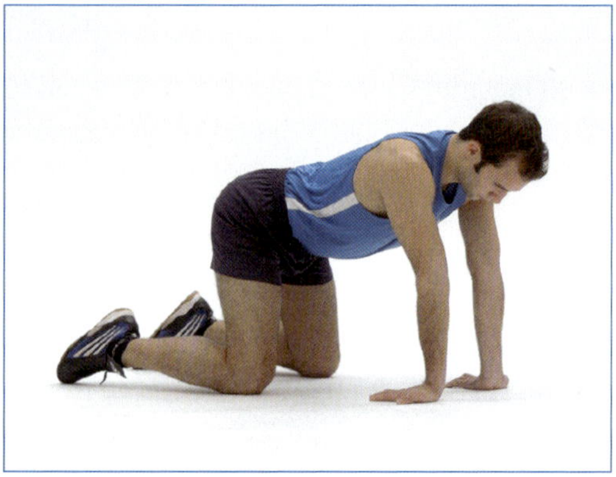

Durchführungshinweise

Im Vierfüßerstand werden die Arme nach außen gedreht, bis die Hände in Verlängerung der Körperachse aufliegen.

Wirkungen

Erhalt und Verbesserung der Streckfähigkeit in Hand- und Fingergelenken.

Muskulatur

Dehnung der Unterarmmuskulatur (Handgelenksbeuger) sowie der Innenrotatoren der Schultergelenke. Kräftigung der Handgelenksbeuger (aktive Methoden).

Anmerkungen

Die Übung bei Schmerzen im Handgelenk nicht durchführen.

Dehnmethoden	Empfehlung	Anmerkungen
Statische Dehnmethoden (SS)	++	Regulation der Dehnung durch Vor- und Rückführen des Oberkörpers
Dynamische Dehnmethoden (DS)	-	Nicht durchführbar
Anspannen – Entspannen – Dehnen (CR)	+	Zunächst gegen den Boden in Richtung Handgelenksbeugung Druck entwickeln – anschließend dehnen
Agonistische Kontraktion und Dehnen (AC)	-	Nicht durchführbar
Anspannen – Entspannen – Agonistische Kontraktion und Dehnen (CR-AC)	-	Nicht durchführbar

Übung 12

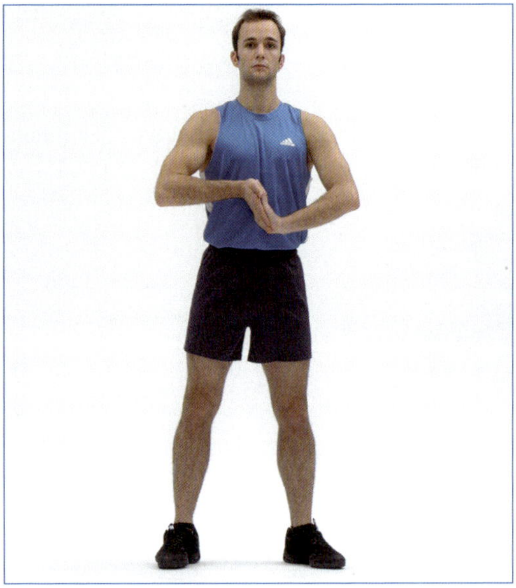

Durchführungshinweise

Im aufrechten schulterbreiten Stand halten Sie die Handgelenke vor Ihren Körper. (Über-)Strecken Sie vorsichtig die Hand- und Fingergelenke.

Wirkungen

Erhalt und Verbesserung der Streckfähigkeit in Hand- und Fingergelenken.

Muskulatur

Dehnung der vorderseitigen Muskulatur des Unterarms (Handgelenkbeuger). Kräftigung der Handgelenkbeuger und –strecker (je nach Methode).

Anmerkung

Vorsicht bei Schmerzen in den Hand- und Fingergelenken.

Dehnmethoden	Empfehlung	Anmerkungen
Statische Dehnmethoden (SS)	+++	-
Dynamische Dehnmethoden (DS)	+	-
Anspannen – Entspannen – Dehnen (CR)	+++	Drücken Sie zunächst gegen die Hände – anschließend dehnen
Agonistische Kontraktion und Dehnen (AC)	-	Nicht durchführbar
Anspannen – Entspannen – Agonistische Kontraktion und Dehnen (CR-AC)	-	Nicht durchführbar

18.2.4 Komplexe Beweglichkeit Schultergürtel und Wirbelsäule

Übung 13

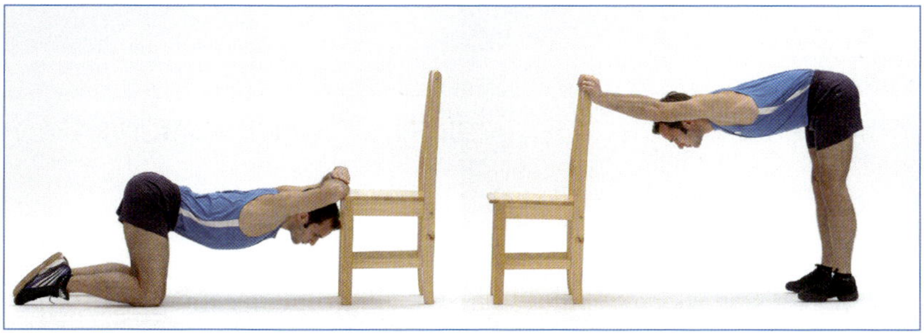

Durchführungshinweise

Im Kniestand wird der Oberkörper waagerecht gehalten, die gebeugten Arme liegen auf einem Stuhl. Der Brustkorb wird nach unten gedrückt, die Blickrichtung zeigt nach unten.

Wirkungen

Erhalt und Verbesserung der Beweglichkeit der komplexen Schultergürtelregion sowie der Beweglichkeit der Wirbelsäule (Extension).

Muskulatur

Komplexe Dehnung der vorderen Schultergürtel-, Brust- und Bauchmuskulatur.

Variationen

Durchführung im Kniestand mit gestreckten Armen. Durchführung im Stand mit gestreckten Armen (rechte Abbildung).

Dehnmethoden	Empfehlung	Anmerkungen
Statische Dehnmethoden (SS)	++	Für Anfänger besonders geeignet
Dynamische Dehnmethoden (DS)	+	Für Fortgeschrittenen
Anspannen – Entspannen – Dehnen (CR)	+	Zunächst mit den Armen Druck gegen den Stuhl entwickeln – anschließend dehnen
Agonistische Kontraktion und Dehnen (AC)	-	Nicht durchführbar
Anspannen – Entspannen – Agonistische Kontraktion und Dehnen (CR-AC)	-	Nicht durchführbar

Übung 14

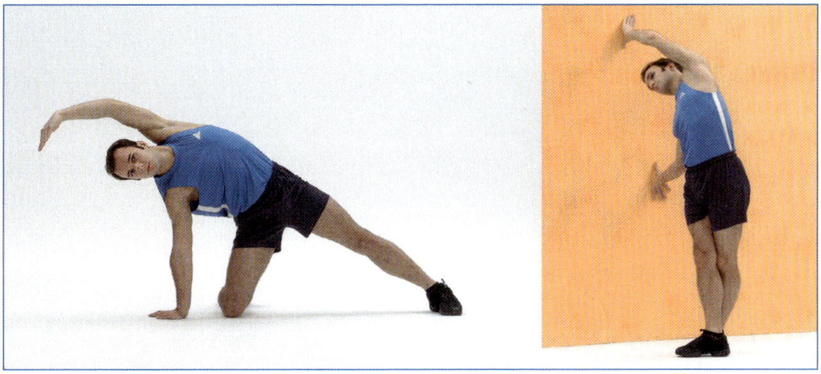

Durchführungshinweise

Einbeiniger Kniestand, das andere Bein ist seitlich gestreckt, der untere Arm stützt ab. Der obere Arm zieht seitlich über den Kopf in die Dehnung. Oberkörper und Hüfte bleiben frontal – keine Ausweichbewegungen (linke Abbildung).

Wirkungen

Erhalt und Verbesserung der komplexen Seitneigungsfähigkeit.

Variationen

Durchführung im Stand. Mit dem rechten Bein das linke Bein überschlagen. Hüfte nach außen schieben, gleichzeitig mit den Händen an der Wand »herabwandern«, der Oberkörper und das Becken bleiben stets frontal (nicht drehen) (rechte Abbildung).

Dehnmethoden	Empfehlung	Anmerkungen
Statische Dehnmethoden (SS)	++	-
Dynamische Dehnmethoden (DS)	-	-
Anspannen – Entspannen – Dehnen (CR)	-	-
Agonistische Kontraktion und Dehnen (AC)	-	-
Anspannen – Entspannen – Agonistische Kontraktion und Dehnen (CR-AC)	-	-

18.2.5 Wirbelsäule

Übung 15

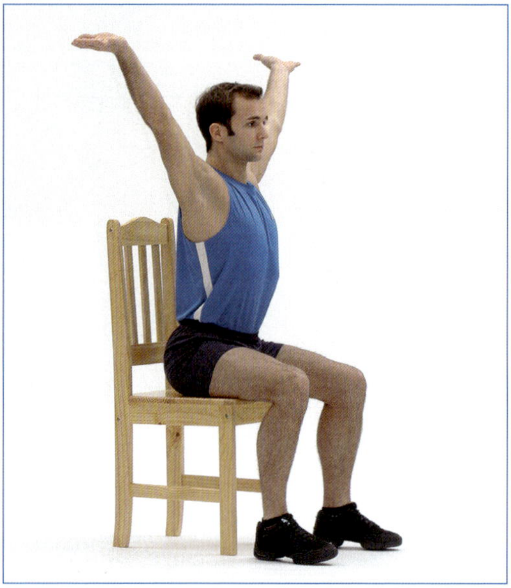

Durchführungshinweise

Aus dem vornüber geneigten Sitz in die vollständige Streckung der Wirbelsäule gehen. Während der Streckung der Wirbelsäule werden die Arme und Schultern außenrotiert und nach hinten-oben geführt.

Wirkungen

Erhalt und Verbesserung der komplexen Schultergürtel- und Wirbelsäulenbeweglichkeit (Außenrotation – Extension).

Variationen

Die Arme wechselnd verstärkt in die Höhe strecken.

Anmerkungen

Eine »klassische Ausgleichsübung« gegen »einseitige Sitzbelastungen«. Die Übung sollte mehrfach am Tag durchgeführt werden.

Dehnmethoden	Empfehlung	Anmerkungen
Statische Dehnmethoden (SS)	-	-
Dynamische Dehnmethoden (DS)	-	-
Anspannen – Entspannen – Dehnen (CR)	-	-
Agonistische Kontraktion und Dehnen (AC)	++	Für den Anfänger besonders geeignet
Anspannen – Entspannen – Agonistische Kontraktion und Dehnen (CR-AC)	-	-

Übung 16

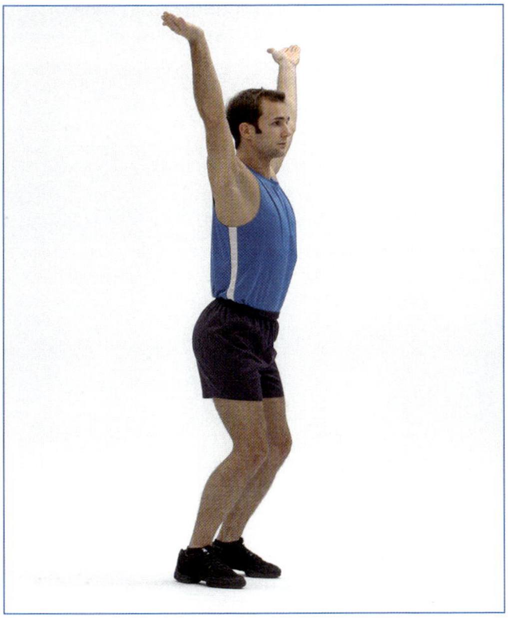

Durchführungshinweise

Drehen Sie im schulterbreiten Stand die Arme und Schultern nach außen, und führen Sie sie nach hinten-oben.

Wirkungen

Erhalt und Verbesserung der komplexen Schultergürtel- und Wirbelsäulenbeweglichkeit (Außenrotation – Extension).

Muskulatur

Dehnung der Bauch-, Rippen- und Schultermuskulatur (Innenrotatoren). Kräftigung der Schulterheber und der Außenrotationsmuskulatur der Schultergelenke sowie der Rückenstrecker.

Anmerkungen

Eine »klassische Ausgleichsübung« gegen »einseitige Sitzbelastungen«. Die Übung sollte mehrfach am Tag durchgeführt werden.

Dehnmethoden	**Empfehlung**	**Anmerkungen**
Statische Dehnmethoden (SS)	-	Nicht durchführbar
Dynamische Dehnmethoden (DS)	-	Nicht durchführbar
Anspannen – Entspannen – Dehnen (CR)	-	Nicht durchführbar
Agonistische Kontraktion und Dehnen (AC)	++	Gehen Sie aktiv in die Dehnstellung
Anspannen – Entspannen – Agonistische Kontraktion und Dehnen (CR-AC)	-	Nicht durchführbar

Übung 17

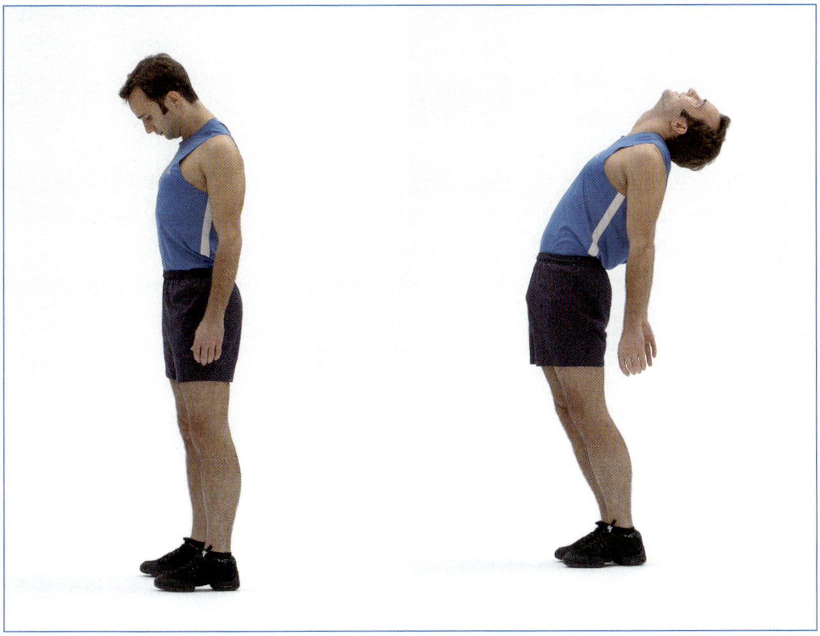

Durchführungshinweise

Im aufrechten Stand neigen Sie den Kopf langsam nach vorn. Ziehen Sie Ihr Kinn zur Brust. Anschließend nehmen Sie den Kopf langsam und gleichmäßig in den Nacken.

Wirkungen

Erhalt und Verbesserung der komplexen Beuge- und Streckfähigkeit der Hals- und Brustwirbelsäule.

Variationen

Die Arme werden an der Hüfte abgestützt.

Anmerkungen

Bei Verletzungen der Halswirbelsäule nur in Rücksprache mit dem Arzt anwenden; ebenfalls bei Durchblutungsstörungen des Gehirns aufgrund von Gefäßengen im Halswirbelsäulenbereich. Parallel wird die Bauch- und Hüftmuskulatur sowohl gedehnt als auch gekräftigt.

Dehnmethoden	Empfehlung	Anmerkungen
Statische Dehnmethoden (SS)	-	Nicht durchführbar
Dynamische Dehnmethoden (DS)	-	Nicht durchführbar
Anspannen – Entspannen – Dehnen (CR)	-	Nicht durchführbar
Agonistische Kontraktion und Dehnen (AC)	++	Erweitern Sie aktiv die Endposition
Anspannen – Entspannen – Agonistische Kontraktion und Dehnen (CR-AC)	-	Nicht durchführbar

Übung 18

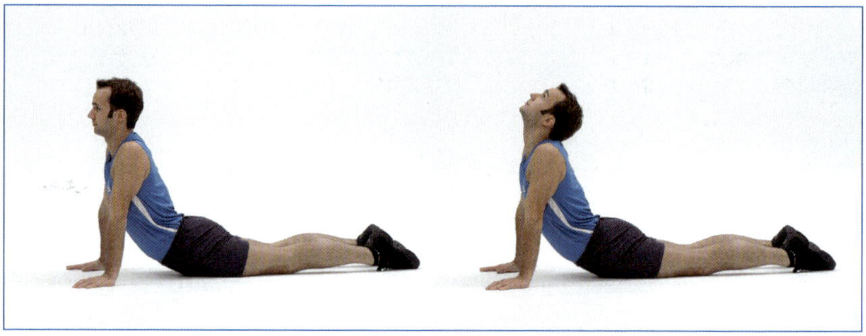

Durchführungshinweise

In Bauchlage stützen Sie sich auf die gestreckten Arme. Spannen Sie die Gesäßmuskulatur aktiv an und richten Sie den Oberkörper mit Hilfe der Arme weiter auf.

Wirkungen

Erhalt und Verbesserung der Extensionsfähigkeit der Hals-, Brust- und Lendenwirbelsäule.

Muskulatur

Dehnung der Bauch-, Brust-, Zwischenrippen- und der vorderen Halsmuskulatur.

Anmerkungen

Vorsichtig bei Schmerzen in Hals- und Brustwirbelsäule.

Dehnmethoden	Empfehlung	Anmerkungen
Statische Dehnmethoden (SS)	+++	
Dynamische Dehnmethoden (DS)	-	Nicht durchführbar
Anspannen – Entspannen – Dehnen (CR)	-	Nicht durchführbar
Agonistische Kontraktion und Dehnen (AC)	-	Nicht durchführbar
Anspannen – Entspannen – Agonistische Kontraktion und Dehnen (CR-AC)	-	Nicht durchführbar

Übung 19

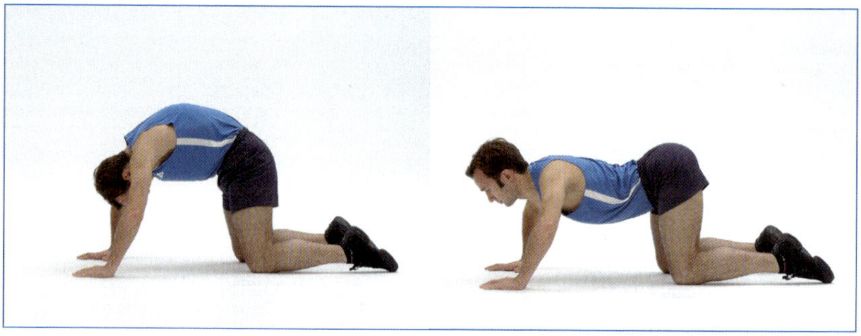

Durchführungshinweise

Machen Sie im Vierfüßerstand einen »Katzenbuckel«. Achten Sie auf eine möglichst harmonische Krümmung der Wirbelsäule. Folgend lassen Sie die Wirbelsäule durchhängen (Hohlkreuzposition) – achten Sie auch hier auf eine harmonische Krümmung der Wirbelsäule.

Wirkungen

Erhalt und Verbesserung Beuge- und Streckfähigkeit der Wirbelsäule.

Anmerkungen

Im engeren Sinne ist diese Übung keine Dehnungsübung. Sie entwickelt und erhält die Beweglichkeit der Brust- und der Lendenwirbelsäule.

18.2.6 Komplexe Beweglichkeit der Wirbelsäule und Hüftgelenke

Übung 23

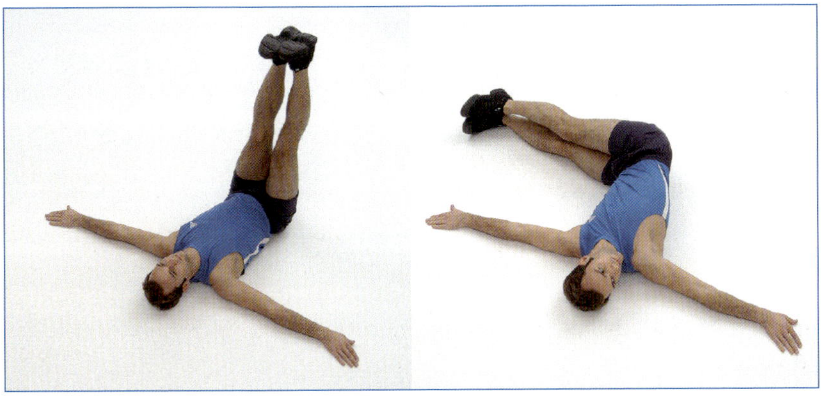

Durchführungshinweise

In Rückenlage mit in Verlängerung der Schultern ausgebreiteten Armen strecken Sie Ihre Beine nach oben. Legen Sie die gestreckten Beine jeweils links und rechts in Verlängerung der Hüfte ab. Blicken Sie jeweils zum gegenüberliegenden Arm, Ihre Schultern behalten ständig Bodenkontakt.

Wirkungen

Verbesserung der Rotationsfähigkeit der Wirbelsäule.

Muskulatur

Dehnung der Rumpfrotatoren. Kräftigung der Rumpfrotatoren.

Variationen

Gleiche Übungsausführung; die Beine sind im Kniegelenk rechtwinklig angewinkelt.

Anmerkungen

Vorsicht bei Problemen mit den Lenden-Darmbeingelenken (Iliosakralgelenke).

Dehnmethoden	Empfehlung	Anmerkungen
Statische Dehnmethoden (SS)	++	-
Dynamische Dehnmethoden (DS)	-	Nicht durchführbar
Anspannen – Entspannen – Dehnen (CR)	-	Nicht durchführbar
Agonistische Kontraktion und Dehnen (AC)	-	Nicht durchführbar
Anspannen – Entspannen – Agonistische Kontraktion und Dehnen (CR-AC)	-	Nicht durchführbar

Übung 24

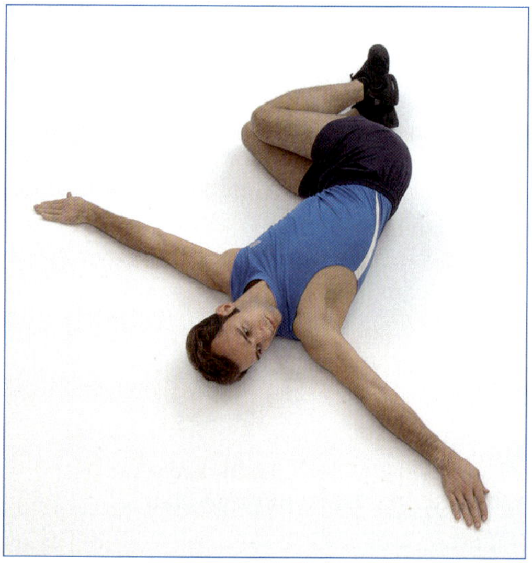

Durchführungshinweise

In Rückenlage umfassen Sie mit der linken Hand das rechte übergeschlagene Knie. Ihr rechter Arm ist in Verlängerung der Schulter gestreckt und stabilisiert den Körper. Ziehen Sie das Knie in Richtung zum Boden, und drehen Sie den Kopf zur anderen Seite.

Wirkungen

Verbesserung der Rotationsfähigkeit der Wirbelsäule.

Muskulatur

Dehnung: Abduktoren des Hüftgelenkes; Rotationsmuskulatur der Wirbelsäule.

Anmerkungen

Vorsicht bei Problemen mit den Lenden-Darmbeingelenken (Iliosakralgelenke).

Dehnmethoden	Empfehlung	Anmerkungen
Statische Dehnmethoden (SS)	+	-
Dynamische Dehnmethoden (DS)	+	Nur geringgradiges Federn
Anspannen – Entspannen – Dehnen (CR)	-	Nicht durchführbar
Agonistische Kontraktion und Dehnen (AC)	-	Nicht durchführbar
Anspannen – Entspannen – Agonistische Kontraktion und Dehnen (CR-AC)	-	Nicht durchführbar

Übung 25

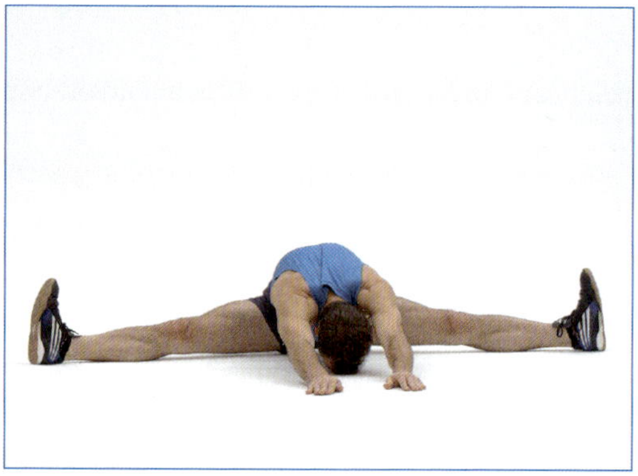

Durchführungshinweise

Aus dem Sitz mit seitlich gespreizten und gestreckten Beinen den Oberkörper nach vorne bringen, die Fußspitzen zeigen zur Decke.

Wirkungen

Erhalt und Verbesserung der komplexen Beweglichkeit der Hüftgelenke und der Lendenwirbelsäule.

Muskulatur

Dehnung: Hüftadduktoren; hintere Oberschenkelmuskulatur; zweigelenkige Wadenmuskulatur. Kräftigung: Schienbeinmuskulatur (bei Variation: Kräftigung der Hüftinnen- und Außenrotatoren).

Variationen

Setzen Sie sich vor eine Wand, und stützen Sie Ihren Rücken ab. Drehen Sie die gegrätschten Beine nach innen und nach außen. Legen Sie Ihren Oberkörper mit nach vorne gestreckten Armen zwischen den Beinen ab.

Dehnmethoden	**Empfehlung**	**Anmerkungen**
Statische Dehnmethoden (SS)	++	-
Dynamische Dehnmethoden (DS)	-	Nicht durchführbar
Anspannen – Entspannen – Dehnen (CR)	-	Nicht durchführbar
Agonistische Kontraktion und Dehnen (AC)	+	Bei Variation in Rotationsrichtung erweitern Sie aktiv die Endposition
Anspannen – Entspannen – Agonistische Kontraktion und Dehnen (CR-AC)	-	Nicht durchführbar

18.2.7 Hüftgelenke

Übung 26

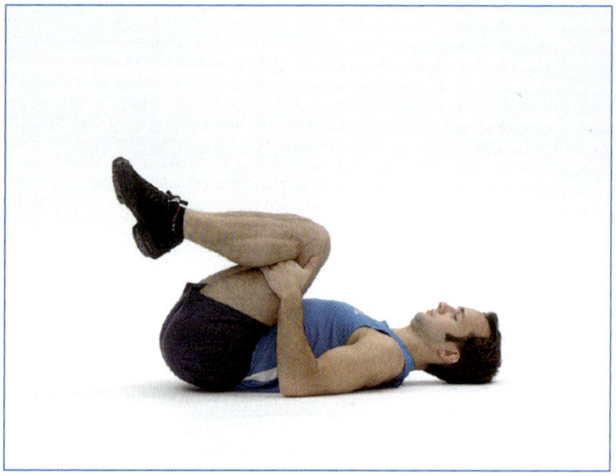

Durchführungshinweise

In Rückenlage werden die hinteren Oberschenkel umfasst und zum Körper gezogen.

Wirkungen

Erhalt und Verbesserung der Beugefähigkeit der Hüftgelenke.

Variationen

Kopf in der Endstellung aktiv zur Brust beugen.

Anmerkungen

Diese Übung wird vielfach als Dehnungsübung bezeichnet. Wenn die Hüft- und Rückenbeweglichkeit jedoch normal ausgeprägt ist, wirkt diese Übung primär als Entspannungsübung. Bei gebeugtem Kopf wird das Nervensystem unter verstärkten Zug gebracht (Rückenmark und Spinalnerv).

Übung 27

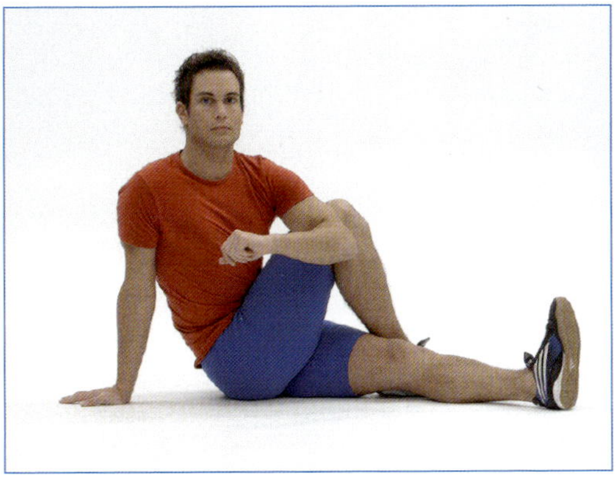

Durchführungshinweise

Im Sitz stellen Sie Ihr rechtes Bein über das gestreckte linke Bein. Der Fuß ist oberhalb des Kniegelenks aufgestellt, der rechte Arm stützt den aufrechten Körper ab. Der linke Ellbogen drückt den rechten Oberschenkel zur Gegenseite und dosiert die Dehnung. Die Blickrichtung ist der Dehnung entgegengesetzt.

Wirkungen

Verbesserung der Adduktionsfähigkeit der Hüftgelenke.

Muskulatur

Dehnung: Abduktoren des Hüftgelenkes; Gesäßmuskulatur. Kräftigung: Abduktoren des Hüftgelenkes; Gesäßmuskulatur (aktive Methoden).

Dehnmethoden	Empfehlung	Anmerkungen
Statische Dehnmethoden (SS)	+++	-
Dynamische Dehnmethoden (DS)	+	-
Anspannen – Entspannen – Dehnen (CR)	++	Zunächst gegen den Ellenbogen nach außen drücken – anschließend dehnen
Agonistische Kontraktion und Dehnen (AC)	-	Nicht durchführbar
Anspannen – Entspannen – Agonistische Kontraktion und Dehnen (CR-AC)	-	Nicht durchführbar

Übung 28

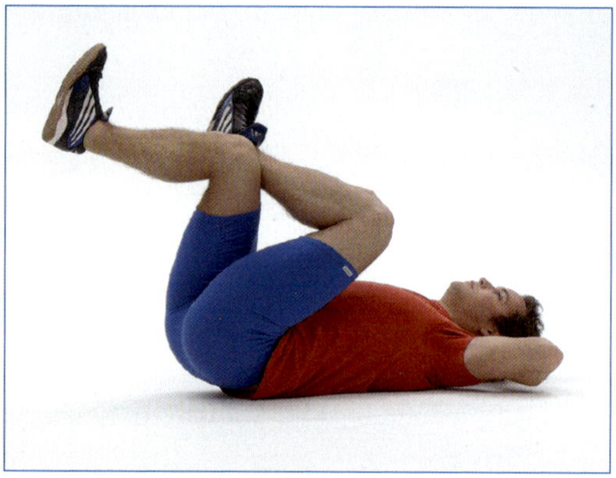

Durchführungshinweise

In Rückenlage wird das linke Bein über das rechtwinklig gebeugte, rechte Bein geschlagen. Der Fuß des linken Beines liegt oberhalb des Knies des rechten Beines auf. Dosieren Sie die Dehnung durch Heranziehen des rechten Beines.

Wirkungen

Verbesserung der Beuge- und Adduktionsfähigkeit der Hüftgelenke bei gebeugtem Kniegelenk.

Muskulatur

Dehnung: Abduktoren des Hüftgelenkes; Gesäßmuskulatur. Kräftigung: Hüftbeugemuskulatur des kontralateralen Beines.

Dehnmethoden	Empfehlung	Anmerkungen
Statische Dehnmethoden (SS)	+++	
Dynamische Dehnmethoden (DS)	+	
Anspannen – Entspannen – Dehnen (CR)	-	Nicht durchführbar
Agonistische Kontraktion und Dehnen (AC)	-	Nicht durchführbar
Anspannen – Entspannen – Agonistische Kontraktion und Dehnen (CR-AC)	-	Nicht durchführbar

Übung 29

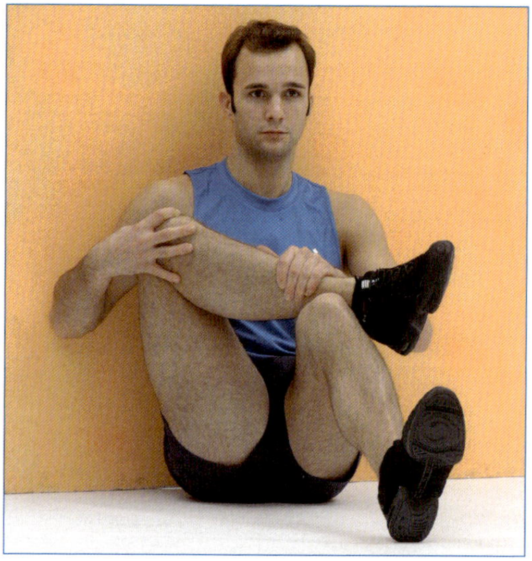

Durchführungshinweise

Im Sitz an der Wand ist das rechte Bein über das linke Bein geschlagen. Der Sportler fixiert das Bein am Sprung- und Kniegelenk. Fuß des unteren Beines zum Schienbein anziehen und die Dehnung durch Heranziehen des unteren Beines dosieren.

Wirkungen

Erhalt und Verbesserung der Beuge-, Außenrotations- und Adduktionsfähigkeit der Hüftgelenke.

Anmerkungen

Diese Übung keinesfalls mit einem künstlichen Hüftgelenk durchführen, da bei dieser Übung die Gefahr des Auskugelns besteht (Luxation).

Dehnmethoden	Empfehlung	Anmerkungen
Statische Dehnmethoden (SS)	++	Für den Anfänger besonders geeignet
Dynamische Dehnmethoden (DS)	+	Nur Fortgeschrittene
Anspannen – Entspannen – Dehnen (CR)	+	Nur Fortgeschrittene
Agonistische Kontraktion und Dehnen (AC)	-	-
Anspannen – Entspannen – Agonistische Kontraktion und Dehnen (CR-AC)	-	-

Übung 30

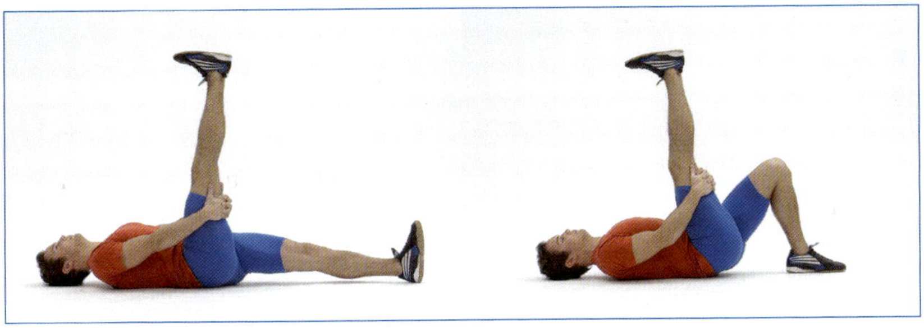

Durchführungshinweise

In Rückenlage ist ihr linkes Bein aufgestellt. Sie umfassen den Oberschenkel des rechten Beins und strecken den Fuß. Anschließend beugen Sie den Fuß maximal.

Wirkungen

Verbesserung der Streck- und Beugefähigkeit im oberen Sprunggelenk; Verbesserung der Hüftbeugefähigkeit bei gestrecktem Kniegelenk.

Muskulatur

Dehnung: Wadenmuskulatur; Schienbeinmuskulatur; hintere Oberschenkelmuskulatur. Kräftigung: kontralaterale Hüftbeugemuskulatur; Wadenmuskulatur; Schienbeinmuskulatur.

Dehnmethoden	Empfehlung	Anmerkungen
Statische Dehnmethoden (SS)	+	Hintere Oberschenkel-muskulatur
Dynamische Dehnmethoden (DS)	-	Nicht durchführbar
Anspannen – Entspannen – Dehnen (CR)	-	Nicht durchführbar
Agonistische Kontraktion und Dehnen (AC)	++	Den Fuß zum Körper hin aktiv beugen und vice versa
Anspannen – Entspannen – Agonistische Kontraktion und Dehnen (CR-AC)	++	Zunächst den Fuß zu strecken versuchen – anschließend den Fuß zum Körper ziehen und dehnen und vice versa

Übung 31

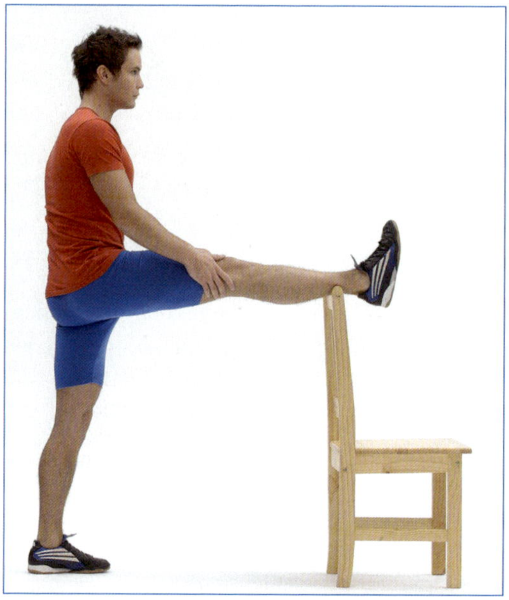

Durchführungshinweise

Bein gestreckt auflegen. Fuß zum Schienbein anziehen. Den geraden Oberkörper im Hüftgelenk langsam nach vorne bringen.

Wirkungen

Erhalt und Verbesserung der Beugefähigkeit des Hüftgelenks bei gestrecktem Kniegelenk und geradem Rücken.

Muskulatur

Dehnung: hintere Oberschenkelmuskulatur; zweigelenkige Wadenmuskulatur. Kräftigung: Schienbeinmuskulatur.

Variationen

Fußspitze anziehen bzw. nicht anziehen.

Dehnmethoden	Empfehlung	Anmerkungen
Statische Dehnmethoden (SS)	+++	
Dynamische Dehnmethoden (DS)	++	
Anspannen – Entspannen – Dehnen (CR)	+	Entwickeln Sie zunächst mit Ihrer Ferse Druck gegen die Unterlage – anschließend dehnen
Agonistische Kontraktion und Dehnen (AC)	++	Erweitern Sie aktiv die Endposition
Anspannen – Entspannen – Agonistische Kontraktion und Dehnen (CR-AC)	+	Entwickeln Sie zunächst mit Ihrer Ferse Druck gegen die Unterlage – anschließend dehnen – und aktives Erweitern der Endposition

Übung 32

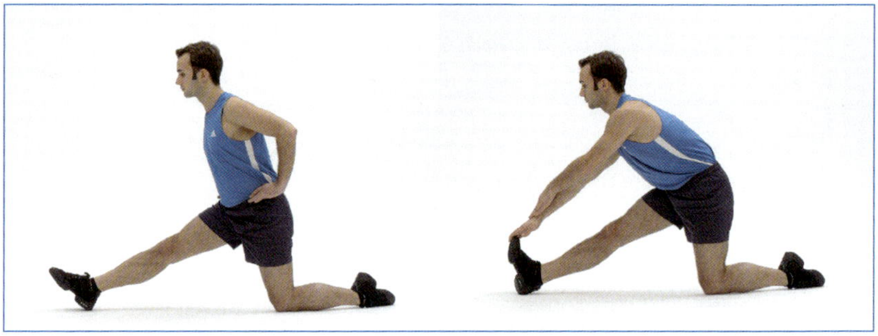

Durchführungshinweise

Kniestand, das zu dehnende Bein ist gestreckt mit der Ferse aufgesetzt. Der gerade Oberkörper wird gestreckt nach vorne gebracht.

Wirkungen

Erhalt und Verbesserung der Beugefähigkeit des Hüftgelenks bei gestrecktem Kniegelenk und geradem Rücken. Bei der Variation wird zusätzlich die Beugefähigkeit des oberen Sprunggelenks verbessert.

Muskulatur

Dehnung: hintere Oberschenkelmuskulatur; Hüftbeugemuskulatur; bei der Variation: Wadenmuskulatur.

Variationen

Fußspitze anziehen bzw. nicht anziehen. Fußspitzen mit den Händen umfassen.

Anmerkungen

In erster Linie werden die Kniebeuger gedehnt. Vielfach kommt es dazu, dass auch der Ischiasnerv (N. ischiadicus) gedehnt wird. Deutlich wird die Dehnung des N. ischiadicus dann, wenn bei konstantem Hüft- und Kniebeugewinkel durch das Anziehen der Fußspitze zum Körper das »Ziehen« im hinteren Oberschenkel und in der Kniekehle verstärkt wird, da hierbei der N. ischiadicus gedehnt wird.

Dehnmethoden	Empfehlung	Anmerkungen
Statische Dehnmethoden (SS)	+++	-
Dynamische Dehnmethoden (DS)	+	-
Anspannen – Entspannen – Dehnen (CR)	-	Nicht durchführbar
Agonistische Kontraktion und Dehnen (AC)	-	Nicht durchführbar
Anspannen – Entspannen – Agonistische Kontraktion und Dehnen (CR-AC)	-	Nicht durchführbar

Übung 33

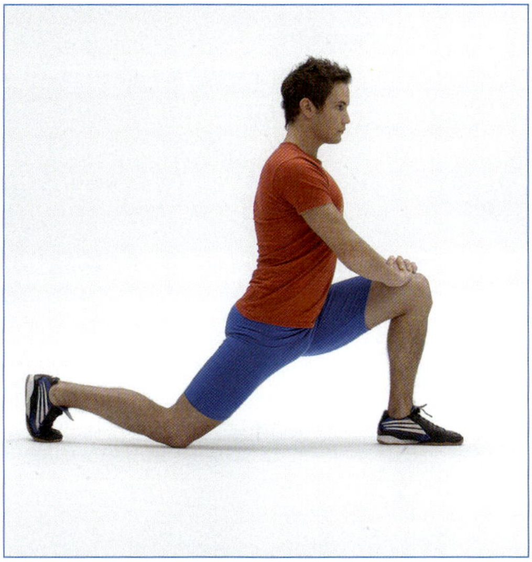

Durchführungshinweise

Im Schrittkniestand stützen Sie sich mit den Händen auf dem linken Oberschenkel ab. Indem Sie den Körper nach vorne verlagern und die Hüfte aktiv nach vorne schieben, kommt es zur Streckung des Hüftgelenkes. Halten Sie den Rücken während der Übung gerade.

Wirkungen

Erhalt und Verbesserung der Streckfähigkeit des Hüftgelenkes.

Anmerkungen

Vorsicht bei Schädigungen hinter der Kniescheibe. Auf jeden Fall sollte eine weiche Matte untergelegt werden.

Dehnmethoden	Empfehlung	Anmerkungen
Statische Dehnmethoden (SS)	++	Für den Anfänger besonders geeignet
Dynamische Dehnmethoden (DS)	+	Für den Fortgeschrittenen
Anspannen – Entspannen – Dehnen (CR)	+	Nur mit geeigneter Anleitung von Fachpersonal
Agonistische Kontraktion und Dehnen (AC)	+	Nur mit geeigneter Anleitung von Fachpersonal
Anspannen – Entspannen – Agonistische Kontraktion und Dehnen (CR-AC)	-	-

Übung 34

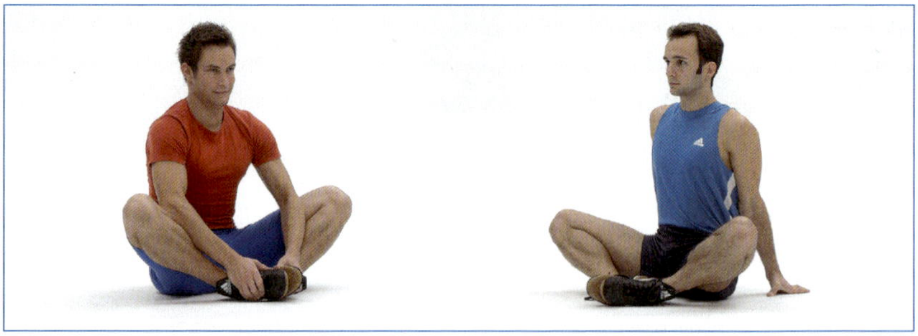

Durchführungshinweise

Im Sitz mit aneinander liegenden Sohlen und geradem Rücken werden die Füße umfasst. Mit Hilfe der Ellbogen werden die Knie nach außen-unten gedrückt. Achten Sie darauf, dass das Becken nicht nach hinten kippt.

Wirkungen

Verbesserung der Abduktionsfähigkeit der Hüftgelenke bei gebeugten Kniegelenken.

Muskulatur

Dehnung: Hüftadduktoren. Kräftigung: Rückenstrecker; bei aktiven Dehntechniken Hüftadduktoren.

Variationen

Drücken Sie mit Hilfe der Ellenbogen die Knie nach außen-unten.

Dehnmethoden	Empfehlung	Anmerkungen
Statische Dehnmethoden (SS)	++	-
Dynamische Dehnmethoden (DS)	++	-
Anspannen – Entspannen – Dehnen (CR)	+++	Entwickeln Sie zunächst Druck gegen die Ellenbogen bzw. die Hände und dehnen Sie anschließend
Agonistische Kontraktion und Dehnen (AC)	+++	Versuchen Sie die Kniegelenke aktiv nach außen-unten zu führen
Anspannen – Entspannen – Agonistische Kontraktion und Dehnen (CR-AC)	+++	Entwickeln Sie zunächst Druck gegen die Ellenbogen bzw. die Hände und dehnen Sie anschließend. Anschließend versuchen Sie die Kniegelenke aktiv nach außen-unten zu führen.

Übung 35

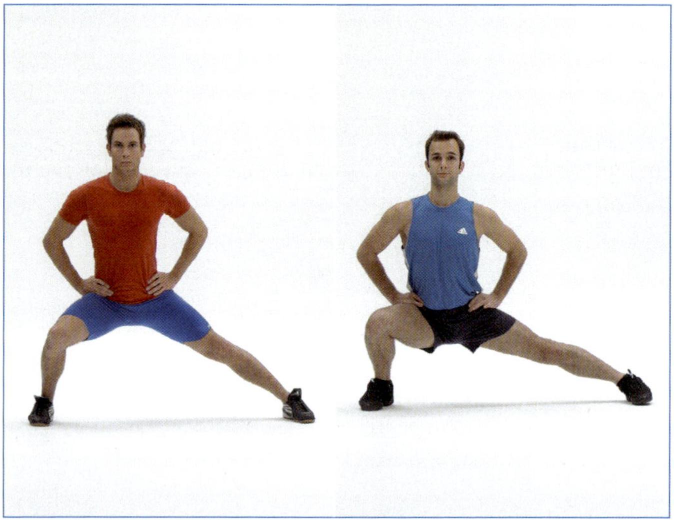

Durchführungshinweise

Im seitlichen Ausfallschritt drehen Sie den Fuß des gebeugten Beines leicht nach außen. Verlagern Sie ihr Körpergewicht auf das gebeugte Bein und schieben Sie das Becken nach seitlich-unten, bis Sie in den Adduktoren eine Dehnung verspüren. Halten Sie den Oberkörper bewusst aufrecht.

Wirkungen

Verbesserung der Abduktionsfähigkeit der Hüftgelenke bei gestrecktem Kniegelenk.

Muskulatur

Dehnung: Hüftadduktoren und Kniebeuger. Kräftigung: Kniestrecker des Vorstellbeines, bei den Variationen zusätzlich die Kniebeugemuskulatur.

Variationen

Variieren Sie die Fußstellungen des Beines mit der gedehnten Muskulatur. Eine größere Außenrotation verstärkt die Dehnung der Kniebeugemuskulatur; verstärkte Innenrotation verstärkt die Dehnung der Adduktoren. Beugen Sie das anfänglich gestreckte Bein – dadurch werden unterschiedliche Anteile der Adduktoren gedehnt.

Dehnmethoden	Empfehlung	Anmerkungen
Statische Dehnmethoden (SS)	+++	-
Dynamische Dehnmethoden (DS)	++	-
Anspannen – Entspannen – Dehnen (CR)	+	Vor dem Dehnen mit dem Bein gegen den Boden drücken und die Muskulatur isometrisch anspannen.
Agonistische Kontraktion und Dehnen (AC)	-	Nicht durchführbar
Anspannen – Entspannen – Agonistische Kontraktion und Dehnen (CR-AC)	-	Nicht durchführbar

Übung 36

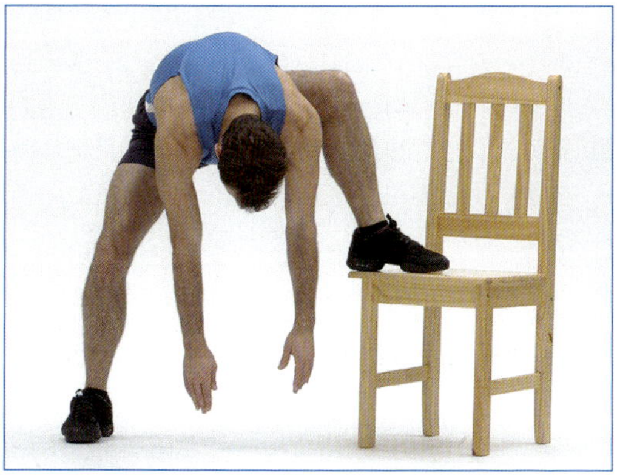

Durchführungshinweise

Im breiten Stand stellen Sie ein Bein auf einen Stuhl. Bei gebeugten Kniegelenken neigen Sie ihren Oberkörper nach vorne-unten.

Wirkungen

Verbesserung der komplexen Hüftgelenksbeweglichkeit.

Muskulatur

Dehnung: Hüftbeugemuskulatur und hintere Oberschenkelmuskulatur. Kräftigung: Kniestrecker des Gewicht tragenden Beines.

Übung 37

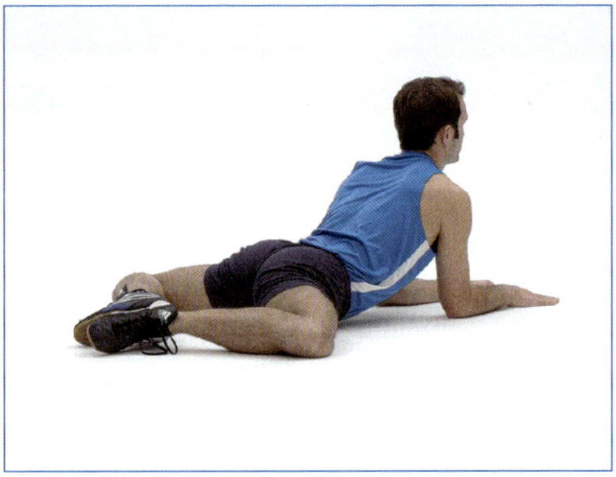

Durchführungshinweise

In Bauchlage stoßen die gebeugten Beine mit den Fußsohlen aneinander. Der Oberkörper ist auf Ihre Unterarme gestützt. Geben Sie der Schwerkraft nach und spreizen Sie langsam die Beine.

Wirkungen

Verbesserung der Außenrotations- und Abduktionsfähigkeit der Hüftgelenke.

Muskulatur

Dehnung: Adduktoren Kräftigung: Adduktoren.

Dehnmethoden	Empfehlung	Anmerkungen
Statische Dehnmethoden (SS)	++	Nur für Fortgeschrittene
Dynamische Dehnmethoden (DS)	-	Nicht durchführbar
Anspannen – Entspannen – Dehnen (CR)	+	Versuchen Sie zunächst die Beine zu schließen – und geben Sie anschließend der Dehnung nach.
Agonistische Kontraktion und Dehnen (AC)	-	Nicht durchführbar
Anspannen – Entspannen – Agonistische Kontraktion und Dehnen (CR-AC)	-	Nicht durchführbar

18.2.8 Komplexe Beweglichkeit untere Extremitäten

Übung 38

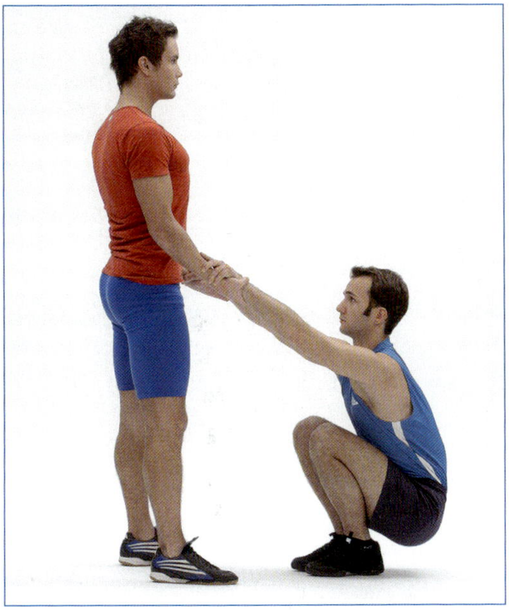

Durchführungshinweise

Aus dem aufrechten Stand werden die parallel geführten Beine maximal gebeugt. Die Fußsohlen bleiben durchgängig am Boden.

Wirkungen

Erhalt und Verbesserung der Beugefähigkeit der Hüft- und Kniegelenke.

Variationen

Durchführung ohne Partner z.B. an einer Sprossenwand.

Anmerkungen

Die Übung kann bei Bewegungseinschränkungen im Hüftgelenk auch in den Adduktoren und bei Einschränkungen in den oberen Sprunggelenken auch in der Wade zur Dehnung führen.

Übung 39

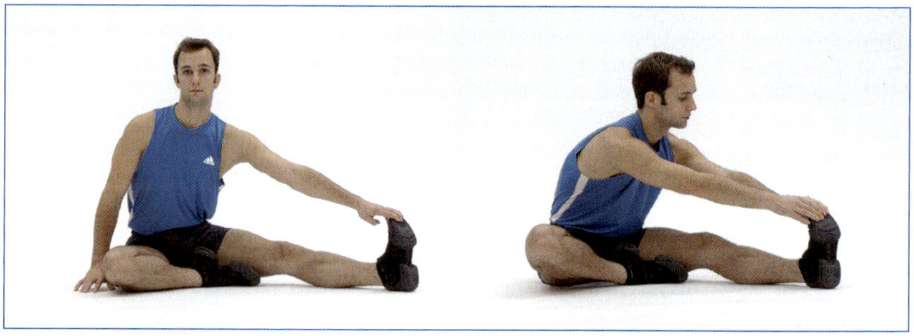

Durchführungshinweise

Aufrechter Sitz auf dem Boden, Ihr linkes Bein ist gestreckt, das rechte gebeugt. Die Sohle des rechten Beines liegt am linken Oberschenkel an. Die linke Hand umfasst den Vorfuß des linken Beines und zieht den Fuß zum Körper.

Wirkungen

Verbesserung der Abspreizfähigkeit im Hüftgelenk bei gebeugten Bein sowie Verbesserung der Beugefähigkeit im Hüft- und Kniegelenk bei gestrecktem Bein.

Muskulatur

Dehnung: Hüftadduktoren; hintere Oberschenkelmuskulatur; Wadenmuskulatur.

Variationen

Umfassen Sie den linken Fuß mit beiden Händen.

Dehnmethoden	**Empfehlung**	**Anmerkungen**
Statische Dehnmethoden (SS)	++	-
Dynamische Dehnmethoden (DS)	++	-
Anspannen – Entspannen – Dehnen (CR)	-	Nicht durchführbar
Agonistische Kontraktion und Dehnen (AC)	-	Nicht durchführbar
Anspannen – Entspannen – Agonistische Kontraktion und Dehnen (CR-AC)	-	Nicht durchführbar

Übung 40

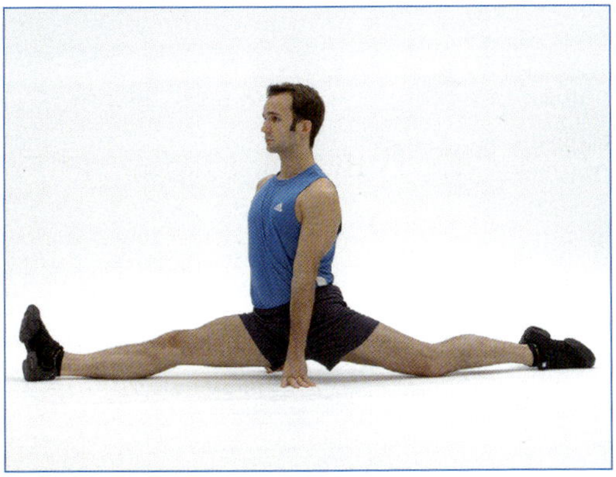

Durchführungshinweise

Sie gehen in den Spagat – die Hände stützen seitlich ab.

Wirkungen

Verbesserung der Hüftbeuge- und Hüftstreckfähigkeit bei gestreckten Kniegelenken. Verbesserung der Sprunggelenksbeugung bei gestrecktem Kniegelenk (bei Variation).

Muskulatur

Dehnung: hintere Oberschenkelmuskulatur; Hüftbeugemuskulatur. Beim Einsatz der Variation auch Streck- und Beugemuskulatur der Sprunggelenke.

Variationen

Beugen und strecken des vorderen Fußes. Legen Sie Ihre aufrechten Oberkörper nach vorn auf das Bein. In der Endposition können Fortgeschrittene mit geringer Bewegungsamplitude wippen (DS).

Anmerkungen

Die Übung ist nur für Fortgeschrittene mit spezieller Zielsetzung (z.B. im Turnen) geeignet. Bei der Übung werden auch die Adduktoren gedehnt.

Dehnmethoden	Empfehlung	Anmerkungen
Statische Dehnmethoden (SS)	++	-
Dynamische Dehnmethoden (DS)	+	für Fortgeschrittene
Anspannen – Entspannen – Dehnen (CR)		Nicht durchführbar
Agonistische Kontraktion und Dehnen (AC)		Nicht durchführbar
Anspannen – Entspannen – Agonistische Kontraktion und Dehnen (CR-AC)		Nicht durchführbar

18.2.9 Knie- und Sprunggelenke

Übung 41

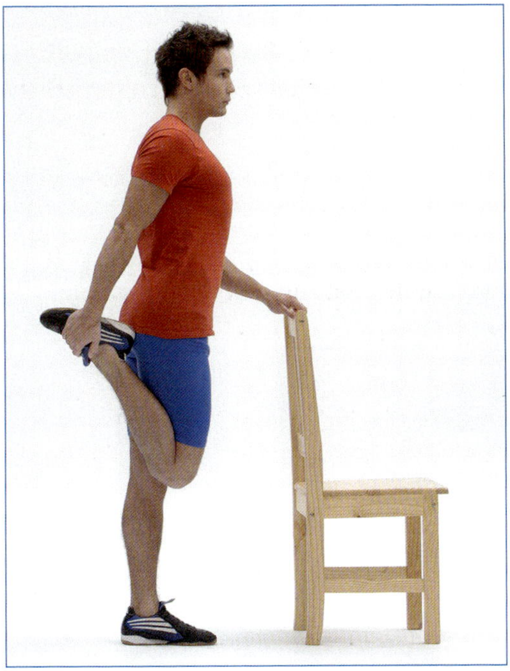

Durchführungshinweise

Im Stand umfassen Sie den gleichseitigen Fuß und ziehen die Ferse zum Gesäß. Die Oberschenkel bleiben parallel; das Becken wird nicht gekippt.

Wirkungen

Erhalt und Verbesserung der Beugefähigkeit der Kniegelenke und der Streckfähigkeit der Sprunggelenke.

Muskulatur

Dehnung: Muskulatur der Oberschenkelvorderseite; Muskulatur der Schienbeine. Kräftigung: Muskulatur der Oberschenkelvorderseite; Muskulatur der Schienbeine (aktive Methoden).

Variationen

Halten Sie sich an einer Stuhllehne fest. Umfassen Sie statt des Vorfußes den Knöchel. Bei eingeschränkter Beweglichkeit kann ein Handtuch oder Theraband zu Hilfe genommen werden.

Dehnmethoden	Empfehlung	Anmerkungen
Statische Dehnmethoden (SS)	++	-
Dynamische Dehnmethoden (DS)	O	Nur bei eingeschränkter Beweglichkeit
Anspannen – Entspannen – Dehnen (CR)	++	Zunächst vordere Oberschenkel- und Schienbeinmuskulatur anspannen und anschließend dehnen
Agonistische Kontraktion und Dehnen (AC)	-	Nicht durchführbar
Anspannen – Entspannen – Agonistische Kontraktion und Dehnen (CR-AC)	-	Nicht durchführbar

Übung 42

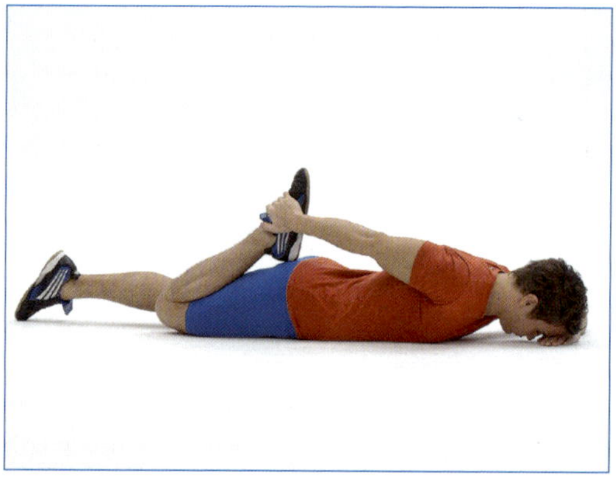

Durchführungshinweise

In Bauchlage umfassen Sie den gleichseitigen Fuß und ziehen die Ferse zum Gesäß. Die Oberschenkel liegen parallel; der Beckenkamm behält durchgehend Kontakt zum Boden.

Wirkungen

Erhalt und Verbesserung der Beugefähigkeit der Kniegelenke und der Streckfähigkeit der Sprunggelenke.

Muskulatur

Dehnung: Muskulatur der Oberschenkelvorderseite; Muskulatur der Schienbeine. Kräftigung: Muskulatur der Oberschenkelvorderseite; Muskulatur der Schienbeine.

Variationen

Umfassen Sie statt dem Vorfuß den Knöchel. Nehmen Sie bei eingeschränkter Beweglichkeit ein Handtuch oder Theraband zu Hilfe. Legen Sie zur Verstärkung der Dehnung ein Handtuch unter das zu dehnende Bein.

Dehnmethoden	**Empfehlung**	**Anmerkungen**
Statische Dehnmethoden (SS)	++	-
Dynamische Dehnmethoden (DS)	O	Nur bei eingeschränkter Beweglichkeit
Anspannen – Entspannen – Dehnen (CR)	++	Zunächst vordere Oberschenkelmuskulatur anspannen und anschließend dehnen
Agonistische Kontraktion und Dehnen (AC)	-	Nicht durchführbar
Anspannen – Entspannen – Agonistische Kontraktion und Dehnen (CR-AC)	-	Nicht durchführbar

Übung 43

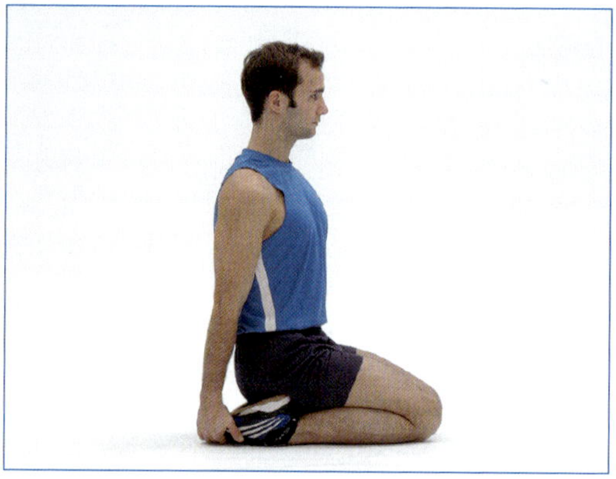

Durchführungshinweise

Im aufrechten Sitz wird der Körper auf die Ferse abgesetzt. Der Rücken bleibt aufrecht.

Wirkungen

Erhalt und Verbesserung der Beugefähigkeit der Kniegelenke und der Streckfähigkeit der oberen Sprunggelenke.

Anmerkungen

Mit dieser Übung werden die Knie- und obere Sprunggelenke in ihrer Beweglichkeit gefördert. Diese Übung ist keine Dehntechnik. Vorsicht bei Schwangeren (Knorpelschädigung!) oder bei Vorschädigungen an den Knie- und Sprunggelenken (z.B. Meniskus- oder Kapsel-Bandverletzungen). Wegen der hohen Gelenkbelastungen sollte auf keinen Fall das Gesäß neben den Fersen abgesetzt werden.

18.2.10 Sprunggelenke

Übung 44

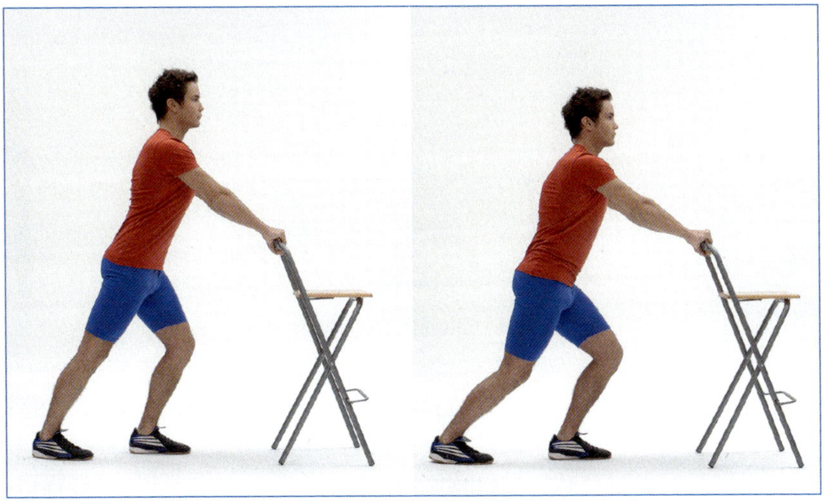

Durchführungshinweise

Im aufrechten Stand in Schrittstellung zeigen die Fußspitzen nach vorne. Das hintere Bein ist vollständig gestreckt; das Gewicht wird auf das vordere Bein verlagert und die Wade des hinteren Beines gedehnt. Die Ferse behält jederzeit Bodenkontakt.

Wirkungen

Erhalt und Verbesserung der Beugefähigkeit im oberen Sprunggelenk bei gestrecktem und gebeugtem Kniegelenk.

Muskulatur

Dehnung: Ein- und zweigelenkige Wadenmuskulatur. Kräftigung: Ein- und zweigelenkige Wadenmuskulatur.

Variationen

Führen Sie die Übung mit gestrecktem und mit gebeugtem Kniegelenk sowie mit leichter Innen- bzw. Außenrotation des hinteren Beins durch. Dadurch werden jeweils andere Anteile der Wadenmuskulatur beansprucht.

Dehnmethoden	Empfehlung	Anmerkungen
Statische Dehnmethoden (SS)	++	-
Dynamische Dehnmethoden (DS)	++	-
Anspannen – Entspannen – Dehnen (CR)	++	Zunächst mit dem Vorfuß gegen den Boden Druck entwickeln – anschließend dehnen
Agonistische Kontraktion und Dehnen (AC)	++	In der Dehnstellung die Dehnungsstellung aktiv erweitern
Anspannen – Entspannen – Agonistische Kontraktion und Dehnen (CR-AC)	++	Zunächst mit dem Vorfuß gegen den Boden Druck entwickeln – anschließend dehnen und die Dehnstellung aktiv erweitern

Übung 45

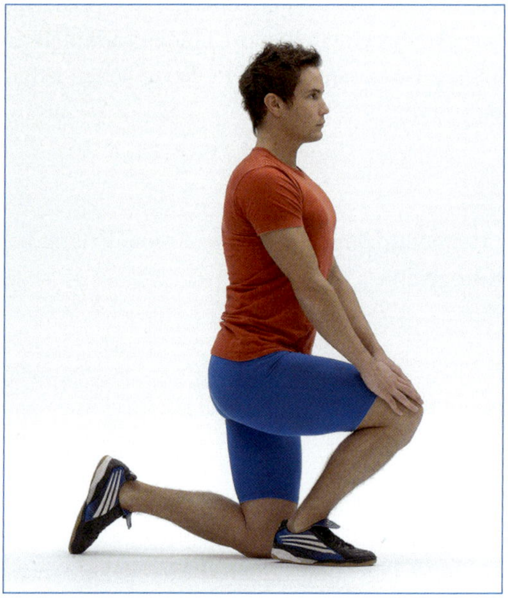

Durchführungshinweise

Im Kniestand wird der aufrechte Oberkörper auf dem vorderen Bein abgestützt. Das Gewicht des Oberkörpers wird nach vorne verlagert, die Ferse behält Bodenkontakt und die Wadenmuskulatur wird gedehnt. Das Kniegelenk des gedehnten Beines sollte sich vor der Fußspitze befinden.

Wirkungen

Erhalt und Verbesserung der Beugefähigkeit im oberen Sprunggelenk bei gebeugtem Kniegelenk.

Anmerkungen

Besonders geeignete Übung bei und nach Beschwerden im oberen Sprunggelenk und der Achillessehne – in Absprache mit dem Arzt.

Dehnmethoden	Empfehlung	Anmerkungen
Statische Dehnmethoden (SS)	++	Für den Anfänger besonders geeignet
Dynamische Dehnmethoden (DS)	++	Für den Anfänger und Fortgeschrittenen
Anspannen – Entspannen – Dehnen (CR)	++	Für den Anfänger und Fortgeschrittenen
Agonistische Kontraktion und Dehnen (AC)	+	Nur Fortgeschrittene
Anspannen – Entspannen – Agonistische Kontraktion und Dehnen (CR-AC)	+	Nur Fortgeschrittene

Übung 46

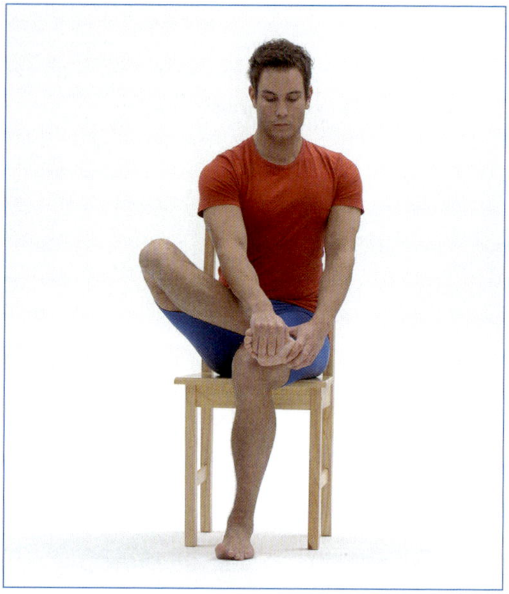

Durchführungshinweise

Im aufrechten Sitz überschlagen Sie das rechte Bein und umfassen den Fuß. Mit der rechten Hand beugen und strecken Sie den Fuß und regulieren die Dehnung.

Wirkungen

Verbesserung der Beuge- und Streckfähigkeit im oberen Sprunggelenk.

Muskulatur

Dehnung: Beuge- und Streckmuskulatur des oberen Sprunggelenkes.

Dehnmethoden	Empfehlung	Anmerkungen
Statische Dehnmethoden (SS)	++	-
Dynamische Dehnmethoden (DS)	++	-
Anspannen – Entspannen – Dehnen (CR)	+++	Entwickeln Sie mit dem Fußrücken bzw. mit der Fußsohle zunächst Druck gegen die Hand
Agonistische Kontraktion und Dehnen (AC)	+	Versuchen Sie den Fuß aktiv zu strecken und zu beugen
Anspannen – Entspannen – Agonistische Kontraktion und Dehnen (CR-AC)	+++	Entwickeln Sie zunächst Druck gegen die Hand. Strecken bzw. beugen Sie den Fuß aktiv

Literatur

Adams, M.A., & Dolan, P. (1996). Time-dependent changes in the lumbar spine's resistance to bending. Clinical Biomechanics 11(14), 194-200.

Adams, M.A., & Hutton, W.C. (1986). Has the lumbar spine a margin of safety in forward bending? Clinical Biomechanics, 1(1), 3-6.

Adams, M.A., Dolan, P., & Hutton, W.C. (1987). Diurnal variations in the stresses on the lumbar spine. Spine, 12(2), 130-137.

Akeson, W.H., Amiel, D., & La Violette, D. (1967). The connective tissue response to immobility: A study of the chondroitin 4-acid 6-sulfate and dermatan sulfate changes in periarticular connective tissue of control and immobilized knees of dogs. Clinical Orthopaedics and Related Research, 51,183-197.

Akeson, W.H., Amiel, D., & Woo, S. (1980). Immobility effects on synovial joints: The pathomechanics of joint contracture. Biorheology, 17(1/2), 95-110.

Akeson, W.H., Amiel, D., Mechanic, G.L.,et al. (1977). Collagen crosslinking alteration in joint contractures: Changes in reducible crosslinks in periarticular connective tissue collagen after nine weeks of immobilization. Connective Tissue Research, 5(1), 15-20.

Alter, M. J. (2004). Science of Flexibility (3. Edition). Champaign : Human Kinetics.

Andersen, J. C. (2005). Stretching before and after exercise: effect on muscle soreness and injury risk. J Athl Train, 40(3), 218-220.

Anderson, Bob (1980). Stretching. Bolinas: Shelter.

Annefeld, M., Bolsdorf, W., & Bräuer, H. (1983). Excerpta arthrologica - Gelenke und Arthrosen. Wiesbaden: Albert-Roussel.

Anrich, C. (2003). Supertrainer - Stretching und Beweglichkeit (Überarbeitete Neuausgabe). Hamburg: Rowohlt.

Araujo, C. (2004). Flexitest. An Innovative Flexibility Assessment Method. Champaign: Human Kinetics.

Asmussen, E., Heeboll-Nielson, K. (1959). Posture, mobility and strength of the back in boys, 7 to 16 years old. In: Acta Orthop Scand, 3, 174-189.

Baehler, A.-R. (1996). Orthopädietechnische Indikationen. Bern: Hans Huber Verlag.

Banus, M.G., Zetlin, A.M. (1938). The relation of isometric tension to length in skeletal muscle. J Cell And Comp Physiol, 12, S. 403-420.

Barlow, J.C., Benjamin B.W. et al. (2002). Shoulder strength and range-of-motion characteristics in bodybuilders. Journal of Strength and Conditioning Research, 16(3): 367-372.

Barnett, A. (2006). Using recovery modalities between training sessions in elite athletes: does it help? Sports Med, 36(9), 781-796.

Baumgartner, R., & Greitemann, B. (2002). Grundkurs Technische Orthopädie. Stuttgart: Thieme.

Baumgartner, R., & Stinus, H. (Hrsg.). (2001). Die orthopädietechnische Versorgung des Fußes (3. Auflage). Stuttgart: Thieme.

Bautz, M. (2004). Emotionale Kopplung von Bewegungen und Einfluss auf biomechanische Parameter. Unveröffentlichte Staatsexamensarbeit an der Bergischen Universität Wuppertal.

Bazett-Jones, D. M., Winchester, J. B., & McBride, J. M. (2005). Effect of potentiation and stretching on maximal force, rate of force development, and range of motion. J Strength Cond Res, 19(2), 421-426.

Begert, B., & Hillebrecht, M. (2003). Einfluss unterschiedlicher Dehntechniken auf die reaktive Leistungsfähigkeit. Spectrum der Sportwissenschaften, 15, 6-25.

Bennell, K., Tully E. et al. (1999a). Does the toe-touch test predict hamstring injury in Australian rules footballers? Australian Journal of Physiotherapy 45(2): 103-109.

Berg, F. van den (Hrsg) (2001). Angewandte Physiologie. Thieme: Stuttgart.

Birbaumer, N., & Schmidt, R. F. (2003). Biologische Psychologie (5., überarbeitete Auflage). Heidelberg: Springer-Verlag.

Bixler, B. & Jones, R.L. (1992). High-school football injuries: effects of a post-halftime warm-up and stretching routine. Fam Pract Res J., 12 (2), 131-139.

Black, J.D.J., & Stevens, E. D. (2001). Passive stretching does not protect against acute contraction-induced injury in mouse EDL muscle. Journal of Muscle Research and Cell Motility 22(4): 301-310.

Boeck-Behrens, W.U., & Buskies, W. (2000). Fitness-Krafttraining. Reinbek: Rowohlt.

Bortz, J., & Döring, N. (2003). Forschungsmethoden und Evaluation (3. Auflage). Berlin. Springer.

Bös, K., Hänsel, F., & Schott, N. (2000). Empirische Untersuchungen in der Sportwissenschaft. Hamburg: Czwalina.

Bret, C., Rahmani, A., Dufour, A. B., Messonnier, L., & Lacour, J. R. (2002). Leg strength and stiffness as ability factors in 100 m sprint running. J Sports Med Phys Fitness, 42(3), 274-281.

Brügger, A. (1980) Die Erkrankungen des Bewegungsapparates und seines Nervensystems. Fischer: Stuttgart.

Buckup, K. (1995). Klinische Tests an Knochen, Gelenken und Muskeln. Stuttgart: Thieme.

Burmester, G.-R., & Riemekasten, G. (Hrsg.). (1999). Der rheumatologische Patient (Vol. 8). Nürnberg: Novartis Pharma.

Buroker, K.C., & Schwane, J.A. (1989). Does postexercise static stretching alleviate delayed muscle soreness? The physician and sportsmedicine, 17(6), 65-83.

Butler, D.S. (1995). Mobilisation des Nervensystems. Springer: Berlin.

Chandler, T.J., Kibler, W.B., Uhl, T.L. et al. (1990). Flexibility comparisons of junior elite tennis players to other athletes. American Journal of Medicine and Sciences in Sports, 11(2), 81–86.

Chen, B.M., & Grinnell, A.D. (1995). Integrins and Modulation of Transmitter Release from Motor Nerve Terminals by Stretch. Science, 269(5230), 1578-1580.

Cheng, J., Brooke, J.D., Misiaszek, J.E., & Staines, W.R. (1995). The relationship between the kinematics of passive movement, the stretch of extensor muscles of the leg and the change induced in the gain of the soleus H reflex in humans. Brain Res, 672(1-2), 89-96.

Cheung, K., Hume, P., & Maxwell, L. (2003). Delayed onset muscle soreness : treatment strategies and performance factors. Sports Med, 33(2), 145-164.

Craib, M.W., Mitchell, V.A., Fields, K.B., Cooper, T.R., Hopewell, R., & Morgan, D.W. (1996). The association between flexibility and running economy in sub-elite male distance runners. Med Sci Sports Exerc, 28(6), 737-743.

Cross, K.M. & Worrell, T.W. (1999). Effects of a static stretching program on the incidence of lower extremity musculotendinous strains. J. Athl. Train., 34, 11-14.

Dadebo, B., White, J. & George, K.P. (2004). A survey of flexibility training protocols and hamstring strains in professional football clubs in England. Br J Sports Med., 38 (4), 388-394.

Dalichau, S. (2001) Der Einfluss sportmechanischer Belastungsprofile auf die thorakolumbale Wirbelsäulenform. Afra: Butzbach-Griedel.

Daniell, H.W. (1979). Simple care for nocturnal leg cramps. New England Journal of Medicine, 301(4), 216.

de Morre, J.J. (2001). Dynamik des menschlichen Bindegewebes. München: Urban & Fischer.

Debrunner, A.M. (1988). Orthopädie - Die Störung des Bewegungsapparates in Klinik und Praxis (2. Auflage). Bern: Hans Huber.

Deetjen, P., & Speckmann, E.J. (Hrsg.). (1999). Physiologie (3. Auflage). München: Urban & Fischer.

Dirx, M., Bouter, L.M., & de Geus, G.H. (1992). Aetiology of handball injuries. Br J Sports Med., 26 (3), 121-124.

Donatelli, R., & Owens-Burkhart, H. (1981). Effects of immobilization on the extensibility of periarticular connective tissue. Journal of Orthopaedic and Sports Physical Therapy, 3(2), 67-72.

Dordel, H.-J. (1975). Die Muskeldehnung als Maßnahme der motorischen Leistungsverbesserung. Sportunterricht, 24 (2), 40-45.

Dudel, J., Menzel, R., & Schmidt, R.F. (Hrsg.). (1996). Neurowissenschaft. Berlin: Springer.

Duden (2006). Die deutsche Rechtschreibung. Mannheim: Bibliographisches Institut & F.A.Brockhaus.

Eckstein, F., Winzheimer, M., Hohe, J. et al. (2001). Interindividual variability and correlation among morphological parameters of knee joint cartilage plates: analysis with three-dimensional MR imaging. Osteoarthritis Cartilage, 9(2), 101-111.

Engelhardt, M. (Hrsg.). (2006). Sportverletzungen. Diagnose, Management und Begleitmaßnahmen. München: Elsevier.

Engelhardt, M., & Freiwald, J. (1997). EMG-kontrollierte Muskelrehabilitierung - Knieverletzungen. Sportverl. Sportschad., 11, 87-99.

Engst, R., Fenski, R., Pätzold, C. et al. (Hrsg.). (2002). Pschyrembel Klinisches Wörterbuch (259., neu bearbeitete Auflage). Berlin: de Gruyter.

Evjenth, O., Hamberg, J. (1989). Auto stretching. Alfta, Sweden : Alfta Rehab Förlag.

Fatouros, IG., Taxildaris, K., Tokmakidis, SP. et al. (2002) The effects of strength training, cardiovascular training and their combination on flexibility of inactive older adults. Int J Sports Med, 23(2), 112-119.

Fletcher, I.M., & Jones, B. (2004). The effect of different warm-up stretch protocols on 20 meter sprint performance in trained rugby union players. J Strength Cond Res, 18(4), 885-888.

Fradkin, A. J., Gabbe, B. J., & Cameron, P. A. (2006). Does warming up prevent injury in sport? The evidence from randomised controlled trials? J Sci Med Sport, 9(3), 214-220.

Freiwald, J. (1991). Aufwärmen im Sport. Reinbek: Rowohlt.

Freiwald, J. (2006a). Rehabilitation nach Sportverletzungen. In : Engelhard, M. (Hrsg.). Sportverletzungen. Diagnose, Management und Begleitmaßnahmen. München: Elsevier. 679-704.

Freiwald, J. (2006b). Stretching für alle Sportarten. Reinbek: Rowohlt.

Freiwald, J. & Beermann, W. (2010). Langgutachten zur Beurteilung der Wirksamkeit der computergestützten Physiotherapie zur Behandlung von chronischen Rückenschmerzpatienten innerhalb eines integrierten Versorgungsvertrages mit Versicherten der Deutschen Angestellten Krankenkasse (DAK) über den Zeitraum von einem Jahr.

Freiwald, J., & Engelhardt, M. (1999). Aspekte der Trainings- und Bewegungslehre. Neuromuskuläre Dysbalancen – Teil 1. Gesundheitssport und Sporttherapie, 15 (1), 5-12.

Freiwald, J., & Engelhardt, M. (1999). Aspekte der Trainings- und Bewegungslehre. Neuromuskuläre Dysbalancen – Teil 2. Gesundheitssport und Sporttherapie, 15 (2), 46-50.

Freiwald, J., & Greiwing, A. (2013). Optimales Krafttraining. Balingen: Spitta (in Vorbereitung).

Freiwald, J., & Hamachers, P. (2000). Überprüfung der Validität von üblichen Dehnmethoden und Testverfahren. Unveröffentlichter Forschungsbericht.

Freiwald, J., & Jöllenbeck, T.: (2006): Neurophysiologische Zusammenhänge zwischen OSG-Traumen und ZNS. Medizinisch-Orthopädische Technik, 126, (4).

Freiwald, J., & Weidner, M. (1999). Der Einfluss regenerativer Maßnahmen auf die Laktatkinetik. Unveröffentlichter Forschungsbericht.

Freiwald, J., Baumgart, C. & Siepmann, C. (2008). Kniegelenklaxität vor und nach sportlicher Beanspruchung.

Freiwald, J., Baumgart, C., & Konrad, P. (2007). Einführung in die Elektromyographie. Sport - Prävention - Rehabilitation. Balingen: Spitta.

Freiwald, J., Baumgart, C., Golle, J., & Jarovic, D. (2007): Dehnen und Einfluss auf Sprünge. Unveröffentlichter Forschungsbericht.

Freiwald, J., Engelhardt M., & Reuter I. (2000). Neuromuskuläre Dysbalancen in Medizin und Sport – Ursachen, Einordnung und Behandlung. In: Zichner, L., Engelhardt, M., & Freiwald, J. (Hrsg.). Neuromuskuläre Dysbalancen (4. Aufl. Vol. 7). Nürnberg: Novartis.

Freiwald, J., Engelhardt, M., & Reuter, I. (1999). Neuromuscular and motor system alterations after knee trauma and knee surgery. A new paradigm. In: Lehman, M., Foster, C., Gastmann, U., & Keizer, H. (Hrsg.): Overload, Performance Incompetence, and Regeneration in Sport. New York: Kluwer, 81-100.

Freiwald, J., Engelhardt, M., & Reuter, I. (2000). Ist die Interpretation biomechanischer Parameter von Bewegungsstrukturen noch zeitgemäß? Sportliche, präventive und rehabilitative Bezüge. In: dvs Band 115 (S. 119-144), Hamburg: Czwalina.

Freiwald, J., Engelhardt, M., Konrad, P., Jäger, M., & Gnewuch, A. (1999). Dehnen - Neuere Forschungsergebnisse und deren praktische Umsetzung. Manuelle Medizin, 37, 3-10.

Freiwald, J., Engelhardt, M., Reuter, I., Konrad, P., & Gnewuch, A. (1997). Die nervöse Versorgung der Kniegelenke. WMW, 23(24), 531-541.

Freiwald., J., Papadopoulus, C., Slomka, M., Bizzini, M., & Baumgart, C. (2006). Prävention im Fußballsport. Sport Orthop Traumatol, 22(3), 140-150.

Frisch, H. (1996) Programmierte Therapie am Bewegungsapparat. Chirotherapie. 2. Auflage. Springer: Berlin.

Frisch, H. (2009). Programmierte Untersuchung des Bewegungsapparates. Heidelberg: Springer.

Fürst, D.O. (1999) Titin, ein molekularer Gigant regiert im quergestreiften Muskel. Dtsch Z. Sportmed., 50(7), 218-222.

Gajdosik, R.L. (1991). Effects of static stretching on the maximal length and resistance to passive stretch of short hamstring muscles. JOSPT, 14(6), 250-255.

Garfin, S.R., Tipton, C.M., Mubarak, S.J., Woo, S. L.-Y, Hargens, A.R., & Akeson, W.H. (1981). Role of fascia in maintenance of muscle tension and pressure. Journal of Applied Physiology, 51(2), 317-320.

Gehrke, T. (1999). Sportanatomie. Reinbek: Rowohlt.

Gleim, G.W., & McHugh, M.P. (1997). Flexibility and its effects on sports injury and performance. Sports Med, 24(5), 289-299.

Godges, J.J., MacRae, P.G., & Engelke, K.A. (1993). Effects of exercise on hip range of motion, trunk muscle performance, and gait economy. Phys Ther, 73(7), 468-477.

Gokeler, A., Schmalz, T., Knopf, E., Freiwald, J., & Blumentritt, S. (2003). The relationship between isokinetic quadriceps strength and laxity on gait analysis parameters in anterior cruciate ligament reconstructed knees. Knee Surg Sports Traumatol Arthrosc.

Goldspink, G. (1994). Zelluläre und molekulare Aspekte der Trainingsadaptation des Skelettmuskels. In: Komi, P.V. (Hrsg.), 213-231.

Goldspink, G., Tabary, C., Tabary, J.C., Tardieu, C., & Tardieu, G. (1974). Effect of denervation on the adaptation of sarcomere number and muscle extensibility to the functional length of the muscle. J Physiol, 236, 733-742.

Goldstein, E. B. (2002). Wahrnehmungspsychologie (2. deutsche Ausgabe). Heidelberg: Spektrum Akademischer Verlag.

Goldthwait, J.E. (1941). Body mechanics in health and disease. Philadelphia: Lippincott.

Gottlob, A. (2001) Differenziertes Krafttraining. München: Urban & Fischer.

Gratzke, C., Glaser, C., Engelmeier, K.-H., Reiser, M., Putz, R., & Eckstein, F. (2002). Comparison of cartilage morphology in professional weight-lifters and sprinters with normal volunteers suggests that human articular cartilage cannot adapt to mechanical stimulation. Osteoarthritis Cartilage, 10, 11.

Gray, S.D., & Staub, N.C. (1967). Resistance to blood flow in leg muscles of dog during tetanic isometric contraction. American Journal of Physiology, 213(3), 677-682.

Gremion, G. (2005). Is stretching for sports performance still useful? A review of the literature. Rev Med Suisse, 1(28), 1830-1834.

Guissard, N., Duchateau, J., & Hainaut, K. (1988). Muscle stretching and motoneuron excitability. Eur J Appl Physiol Occup Physiol, 58(1-2), 47-52.

Gutenbrunner, C., & Weimann, G. (Hrsg.). (2004). Krankengymnastische Methoden und Konzepte. Berlin: Springer.

Halar, E.M., Stolov, W.C., Venkatesh, B., Brozovich, F.V., & Harley, J.D. (1978). Gastrocnemius muscle belly and tendon length in stroke patients and able-bodied persons. In: Achieves of physical medicine and rehabilitation, 59, 476-484.

Halvorson, G.A. (1989). Principles of rehabilitating sports injuries. In: Teitz, C.C. (Ed.). Scientific foundations of sports medicine. 345-371. Philadelphia: Decker.

Harre, D. (Hrsg.). (1979). Trainingslehre (8., stark bearbeitete Auflage). Berlin: Sportverlag.

Harris, M.L. (1969a). A factor analytic study of flexibility. Research Quarterly, 40(1), 62-70.

Harris, M.L. (1969b). Flexibility. Physical Therapy, 49(6), 591-601.

Hartig, D.E., & Henderson, J.M. (1999). Increasing hamstring flexibility decreases lower extremity overuse injuries in military basic trainees. Am J Sports Med, 27(2), 173-176.

Henning, E., & Podzielny, S. (1994). Die Auswirkungen von Dehn- und Aufwärmübungen auf die Vertikalsprungleistung. Deutsche Zeitschrift für Sportmedizin 45: S. 253-260.

Herbert, M.K., & Holzer, P. (2002). Die neurogene Entzündung - I. Grundlegende Mechanismen, Physiologie und Pharmakologie. Anästhesiol Intensivmed Notfallmed Schmerzther, 37, 314-325.

Herbert, M.K., & Holzer, P. (2002). Die neurogene Entzündung - II. Pathophysiologie und klinische Implikationen. Anästhesiol Intensivmed Notfallmed Schmerzther, 37, 386-394.

Herbert, R.D., & Gabriel, M. (2002). Effects of stretching before and after exercising on muscle soreness and risk of injury: systematic review. BMJ, 325(7362), 468.

Hewett, T.E. (2000). Neuromuscular and hormonal factors associated with knee injuries in female athletes. Sports Medicine 29(5), 313-327.

High, D.M., Howley, E.T., & Franks, B.D. (1989). The effects of static stretching and warm-up on prevention of delayed-onset muscle soreness. Res Q Exerc Sport, 60(4), 357-361.

Hohmann, A., Lames, M., & Letzelter, M. (2002). Einführung in die Trainingswissenschaft. Wiebelsheim: Limpert.

Holt, L.E., Travis, T.M., & Okita, T. (1970). Comparative study of three stretching techniques. Percept Mot Skills, 31(2), 611-616.

Hoster, M. (1987). Zur Bedeutung verschiedener Dehnungsarten bzw. Dehnungstechniken in der Sportpraxis. Die Lehre der Leichtathletik, 26 (31), 1523-1526.

Hoster, M. (1994). Stretching – zwischen Ritual und therapeutischer Notwendigkeit. In: Hoster, M. & Nepper, H.-U. (Hrsg.). Dehnen und Mobilisieren. 102-109. Waldenburg: Sport Consult.

Hoster, M., Nepper, H.-U. (Hrsg.) (1994). Dehnen und Mobilisieren. Waldenburg: Sport Consult.

Hubley, C.L., Kozey J.W., & Stanish, W.D. (1984). The effects of static stretching exercises and stationary cycling on range of motion at the hip joint. Journal of Orthopaedic and Sports. Physical Therapy, 6(2), 104-109.

Israel, S. (1990). Bewegungsinduzierte körperliche Idealnormen als Grundlage hoher Gesundheitsstabilität. Theorie und Praxis der Körperkultur, 39(1), 9-15.

Jäger, M., Freiwald, J., Engelhardt, M., & Lange-Berlin, V. (2003). Differences in hamstring muscle stretching of elite field hockey players and normal subjects. Sportverletz Sportschaden, 17 (2), 65-70.

Janda, V. (1959). Muskelfunktionsprüfung. Berlin: Volk und Gesundheit.

Janda, V. (2000). Manuelle Muskelfunktionsdiagnostik (4. überarbeitete und erweiterte Auflage). München: Urban & Fischer.

Joch, W., & Ückert, S. (2001). Aufwärm-Effekte. Leistungssport, 3, 15-19.

Joch, W., Fricke, R. & Ückert, S. (2002). Zum Einfluss von Kälte auf die sportliche Leistung. In: Leistungssport, 32, 2, 11-15.

Johns, R.J., & Wright, V. (1962). Relative importance of various tissues in joint stiffness. Journal of Applied Physiology, 17(5), 824-828.

Johnson, M.A., Polgar, J., Weightman, D., & Appleton, D. (1973). Data on the distribution of fibre types in thirty-six human muscles. An autopsy study. J Neurol Sci, 18(1), 111-129.

Jonath, U., & Krempel, R. (1981). Konditionstraining. Hamburg: Rowohlt.

Jones, A.M. (2002). Running economy is negatively related to sit-and-reach test performance in international-standard distance runners. International Journal of Sports Medicine, 23(1), 40-43.

Jonsson, E., & Nachemson, A. (2000). Collected knowledge about back pain and neck pain. What we know - and what we don't know. Lakartidningen, 97(44), 4974-4980.

Jozsa, L., Kannus, P. (1997). Human Tendons. Anatomy, Physiology, and Pathology. Champaign: Human Kinetics.

Kandel, E.R., Schwartz, J.H., & Jessell, T.M. (Hrsg.). (1996). Neurowissenschaft - Eine Einführung. Heidelberg: Spektrum.

Kandel, E. R., Schwartz, J. H., & Jessel, T. M. (2000). Principles of Neural Science (Vol. 4). New York : McGraw Hill.

Kasper, H. (2000). Ernährungsmedizin und Diätetik (9. Auflage). München: Urban & Fischer.

Kellermayer, M.S.Z., Smith, S.B., Granzier, H.L., & Bustamante, C. (1997). Folding-Unfolding Transitions in Single Titin Molecules Characterized with Laser Tweezers. Science, 276, 1112-1116.

Kindig, C.A., & Poole D.C. (1999). Effects of skeletal muscle sarcomere length on in vivo capillary distensibility. Microvascular Research 57(2), 144-152.

Kirkebö, A., & Wisnes A.. (1982). Regional tissue fluid pressure in rat calf muscle during sustained contraction or stretch. Acta Physiologica Scandinavica, 114(4), 551-556.

Klee, A. (1994). Haltung, muskuläre Balance und Training (Vol. 20). Frankfurt a.M.: Harri Deutsch.

Klee, A. (1995) Haltung, muskuläre Balance und Training. Die metrische Erfassung der Haltung und des Funktionsstandes der posturalen Muskulatur - Möglichkeiten der Haltungsbeeinflussung durch funktionelle Dehn- und Kräftigungsübungen. Frankfurt: Harri Deutsch.

Klee, A. (1995) Muskuläre Balance. Die Überprüfung einer Theorie. Sportunterricht, 44(1), 12-23.

Klee, A. (2003). Methoden und Wirkungen des Dehnungstrainings. Schorndorf: Hofmann.

Klee, A. (2007). Zur Wirkung des Dehnungstrainings als Verletzungsprophylaxe. dvs

Klee, A., & Wiemann, K. (2000). Der Einfluss von Flüssigkeitsverschiebungen auf die Bestimmung muskulärer Dehnungsparameter. Deutsche Zeitschrift für Sportmedizin, 51(6), 205-210.

Klee, A., & Wiemann, K. (2002). Stretch and contraction specific changes in passive torque in human m. rectus femoris. European Journal of Sport Science, 2(6), 1-10.

Klinge, K., Magnusson, S.P., Simonson, E.B., Aargaard, P., Klausen, K., Kjaer, M. (1997). The Effect of Strength and Flexibility Training on Skeletal Muscle Electromyographic Activity, Stiffness, and Viscoelastic Stress Relaxation Response. Am J Sports Med, 25 (5), 710-716.

Klinke, R., & Silbernagel, S. (Hrgs.). (2001). Lehrbuch der Physiologie (3., überarbeitete Auflage). Stuttgart: Thieme.

Knebel, K.-P. (1988). Funktionsgymnastik. Reinbek: Rowohlt.

Knebel, K.-P. (2005). Muskelcoaching: Top in Form mit Stretching. Reinbek: Rowohlt.

Knott, M., & D.E. Voss. (1968). Proprioceptive neuromuscular fascilitation. New York: I-Iarper & Row.

Kokkonen, J., Nelson, A. G., & Cornwell, A. (1998). Acute muscle stretching inhibits maximal strength performance. Res Q Exerc Sport, 69(4), 411-415.

Kolmerer, B., Olivieri N., Witt, C.C., Herrmann, B. G., & Labeit S. (1996). Genomic organization of M line titin and its tissue-specific expression in two distinct isoforms. J Mol Biol, 256 (3), 556-63.

Komi, P. V. (Hrsg.). (1994). Kraft und Schnellkraft im Sport. Köln: Deutscher Ärzte-Verlag.

Kraft, W., Geyer, S., & Kunzelmann, G. (1991). Der Einfluß von Komplexbewegungen nach Kabat (PNF-Technik) auf die muskuläre Wiederherstellung im Rahmen der Sportphysiologie. LSB (Sankt Augustin), 32(3), 360-374.

Kraft, W., Kunzelmann, G., & Schober, H. (1993). Zum Einfluß der postisometrischen Relaxation (PIR) und der propriozeptiven neuromuskulären Fazilitation (PNF) auf die muskuläre Erholungsfähigkeit. Phys Rehab Kur Med, 3, 87-88.

Kraft, W., Schober, H., Schmidt, H., & Wittekopf, G. (1990). Stretching und muskuläres Entspannungsverhalten am M. quadriceps femoris. Z Physiother, 42, 237-243.

Kubo, K., Kanehisa, H., Kawakami, Y., & Fukunaga, T. (2001). Influence of static stretching on viscoelastic properties of human tendon structures in vivo. J Appl Physiol, 90(2), 520-527. In : Alter, M.J. (1996). Science of Flexibility (2. Edition). Champaign : Human Kinetics.

Kubo, K., Kanehisa, H., Kawakami, Y., & Fukunagana, T. (2002). Effects of stretching training on the viscoelastic properties of human tendon structures in vivo. J Appl Physiol, 92(2), 595-601.

Künnemeyer J., & Schmidtbleicher D. (1997). Development of joint mobility by rhythmic neuromuscular stimulation. Sportverletz Sportschaden, 11(3), 106-108.

Labeit, S., & Kolmerer, B. (1995). Titins: giant proteins in charge of muscle ultrastructure and elasticity. Science, 270, 293-296.

Labeit, S., Kolmerer, B., & Linke, W. A. (1997). The giant protein titin. Emerging roles in physiology and pathophysiology. Circ Res, 80(2), 290-294.

Lakie, M., & Robson, L.G. (1988). Thixotropic Changes in Human Muscle Stiffness and the Effects of Fatigue. Quart J Exp Physiol, 73, 487-500.

Lamontagne, A., Malouin, F., & Richards, C.L. (1997). Viscoelastic behaviour of plantar flexor muscle-tendon unit at rest. J Orthop Sports Phys Ther, 26 (5), 244-248.

Leighton, J.R., Holmes, D., Benson, J., Wooten, B. & Schmerer, R. (1967). A study of the effectivness of ten different methods of progressive resistance exercise on the development of strength, flexibility, girth, and body weight. Journal of the Association of Physical and Mental Rehabilitation, 21, 78-81.

Leonhardt, H., Tillmann, B., Töndury, G., & Zilles, K. (Hrsg.). (2003). Anatomie des Menschen (Vol. 1). Stuttgart: Thieme.

Lephart, S.M., & Fu, F.H. (Eds.). (2000). Proprioception and Neuromuskular Control in Joint Stability. Champaign: Human Kinetics.

Levtov, VA., Shushtova, N.Y., Regirer, S.A. et al. (1985). Topographic and hydrodynamic heterogeneity of the terminal bed of the cat gastrocnemius muscle vessel. Biological Abstracts, 81(9), AB- 164.

Linke, W.A., Ivemeyer, M., Mündel, P., Stockmeier, M.R., & Kolmerer, B. (1998). Nature of PEVK-titin elasticity in skeletal muscle. Proc Natl Acad Sci. USA, 95, 8052-8057.

Linke, W.A., Labeit, S., & Rüegg, J.C. (1998). Auf den Spuren Molekularer Federn. Genetische und mechanische Analyse des Muskelproteins Titin. Physiologie, 10, 13-17,36-37.

Lippert, H. (2000). Lehrbuch Anatomie (5. Auflage). München: Urban & Fischer.

Little, T., & Williams, A.G. (2006). Effects of differential stretching protocols during warm-ups on high-speed motor capacities in professional soccer players. J Strength Cond Res, 20(1), 203-207.

Lund, H., Vestergaard-Poulsen, P., Kanstrup, I.-L., Sejrsen, P. (1998). The effect of passive stretching on delayed onset muscle soreness, and other detrimental effects following eccentric exercise. Scandinavian Journal of Medicine & Science in Sports, 8(4), 216-221.

Lundberg, G., Gerdle, B. (2000). Correlations between joint and spinal mobility, spinal sagittal configuration, segmental mobility, segmental pain, symptoms and disabilities in female homecare personnel. Scandinavian Journal of Rehabilitation Medicine, 3(13), 124-133.

Macera, C.A., Pate, R.R., Powell, K.E., Jackson, K.L. et al. (1989). Predicting lower-extremity injuries among habitual runners. Arch Intern Med., 149 (11), 2565-2568.

Magid, A., & Law, D.J. (1985). Myofibrils bear most of the resting tension in frog skeletal muscle. Science, 230(4731), 1280-1282.

Magnusson, S. P., Simonsen, E.B., Aagaard, P., & Kjaer, M. (1996a). Biomechanical responses to repeated stretches in human hamstring muscle in vivo. Am J Sports Med, 24(5), 622-628.

Mandelbaum, B.R., Silvers, H.J., Watanabe, D.S. et al. (2005). Effectiveness of a neuromuscular and proprioceptive training program in preventing anterior cruciate ligament injuries in female athletes: 2-year follow up. Am J Sports Med, 33(7), 1003-1010.

Marschall, F. (1999). Wie beeinflussen unterschiedliche Dehnintensitäten kurzfristig die Veränderung der Bewegungsreichweite? Dtsch Z Sportmed, 50 (1), 5-9.

Marschall, F., & Ruckelshausen, B. (2004). Dient Dehnen der Verletzungsprophylaxe? Eine qualitative Metaanalyxse. Spectrum der Sportwissenschaften, 16 (1), 31-47.

Massey, B.A., & Chaudet, N.L. (1956). Effects of systematic, heavy resistance exercise on range of joint movement in young adults. Research Quarterly, 27(1), 41-51.

Matchanov, A.T.N., Shustova, N.Y., Shuvaeva, VN., Vasil'eva, L.I., & Levtov, VA. (1984). Effects of stretch of the cat gastrocnemius muscle on its tetani, postcontraction hyperemia and parameters of energy metabolism. Biological Abstracts, 77(6), p. 4883.

Maud, P.J., & Foster, C. (Eds.). (1995). Physiological Assessment of Human Fitness. Champaign: Human Kinetics.

McDonough, A.L. (1981). Effects of immobilization and exercise on articular cartilage - A review of the literature. The Journal of Orthopaedic and Sports Physical Therapy, 3(1), 2-5.

McGill, S. (2002). Low Back Disorders. Windsor: Human Kinetics.

McGill, S.M. (1998). Low back exercises: Evidence for improving exercise regimens. Physical Therapy, 78(7), 755-765.

McHugh, M.P., Magnusson, S.P., Gleim, G.W., & Nicholas, J.A. (1992). Viscoelastic stress relaxation in human skeletal muscle. Medicine and Science in Sports and Exercise, 24(12), 1375-1382.

McMillian, D.J., Moore, J.H., Hatler, B.S., & Taylor, D.C. (2006). Dynamic vs. static-stretching warm up: the effect on power and agility performance. J Strength Cond Res, 20(3), 492-499.

Mehrholz, J., Rückriem, S., & Pohl, M. (2003). Tonus, Muskeltonus und spastisches Syndrom: Begriffschaos und der Versuch einer Neuordnung. Z. f. Physiotherapeuten, 55(1), 26-31.

Mense, S. (1999). Neue Entwicklungen im Verständnis von Triggerpunkten. Manuelle Medizin, 37, 115-120.

Mense, S., & Simons, D.G. (2001). Muscle Pain - Understanding Its Nature, Diagnosis, and Treatment. Baltimore: Lippincott Williams & Wilkins.

Metheny, E. 0952. Body dynamics. New York: McGraw-Hill.

Meyers, E.R., Armstrong, C.G., & Mow, V.C. (1984). Swelling, pressure, and collagen tension. In : Hukin, D.W.L. (Ed.). Connective tissue matrix (pp. 161-186). Deerfield Beach, FL: Verlag Chemie.

Mountcastle, V.B. (1974). Medical physiology. St. Louis: Mosby.

Myers, T., & Frederick, C. (2012). Stretching and fascia. Fascia: The Tensional Network of the Human Body (Vol. 1, pp. 433-439). Edinburgh: Elsevier.

Nelson , A.G., Kokkonen, J., & Arnall, D.A. (2005). Acute muscle stretching inhibits muscle strength endurance performance. Journal of strength and conditioning research, 19(2), 338-343.

Nelson, A.G., & Kokkonen, J. (2001). Acute ballistic muscle stretching inhibits maximal strength performance. Res Q Exerc Sport, 72(4), 415-419.

Nelson, A.G., Allen, J.D., Cornwell, A., & Kokkonen, J. (2001). Inhibition of maximal voluntary isometric torque production by acute stretching is joint-angle specific. Res Q Exerc Sport, 72(1), 68-70.

Nelson, A.G., Driscoll, N.M., Landin, D.K., et. al. (2005). Acute effects of passive muscle stretching on sprint performance. Journal of Sport Sciences, 23(5), 449-454.

Neumann, G. (2007). Ernährung im Sport. Aachen: Meyer & Meyer Verlag

Niethard, F.U., & Pfeil, J. (1997). Orthopädie (3., vollständig überarbeitete Auflage). Stuttgart: Hippokrates.

Nigg, B.M., & Herzog, W. (Eds.). (1997). Biomechanics of the Musculo-skeletal System. Chichester: John Wiley & Sons.

Parks, K.A., Crichton, K.S., Goldford, R.J., & McGill, S.M. (2003). A comparison of lumbar range of motion and functional ability scores in patients with low back pain. Spine, 28(4), 380-384.

Pinel, J.P.J. (2001). Biopsychologie (2. Auflage). Heidelberg: Spektrum Akademischer Verlag.

Pope, R., Herbert, R., & Kirwan, J. (1998). Effects of ankle dorsiflexion range and pre-exercise calf muscle stretching on injury risk in Army recruits. Aust J Physiother, 44(3), 165-172.

Pope, R.P., Herbert, R.D., Kirwan, J.D., & Graham, B.J. (2000). A randomized trial of preexercise stretching for prevention of lower-limb injury. Med Sci Sports Exerc, 32(2), 271-277.

Prentice, WE. (2001). Impaired mobility: Restoring range of motion and improving flexibility. In: Prentice, WE. and Voight, M.L. (Eds.). Techniques in musculoskeletal rehabilitation, 83-233. New York: McGraw-Hill.

Radford, J.A., Burns, J., Buchbinder, R., Landorf, K.B., & Cook, C. (2006). Does stretching increase ankle dorsiflexion range of motion? A systematic review. Br J Sports Med, 40(10), 870-875.

Ramsey, R.W., & Street, S.F. (1940). The isometric length-tension diagramm of isolated skeletal muscle fibres of the frog. J Cell and Comp Physiol, 15 (1), 11-34.

Reinert, A., & Mense, S. (1993). Inflammatory influence on the density of CGRP-and SP-immunoreactive nerve endings in rat skeletal muscle. Neuropeptides, 24, 204-205.

Roche Lexikon Medizin. (2003). München: Urban & Fischer.

Rosenbaum, D., & Hennig, E.M. (1995). The influence of stretching and warm-up exercises on Achilles tendon reflex activity. J Sports Sci, 13(6), 481-490.

Rosenbaum, D., & Hennig, E.M. (1997). Veränderung der Reaktionszeit und Explosivkraftentfaltung nach einem passiven Stretchingprogramm und 10minütigem Aufwärmen. Deutsche Zeitschrift für Sportmedizin, 48(3), 95-99.

Roßkopf, P., Hundte, H.W., Viol, M., Liesen, H. (1994). Untersuchung der Muskelelastizität, -plastizität und -viskosität mittels Myomechanographie nach Krafttraining und unterschiedlichen Regenerationsmaßnahmen. Kongreßband, 33. Deutscher Sportärztekongreß 1993, Paderborn. In: Liesen, H., Baum, M., Weiß, M. (Hrsg.): Regulations- und Repairmechanismen. Köln: Deutscher Ärzte-Verlag.

Sachse, J., Hinzmann, J.L., Janda, V., & Ruhm, B. (2002). Normuntersuchung der Beweglichkeit junger Erwachsener. Phys Med Rehab Kuror, 12, 325-329.

Schleip, R., Findley, T. W., Chaitow, L., & Huijing, P. (2012). Fascia: The Tensional Network of the Human Body (Vol. 1). Edinburgh: Elsevier.

Schmalz, T., Blumentritt, S., Wagner, R., & Gokeler, A. (1998). Ganganalytische Verlaufsuntersuchung patellasehnenversorgter Rupturen des vorderen Kreuzbandes. Phys Rehab Kur Med., 8, 1-8.

Schmalz, T., Blumentritt, S., Wagner, R., & Junge, R. (1998). Biomechanisch-ganganalytische Bewertung verschiedener Behandlungsmethoden nach Ruptur des vorderen Kreuzbandes. Sportverl. Sportschad.(12), 131-137.

Schmidt, R.F., Thews, G., & Lang, F. (Hrsg.). (2000). Physiologie des Menschen (28. Auflage). Heidelberg: Springer-Verlag.

Schnabel, G., Harre, D., Krug, J., & Borde, A. (Hrsg.). (2003). Trainingswissenschaft. Berlin: Sportverlag.

Schober, H., Kraft, W., Wittekopf, G., & Schmidt, H. (1990). Beitrag zum Einfluß verschiedener Dehnungsformen auf das muskuläre Entspannungsverhalten des M. quadriceps femoris. Med Sport, 30(3), 88-91.

Schomburg, E. D. (1990). Spinal functions in sensorimotor control of movements. Neurosurg Rev, 13(3), 179-185.

Schomburg, E.D. (2000). Spinale Mechanismen zur Steuerung neuromuskulärer Balance. 39-57. In: Zichner, L., Engelhardt, M., & Freiwald, J. (Hrsg.). Neuromuskuläre Dysbalancen (4. Auflage Vol. 7). Nürnberg: Novartis.

Schönle, C. (Hrsg.). (2004). Rehabilitation. Stuttgart: Thieme.

Schönthaler, S., & Ohlendorf, K. (2002). Biomechanische und neurophysiologische Veränderungen nach ein- und mehrfach seriellem passiv-statischem Beweglichkeitstraining (Vol. 3). Köln: Sport & Buch Strauß.

Schönthaler, S.R., Ohlendorf, K., Ott, H. et al. (1998). Biomechanische und neurophysiologische Parameter zur Erfassung der Dehnbarkeit von Muskel-Sehnen-Einheiten. Deutsche Zeitschrift für Sportmedizin, 49(8), 223-230.

Schreiber, T. U., Smolenski, U.C., & Seidel, E.J. (2001). 3-dimensionale Bewegungsanalyse zur Funktionsbeurteilung der Halswirbelsäule - Messverfahren und Reliabilität. Phys Med Rehab Kuror, 11, 113-122.

Shrier, I. (1999). Stretching before exercise does not reduce the risk of local muscle injury: A critical review of the clinical and basic science literature. Clinical Journal of Sports Medicine 9(4), 221-227.

Shrier, I. (2000). Stretching before exercise: An evidence based approach. British Journal of Sports Medicine 34(5), 324-325.

Shrier, I. (2001). Flexibility versus stretching. British Journal of Sports Medicine, 35(5), 364.

Shrier, I. (2002). Does stretching help prevent injuries? In: MacAuley, D., Best, T.M. (Eds.). Evidence-based sports medicine. London: BMJ Books, 97-116.

Shrier, I. (2004). Does Stretching Improve Performance. Clin J Sport Med, 14, 267-273.

Shrier, I. (2005). Stretching perspectives. Curr Sports Med Rep, 4(5), 237-238.

Shrier, I., & Gossal, K. (2000). Myths and truths of stretching. The Physician and Sportsmedicine, 28(8), 57-63.

Shustova, N.Y, Matchanov, A.T., & Levtov, VA:. (1986). Effect of the compression of gastrocnemius muscle vessels on the muscle blood supply in stretching. Biological Abstract, 81(9), 164.

Smith, L. L., Brunetz, M. H., Chenier, T. C. et al. (1993). The effects of static and ballistic stretching on delayed onset muscle soreness and creatine kinase. Res Q Exerc Sport, 64(1), 103-107.

Sölveborn, S.A. (1983). Das Buch vom Stretching. Beweglichkeitstraining durch Dehnen und Strecken. München: Mosaik.

Spencer, J.D., Hayes, K.C., & Alexander, I.J. (1984). Knee joint effusion and quadriceps reflex inhibition in man. Arch Phys Med Rehabil, 65(4), 171-177.

Spring, H. (1981). Muskelfunktionsdiagnostik nach Janda. Ergebnisse einer Untersuchung an Skirennfahrern. Schweiz Ztschr Sportmed, 29, 143-146.

Spring, H. (1985). Was bringt Stretching? Schweiz Ztschr Sportmed, 33, 21-24.

Spring, H., Illi, U., Kunz, H.-R. et al. (1992,1986). Dehn- und Kräftigungsgymnastik. Stretching und dynamische Kräftigung. Stuttgart: Thieme.

Squire, L. R., & Kandel, E. R. (2009). Gedächtnis – Die Natur des Erinnerns. Heidelberg: Spektrum.

Starker, M., Freiwald, J., & Fröhling, M. (2000). Isokinetische Funktionsmessungen nach zementierten und nicht zementierten Hüftgelenksprothesen . Rheumatologie Orthopädie, 71-81.

Stein, V., & Greitemann, B. (Hrsg.). (2005). Rehabilitation in Orthopädie und Unfallchirurgie. Methoden, Therapiestrategien, Behandlungsempfehlungen. Heidelberg: Springer.

Steinberg, N., Hershkovitz, I., Peleg, S., Dar, G., Masharawi, Y., Heim, M., et al. (2006). Range of joint movement in female dancers and nondancers aged 8 to 16 years: anatomical and clinical implications. Am J Sports Med, 34(5), 814-823.

Strickler, T., Malone, T., & Garrett, WE. (1990). The effects of passive warming on muscle injury. American Journal of Sports Medicine, 18(2),141-145.

Sun, J-S., Tsuang, Y.-H., Liu, TK. et al. (1995). Viscoplasticity of rabbit skeletal muscle under dynamic cyclic loading. Clinical Biomechanics, 10(5), 258-262.

Tanigawa, M.C. (1972). Comparison of the hold-relax procedure and passive mobilization on increasing muscle length. Phys Ther, 52(7), 725-735.

Taylor, D.C., Dalton, J.D., Jr., Seaber, A.V., & Garrett, W.E., Jr. (1990). Viscoelastic properties of muscle-tendon units. The biomechanical effects of stretching. Am J Sports Med, 18(3), 300-309.

Thacker, S.B., Gilchrist, J., Stroup, D.F., & Kimsey, C.D., Jr. (2004). The impact of stretching on sports injury risk: a systematic review of the literature. Med Sci Sports Exerc, 36(3), 371-378.

Tieschky, M., Eckstein, F., Lösch, A. et al. (1997a). Quantitative Bestimmung von patellaren Knorpelvolumen- und Knorpeldickenänderungen nach dynamischer mechanischer Belastung mittels 3D-MR-Chondro-Crassometrie. Sportorthopädie - Sporttraumatologie, 13(2), 118-122.

Tillmann, B., & Töndury, G. (1987) (Hrsg.) Anatomie des Menschen. Band I. Bewegungsapparat. Stuttgart : Thieme.

Tillmann, B. N. (2005). Atlas der Anatomie des Menschen. Berlin/Heidelberg: Springer.

Tittel, K. (2000). Beschreibende und funktionelle Anatomie des Menschen. München: Urban & Fischer.

Toppenberg, R., & Bullock, M. (1986). The interrelation of spinal curves, pelvic tilt and muscle length in the adolescent female. Australian Journal of Physiotherapy, 32, 6-12.

Toppenberg, R., & Bullock, M. (1990). Normal lumbo-pelvic muscle length and their interrelationships in adolescent females. Australian Journal of Physiotherapy, 36, 105-109.

Trepel, M. (1999). Neuroanatomie - Struktur und Funktion (2. Auflage). München: Urban & Fischer.

Unick, J., Kieffer, H.S., Cheesman, W., & Feeney, A. (2005). The acute effects of static and ballistic stretching on vertical jump performance in trained women. J Strength Cond Res, 19(1), 206-212.

van den Berg, F. (2001). Angewandte Physiologie. Therapie, Training, Tests. Stuttgart: Thieme.

van den Berg, F. (Hrsg.) (1999). Das Bindegewebe des Bewegungsapparates verstehen und beeinflussen (Vol. 1). Stuttgart: Thieme.

van den Berg, F. (Hrsg.). (2001). Therapie, Training, Test (Vol. 3). Stuttgart: Thieme.

van Husen, M. (1998). Biomechanische Beurteilung entlastenden Gehens – empirische Befunde und Modellrechnungen. In: Wiemeyer, J. Der Gang des Menschen – multidisziplinär betrachtet. Schriftenreihe des Institutes für Sportwissenschaft der Technischen Universität Darmstadt, 116-137.

van Mechelen, W., Hlobil, H., Kemper, H. C., Voorn, W. J., & de Jongh, H. R. (1993). Prevention of running injuries by warm-up, cool-down, and stretching exercises. Am J Sports Med, 21(5), 711-719.

Viidik, A. (1973). Functional properties of collagenous tissue. International Review of Connective Tissue Research, 6, 127-217.

Wallmann, H.W., Mercer, J.A., & McWhorter, J.W. (2005). Surface electromyographic assessment of the effect of static stretching of the gastrocnemius on vertical jump performance. J Strength Cond Res, 19(3), 684-688.

Walter, S.D., Hart, L.E., McIntosh, J.M. & Sutton, J.R. (1989). The Ontario cohort study of running-related injuries. Arch Intern Med, 149 (11), 2561-2564.

Wang, K., McCarter, R., Wright, J., Beverly, J., & Ramirez-Mitchell, R. (1993). Viscoelasticity of the sarcomere matrix of skeletal muscles. The titin-myosin composite filament is a dual-stage molecular spring. Biophys J, 64(4), 1161-1177.

Weidner, M. (1999). Der Einfluss regenerativer Maßnahmen auf die Laktatkinetik. Unveröffentlichte Staatsexamensarbeit, Universität Münster, Münster.

Weldon, S.M., & Hill, R.H. (2003). The efficacy of stretching for prevention of exercise-related injury: a systematic review of the literature. Man Ther, 8(3), 141-150.

Welsh, D.G., & Segal, S.S. (1996). Muscle length directs sympathetic nerve activity and vasomotor tone in resistance vessels of hampster retractor. Circulation Research, 79(3), 551-559.

Wessel, J., & Wan, A. (1994). Effect of stretching on the intensity of delayed-onset muscle soreness. Clinical Journal of Sport Medicine, 4(2), 83-87.

Wessinghage, D., & Zacher, J. (1983). Messen mit Massband und Winkelmesser. Wehr: Geigy.

Wickstrom, R.L. (1963). Weight training and flexibility. Journal of Health, Physical Education and Recreation, 34(2), 61-62.

Wiemann, K. (1991). Beeinflussung muskulärer Parameter durch ein zehnwöchiges Dehnungstraining. Sportwissenschaft, 21(3), 295-306.

Wiemann, K. (1994) Muskeldehnung und Stretching. Grundlagen und Befunde, Möglichkeiten und Grenzen. In: Zichner, L., Engelhardt, M., Freiwald, J. (Hrsg.): Die Muskulatur. Sensibles, integratives und meßbares Organ. Wehr: Ciba-Geigy, 211-230.

Wiemann, K., & Fischer, T. (1997). Ruhespannung und Muskelkater. Sportwissenschaft, 27(4), 428-436.

Wiemann, K., & Kamphöfner, M. (1995). Verhindert statisches Dehnen das Auftreten von Muskelkater nach exzentrischem Training? Deutsche Zeitschrift für Sportmedizin, 46(9), 411-421.

Wiemann, K., & Klee, A. (2000). Die Bedeutung von Dehnen und Stretching in der Aufwärmphase vor Höchstleistungen. Leistungssport, 30(4), 4-9

Wiemann, K., Hahn, K. (1997). Influences of Strength, Stretching and Circulatory Exercises on Flexibility Parameters of the Human Hamstrings. Int J Sports Med, 18 (5), 340-346.

Wiemann, K., Klee, A. (1993). Muskeldehnung zur Leistungsverbesserung im Sport. In: BISp (Hrsg.): Sportwissenschaftliche Forschungsprojekte. Erhebung 1992. Köln: Strauß, S. 445.

Wiemann, K., Klee, A., & Startmann, M. (1998). Filamentäre Quellen der Muskel-Ruhespannung und die Behandlung muskulärer Dysbalancen. Deutsche Zeitschrift für Sportmedizin, 49(4), 111-116.

Wiemann, K., Klee, A., & Startmann, M. (1999). Filamentäre Quellen der Muskel-Ruhespannung und die Behandlung muskulärer Dysbalancen. Krankengymnastik, 51(4), 628-640.

Wiemeyer, J. (2002). Dehnen - eine sinnvolle Vorbereitungsmaßnahme im Sport? Spectrum, 14(1), 53-81.

Wiemeyer, J. (2003). Dehnen und Leistung - primär psychophysiologische Entspannungseffekte? Deutsche Zeitschrift für Sportmedizin, 54(10), 288-294.

Wilber, C.A. (1995). An epidemiological analyse of overuse injuries among rec-reational cyclists. Int J Sports Med., 16 (3), 201-206.

Williams, P.E. (1990). Use of intermittent stretch in the prevention of serial sarcomere loss in immobilised muscle. Ann Rheum Dis, 49(5), 316-317.

Wilmore, J.H., & Costill, D.L. (Eds.). (1999) Physiology of Sports and Exercise (2. ed.). Champaign: Human Kinetics.

Winchenbach, H. (2003). Welche Bedeutung hat die Kraft für die Haltung? Gesundheitssport und Sporttherapie, 19(5), 173-174.

Winter, D.A. (1991). The Biomechanics and Motor Control of Human Gait: Normal, Elderly and Pathological (2. ed). Waterloo: University of Waterloo.

Wisnes, A., & Kirkebe, A. (1976). Regional distribution of blood flow in calf muscles of rat during passive stretch and sustained contraction. Acta Physiologica Scandinavica, 96(2), 256-266.

Wittekopf, G., Schober, H., & Kraft, W. (1991). Zur Diagnostik von Beanspruchung und Wiederherstellung des neuromuskulären Systems am Beispiel des M. quadriceps femoris. Med. Sport., 31(6), 141-144.

Witvrouw, E., Danneels, L., Asselman, P., D'Have, T., & Cambier, D. (2003). Muscle flexibility as a risk factor for developing muscle injuries in male professional soccer players: a prospective study. Am J Sports Med, 31(1), 41-46.

Woo, S., Matthews, J.V., Akeson, W.H., Amiel, D., & Convery, R. (1975). Connective tissue response to immobility: Correlative study of biomechanical and biologic measurements of normal and immobilized rabbit knees. Arthritis Rheumatology, 18(3), 257-264.

Worrell, T.W., Smith, T.L., & Winegardner, J. (1994). Effect of hamstring stretching on hamstring muscle performance. J Orthop Sports Phys Ther, 20(3), 154-159.

Wydra, G. (1997). Stretching - ein Überblick über den aktuellen Stand der Forschung. Sportwissenschaft, 27(4), 409-427.

Wydra, G. (2002). Sit-Ups am Schrägbrett: Untersuchungen zur Effektivität als Bauchmuskeltraining und zur Verkürzung der Hüftbeugemuskulatur. Deutsche Zeitschrift für Sportmedizin, 53(10), 285-290.

Wydra, G. (2003). Zur Effektivität verschiedener Dehntechniken unter besonderer Berücksichtigung von Seitenunterschieden. Zeitschrift für Physiotherapie, 55(5), 788-795.

Wydra, G. (2004). Klappmesser im Sportunterricht - warum nicht? Sportunterricht, 53(4), 100-105.

Wydra, G. (2004). Zur Problematik von Normwerten in der Bewegungstherapie. Krankengymnastik – Zeitschrift für Physiotherapeuten, 56, 2280–2289.

Wydra, G. (2006). Normierung der motorischen Leistungsfähigkeit. Bewegungstherapie und Gesundheitssport, 22(6), 223-227

Wydra, G., & Glück, S. (2004). Zur Effektivität des Dehnens. In: Cachay, K., Halle, A. & Teubert, H. (Hrsg.), Sport ist Spitze - Nachwuchsleistungssport aktuell zwischen Computer und Power-Food. Aachen: Meyer & Meyer. 103-118.

Wydra, G., Bös, K., & Karisch, G. (1991). Zur Effektivität verschiedener Dehntechniken. Deutsche Zeitschrift für Sportmedizin, 42(9), 386-400.

Wydra, G., Glück, S., & Roemer, K. (1999). Kurzfristige Effekte verschiedener singulärer Muskeldehnungen. Deutsche Zeitschrift für Sportmedizin, 50 (1), 10-16.

Yamaguchi, T., & Ishii, K. (2005). Effects of static stretching for 30 seconds and dynamic stretching on leg extension power. J Strength Cond Res, 19(3), 677-683.

Yu, J.G. (2003). Re-evaluation of Exercise-induced Muscle Soreness. An Immunohistochemical and Ultrastructural Study. Sweden, Umeå University Dissertations.

Yu, J.G., Carlsson, L. & Thornell, L.E. (2004). Evidence for myofibril remodeling as opposed to myofibril damage in human muscles with DOMS: an ultrastructural and immunoelectron microscopic study. Histochem Cell Biol., 121 (3): 219-27.

Zenz, M., & Jurna, I. (Hrsg.). (2001). Lehrbuch der Schmerztherapie (2. Auflage). Stuttgart: Wissenschaftliche Verlagsgesellschaft.

Zichner, L., Engelhardt, M., & Freiwald, J. (Hrsg.). (2000). Neuromuskuläre Dysbalancen (4. Auflage Vol. 7). Nürnberg: Novartis.

Zimbardo, P. G., & Gerrig, R. J. (1999). Psychologie (J. Baur, F. Jacobi & M. Reiss, Trans. 7. Auflage). Heidelberg: Springer.

Stichwortverzeichnis